Praxisbuch

Nahrungsmittel in der TEN

Indikationen und humoralmedizinische Wirkungen der gebräuchlichsten Lebensmittel

Haftung: Alle Angaben in diesem Buch basieren auf sorgfältiger Auswertung der Recherchen und Erfahrungen der Autorinnen. Weder die Verfasserinnen noch der Verlag können für Angaben über Dosis und Wirkung Gewähr übernehmen. Es bleibt in der alleinigen Verantwortung der Leserinnen und Leser, diese Angaben einer eigenen Prüfung zu unterziehen. Auf die geltenden gesetzlichen Bestimmungen wird ausdrücklich hingewiesen.

4521 Schiedlberg/Austria, Waidern 42
E-Mail: verlag@bacopa.at, office@bacopa.at
www.bacopa.at

printed in the European Union

ISBN 9783903071353

1. Auflage, 2017

Praxisbuch

Praxisbuch Nahrungsmittel in der TEN

Indikationen und humoralmedizinische Wirkungen der gebräuchlichsten Lebensmittel

BACOPA VERLAG

Vorwort

Schon während unserer Arbeit am TEN-Phytobuch haben Sarah Föhn, Dave Winiger und ich mit den Nahrungsmitteln nach TEN begonnen. Auch hier war es unser Ziel, ein übersichtliches, hilfreiches Buch zum Lernen und für die Praxis zu erarbeiten. Zumal es so ein Buch noch gar nicht gab.

Die Arbeit an diesen Büchern war schön. Wir haben keine Chips gegessen, keine Pizzas bestellt, nicht einmal Kaffee getrunken, brauchten auch keine Phytotherapeutika. Es war alles im Fluss.

Nur etwas hat diesen Fluss anfänglich etwas gestört: In den Quellen besteht meistens Einigkeit, was die Wirkungen der Nahrungsmittel und Kräuter betrifft; doch werden diese Wirkungen in unterschiedlichen Begriffen erläutert. Bald brachten Sarah und Dave eine Lösung: Es brauche eine einheitliche Terminologie, und so haben wir die Terminologie entwickelt, die den Wirkungsbeschreibungen dieses Buches zugrunde liegt und natürlich auch jenen des TEN-Phytobuches. Uns scheint diese Terminologie sehr intuitiv und nützlich zu sein, und die Rückmeldungen, die wir zum TEN-Phytobuch schon erhalten haben, sind durchwegs positiv. Auch unsere StudentInnen arbeiten bereits mit diesen Begriffen und sind sehr zufrieden.

Etwas zum Anstossen wollten wir uns dann doch gönnen. Was das war und mit welchen TEN-Wirkungen es verbunden ist, sehen Sie, wenn Sie nachschlagen: unter der Kategorie «Verschiedene Nahrungsmittel» beim Buchstaben «W», Sie wissen dann schon was.

Sarah Föhn, Dave Winiger und ich freuen uns, wenn Ihnen dieses Buch eine Hilfe ist.

Ulrike von Blarer Zalokar
Herausgeberin und Schulleiterin
Heilpraktikerschule Luzern

Denken Sie dran: unter www.therapeutika.ch finden Sie die TEN-Wirkungsbeschreibungen und mehr.

Inhalt

Wirkungsbeschreibungen

Drei Kochungen

Die komplexen Verdauungs- und Umwandlungsschritte von Nahrung im Körper werden in der TEN als Kochungen bezeichnet. Insgesamt sind es drei Kochungen.

Nachdem Kräuter und Nahrungsmittel über diese drei Schritte aufgenommen werden, sowie Krankheitsentstehung durch fehlerhafte Kochung beeinflusst wird, werden daraus die Wirkungen wie z.B. befeuchten/nähren und wärmen abgeleitet.

1. Kochung

Die erste Kochung ist die Umwandlung vom Nahrungsmittel zu einem Stoff, der vom Körper aufgenommen und weiterverarbeitet werden kann. Dies geschieht hauptsächlich durch das Kauen im Mund und die Verdauung im Magen, wo der Nahrungsbrei chemisch in seine Einzelteile zersetzt und vorbereitet wird, um vom Darm ins Blut aufgenommen zu werden. Viele befeuchtende/nährende und wärmende Pflanzen wirken auf die erste Kochung, da sie meist helfen, Stoffe körpergängig zu machen, z.B. bei Verdauungsschwäche, Völlegefühl, Flatulenz.

2. Kochung

Im Darm wird nun der Nahrungsbrei, in der TEN auch Chylus genannt, in das Venensystem aufgenommen und über die Pfortader zur Leber transportiert, wo die zweite Kochung stattfindet. In der Leber werden die Nährstoffe nochmals umgewandelt und in das Blut integriert, es entsteht Sanguis. Aus den für den Körper nicht nährhaften Stoffen werden gelbe Galle (Cholera), schwarze Galle (Melancholera) und roher, noch unverdauter Saft (Phlegma) hergestellt. Die zweite Kochung kann gut durch Leber-Galle-fördernde Pflanzen unterstützt werden, da die Leber Stoffe für sämtliche Gewebe zellgängig macht, z.B. bei Bindegewebeschwäche, Leberschmerzen, Ikterus.

3. Kochung

Über das Blutsystem werden die vier Säfte nun in die entsprechenden Organe verteilt, wo sie in der dritten Kochung ihre Aufgabe erfüllen. Der Sanguis mit den vielen Nährstoffen wird in die Zellen aller Organe und Körperteile transportiert, wo die Nährstoffe zur Energiegewinnung und Zellerneuerung verwendet werden und somit endgültig ein Teil des Körpers werden. Dies geschieht z.B. in den Nieren, der Milz oder dem Herzen sehr schnell oder etwas langsamer z.B. in den Knochen, im Knorpel oder dem Nervengewebe. Zur dritten Kochung gehören Zellaufbau und Energie fördernde Pflanzen. Sie helfen, Stoffe in der Zelle zu verstoffwechseln, wie z.B. bei Osteoporose, Herzinsuffizienz, Neuralgien.

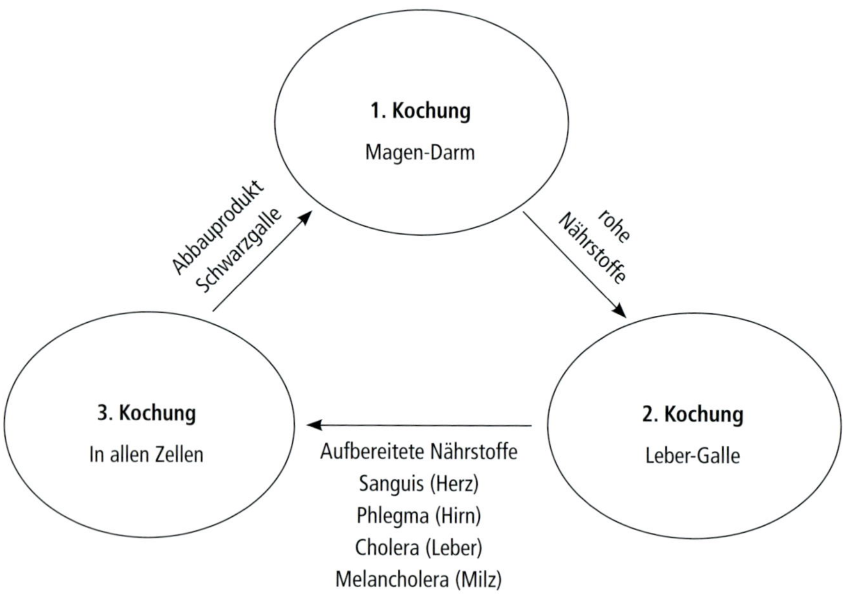

TEN-Wirkungen

Wärmen
Wärmen umschreibt sowohl die energetische und temperaturbezogene Wärme wie auch den bewegenden Aspekt. Wärmen bedeutet auch, Säfte zu verdünnen und zu verteilen.

Kühlen
Kühlen bezieht sich auf die energetische Wirkung, die Temperatur und die Reduktion der Aktivität von Lebensprozessen. Kühlen heisst auch, Säfte zu verdicken.

Befeuchten / nähren
Unter Befeuchten ist die Anregung der eigenständigen Säfte- und Stoffneubildung des Körpers zu verstehen. Nähren dagegen umschreibt die Zuführung von Säften und Stoffen von ausserhalb wie z.B. Phytoöstrogene.

Trocknen
Unter Trocknen ist das Ausleiten von übermässiger Feuchtigkeit aus den Zellen sowie aus dem Körper und auch der zusammenziehende, adstringierende Effekt zu verstehen.

Schärfen ausleiten
Schärfen sind gewebereizende Stoffe, welche oft eine Entzündungsreaktion auslösen können. Man kann sie unterscheiden in körperfremde Schärfen wie Bakterien oder Schwermetalle und körpereigene Schärfen, wie z.B. Harnsäure oder Stoffwechselendprodukte.

Parasiten eliminieren
Der Begriff Parasiten umschreibt die verschiedenen Wurmarten, welche den menschlichen Körper befallen können.

Nahrungsmittel Wirkpriorität nach humoraler Qualität

Seite	Befeuchten/nähren und wärmen			
	Wirkungspriorität 1			
270	**Ahornsirup**	kühlend 1° wärmend 1–2°	trocknend 0–1° befeuchtend / nährend 2–3°	süss
46	**Amaranth**	kühlend 1° wärmend 1°	trocknend 1° befeuchtend / nährend 1–2°	süss, bitter
135	**Apfel**	kühlend 1° wärmend 1°	trocknend 1° befeuchtend / nährend 2°	süss, sauer
137	**Aprikose**	kühlend 0° wärmend 2°	trocknend 0° befeuchtend / nährend 1–2°	süss, sauer
169	**Arame**	kühlend 1–2° wärmend 2–3°	trocknend 1–2° befeuchtend / nährend 3°	salzig, süss
84	**Artischocke**	kühlend 1–2° wärmend 1°	trocknend 1° befeuchtend / nährend 2–3°	bitter, süss
85	**Aubergine**	kühlend 1° wärmend 1°	trocknend 1° befeuchtend / nährend 1°	süss, bitter
250	**Austern**	kühlend 2–3° wärmend 2°	trocknend 0° befeuchtend/nährend 3°	süss, salzig
184	**Austernpilze**	kühlend 0–1° wärmend 1–2°	trocknend 1–2° befeuchtend / nährend 2°	süss
86	**Avocado**	kühlend 2° wärmend 1°	trocknend 1° befeuchtend / nährend 3°	süss
70	**Azukibohne**	kühlend 2–3° wärmend 2°	trocknend 2° befeuchtend / nährend 2°	süss, sauer
138	**Banane**	kühlend 2° wärmend 1°	trocknend 1° befeuchtend / nährend 2°	süss
190	**Baumnuss**	kühlend 0° wärmend 2–3°	trocknend 0–1° befeuchtend / nährend 2°	süss, bitter
278	**Bier**	kühlend 2° wärmend 2°	trocknend 0–1° befeuchtend / nährend 2°	bitter, süss
271	**Birnendicksaft**	kühlend 1° wärmend 0–1°	trocknend 0° befeuchtend / nährend 2–3°	süss, sauer
87	**Bohnen, grün**	kühlend 1° wärmend 1–2°	trocknend 2° befeuchtend / nährend 1°	süss
72	**Bohnen, schwarz**	kühlend 1–2° wärmend 2–3°	trocknend 1–2° befeuchtend / nährend 2°	süss
140	**Brombeere**	kühlend 1° wärmend 1°	trocknend 1° befeuchtend / nährend 2°	sauer, süss
47	**Buchweizen**	kühlend 1° wärmend 2°	trocknend 1–2° befeuchtend / nährend 1–2°	süss, bitter
206	**Butter, Kuh**	kühlend 1–2° wärmend 1–2°	trocknend 0° befeuchtend / nährend 2–3°	süss
191	**Cashewkerne**	kühlend 1° wärmend 2°	trocknend 0° befeuchtend / nährend 2–3°	süss
185	**Champignon**	kühlend 2° wärmend 1–2°	trocknend 1–2° befeuchtend / nährend 2°	süss

141	**Datteln**	kühlend 1° wärmend 1–2°	trocknend 0° befeuchtend / nährend 2–3°	süss
48	**Dinkel**	kühlend 1° wärmend 3°	trocknend 0–1° befeuchtend / nährend 2°	süss
207	**Distelöl**	kühlend 1° wärmend 1°	trocknend 0–1° befeuchtend / nährend 2°	süss
251	**Dorsch / Kabeljau**	kühlend 0–1° wärmend 2–3°	trocknend 0–1° befeuchtend/nährend 3°	süss
171	**Dulse**	kühlend 1–2° wärmend 3°	trocknend 1–2° befeuchtend / nährend 3°	salzig
252	**Egli, Barsch**	kühlend 0–1° wärmend 2–3°	trocknend 1° befeuchtend/nährend 2°	süss
234	**Entenfleisch**	kühlend 1° wärmend 1–2°	trocknend 0° befeuchtend / nährend 2–3°	süss, salzig
88	**Erbsen, frisch**	kühlend 1° wärmend 2–3°	trocknend 1° befeuchtend / nährend 2–3°	süss
142	**Erdbeere**	kühlend 1–2° wärmend 1–2°	trocknend 1° befeuchtend / nährend 2°	süss, sauer
192	**Erdnuss**	kühlend 2° wärmend 0–1°	trocknend 1–2° befeuchtend / nährend 1–2°	süss
279	**Essig**	kühlend 1–2° wärmend 2°	trocknend 1–2° befeuchtend / nährend 2°	sauer, scharf, süss
143	**Feige**	kühlend 1–2° wärmend 1–2°	trocknend 0° befeuchtend / nährend 2°	süss
89	**Fenchel**	kühlend 0° wärmend 3°	trocknend 1° befeuchtend / nährend 2°	süss, scharf
220	**Feta (Schaf, Ziege)**	kühlend 1–2° wärmend 2°	trocknend 1° befeuchtend / nährend 2–3°	süss, sauer
253	**Forelle**	kühlend 0–1° wärmend 2°	trocknend 1° befeuchtend/nährend 1–2°	süss
254	**Garnelen**	kühlend 0–1° wärmend 1°	trocknend 0–1° befeuchtend/nährend 1°	süss, salzig
49	**Gerste**	kühlend 1° wärmend 2°	trocknend 1° befeuchtend / nährend 2°	süss, salzig
50	**Gerste, gekeimt und gedarrt**	kühlend 1–2° wärmend 2°	trocknend 1–2° befeuchtend / nährend 2°	süss, scharf
281	**Getreidekaffee**	kühlend 0–1° wärmend 2°	trocknend 1° befeuchtend / nährend 1–2°	bitter, süss
144	**Grapefruit**	kühlend 1° wärmend 2°	trocknend 1° befeuchtend / nährend 2–3°	Fruchtfleisch: bitter, sauer, süss; Schale: bitter, scharf
51	**Grünkern**	kühlend 0–1° wärmend 1–2°	trocknend 1° befeuchtend / nährend 1°	süss, sauer
282	**Grüntee**	kühlend 2–3° wärmend 2°	trocknend 2–3° befeuchtend / nährend 1–2°	bitter
52	**Hafer**	kühlend 1° wärmend 2–3°	trocknend 1° befeuchtend / nährend 2–3°	süss, bitter

193	**Haselnuss**	kühlend 0° wärmend 2–3°	trocknend 0–1° befeuchtend / nährend 2–3°	süss
145	**Heidelbeere**	kühlend 1–2° wärmend 2°	trocknend 1–2° befeuchtend / nährend 1–2°	süss, sauer, bitter
173	**Hijiki**	kühlend 1–2° wärmend 3°	trocknend 1–2° befeuchtend / nährend 3°	salzig, süss
146	**Himbeere**	kühlend 2° wärmend 1–2°	trocknend 1° befeuchtend / nährend 1–2°	süss, sauer
255	**Hering**	kühlend 1° wärmend 2°	trocknend 0–1° befeuchtend/nährend 2–3°	süss
53	**Hirse**	kühlend 1° wärmend 2°	trocknend 2° befeuchtend / nährend 1°	süss, salzig
147	**Holunderbeere**	kühlend 1–2° wärmend 1–2°	trocknend 0° befeuchtend / nährend 2°	süss, bitter, sauer
272	**Honig**	kühlend 2° wärmend 2°	trocknend 1° befeuchtend / nährend 3°	süss
283	**Hühnerei**	kühlend 2° wärmend 2°	trocknend 0–1° befeuchtend / nährend 3°	süss
235	**Hühnerfleisch**	kühlend 0° wärmend 2–3°	trocknend 1° befeuchtend / nährend 2–3°	süss
236	**Hühnerleber**	kühlend 0° wärmend 2–3°	trocknend 0° befeuchtend / nährend 2–3°	süss, bitter
222	**Joghurt, Schaf**	kühlend 2° wärmend 1–2°	trocknend 0–1° befeuchtend / nährend 2–3°	süss, sauer
148	**Johannisbeere, rot**	kühlend 2° wärmend 1°	trocknend 2° befeuchtend / nährend 1–2°	sauer, süss
149	**Johannisbeere, schwarz**	kühlend 2° wärmend 1–2°	trocknend 1–2° befeuchtend / nährend 1–2°	sauer, süss, bitter
186	**Judasohr**	kühlend 1–2° wärmend 1–2°	trocknend 1° befeuchtend / nährend 2°	süss
284	**Kaffee**	kühlend 0–1° wärmend 2–3°	trocknend 1° befeuchtend / nährend 1–2°	bitter, sauer
237	**Kaninchenfleisch**	kühlend 1° wärmend 2°	trocknend 0–1° befeuchtend / nährend 2°	süss
238	**Kaninchenleber**	kühlend 0° wärmend 2–3°	trocknend 0° befeuchtend / nährend 2–3°	süss, bitter, salzig
92	**Karotte**	kühlend 1° wärmend 2–3°	trocknend 1° befeuchtend / nährend 2°	süss
256	**Karpfen**	kühlend 0–1° wärmend 2°	trocknend 0–1° befeuchtend/nährend 2–3°	süss
223	**Käse (Kuhmilch)**	kühlend 1–2° wärmend 1–2°	trocknend 0° befeuchtend / nährend 2°	süss, sauer, salzig
224	**Käse (Schaf-, Ziegenmilch)**	kühlend 1° wärmend 2°	trocknend 0° befeuchtend / nährend 2–3°	süss, salzig, scharf
175	**Kelp**	kühlend 2° wärmend 3°	trocknend 2–3° befeuchtend / nährend 3-4°	salzig

73	**Kichererbsen**	kühlend 1° wärmend 2°	trocknend 1° befeuchtend / nährend 2–3°	süss
74	**Kichererbsen, gekeimt**	kühlend 0° wärmend 1–2°	trocknend 0–1° befeuchtend / nährend 2–3°	süss, bitter
75	**Kidneybohne**	kühlend 1° wärmend 2°	trocknend 1° befeuchtend / nährend 2°	süss
151	**Kirsche**	kühlend 1–2° wärmend 1–2°	trocknend 1° befeuchtend / nährend 2°	süss, sauer
152	**Kiwi**	kühlend 3° wärmend 1°	trocknend 1° befeuchtend / nährend 2°	sauer, süss
94	**Kohl, Blumenkohl**	kühlend 1° wärmend 1–2°	trocknend 1° befeuchtend / nährend 2°	süss, scharf
95	**Kohl, Brokkoli**	kühlend 1° wärmend 1°	trocknend 1° befeuchtend / nährend 2°	süss, scharf, bitter
97	**Kohl, Federkohl**	kühlend 1° wärmend 2°	trocknend 0° befeuchtend / nährend 2°	süss, bitter, scharf
98	**Kohl, Pak-Choi**	kühlend 0–1° wärmend 2°	trocknend 1–2° befeuchtend / nährend 2°	scharf
99	**Kohl, Rosenkohl**	kühlend 1° wärmend 2°	trocknend 1° befeuchtend / nährend 1–2°	süss, bitter
100	**Kohl, Rotkohl**	kühlend 1–2° wärmend 2°	trocknend 0° befeuchtend / nährend 2°	süss, scharf
101	**Kohl, Weisskohl**	kühlend 1–2° wärmend 1–2°	trocknend 0° befeuchtend / nährend 2°	süss, scharf
102	**Kohl, Wirz**	kühlend 1–2° wärmend 1–2°	trocknend 0° befeuchtend / nährend 2°	süss, scharf
103	**Kohlrabi**	kühlend 1–2° wärmend 1–2°	trocknend 1° befeuchtend / nährend 2°	scharf, süss, bitter
208	**Kokosfett**	kühlend 0–1° wärmend 1°	trocknend 0° befeuchtend / nährend 2°	süss
225	**Kokosmilch**	kühlend 1–2° wärmend 1–2°	trocknend 0–1° befeuchtend / nährend 2°	süss
194	**Kokosnussfleisch**	kühlend 0–1° wärmend 2°	trocknend 0° befeuchtend / nährend 2–3°	süss
177	**Kombu**	kühlend 2° wärmend 3°	trocknend 3° befeuchtend / nährend 3-4°	salzig
104	**Krautstiel**	kühlend 2° wärmend 1–2°	trocknend 1° befeuchtend / nährend 1–2°	süss, bitter
105	**Kürbis, Winterkürbisarten**	kühlend 1° wärmend 2°	trocknend 1° befeuchtend / nährend 2°	süss
195	**Kürbiskerne**	kühlend 0–1° wärmend 2–3°	trocknend 2° befeuchtend / nährend 2–3°	süss, scharf, bitter
209	**Kürbiskernöl**	kühlend 1–2° wärmend 2–3°	trocknend 1–2° befeuchtend / nährend 2–3°	süss
285	**Kuzu**	kühlend 1–2° wärmend 1°	trocknend 1° befeuchtend / nährend 1–2°	süss

257	**Lachs**	kühlend 1° wärmend 2–3°	trocknend 1° befeuchtend/nährend 3°	süss
106	**Lauch**	kühlend 1° wärmend 3°	trocknend 1° befeuchtend / nährend 1–2°	roh: scharf, gekocht: süss, scharf
210	**Leinöl**	kühlend 2° wärmend 2–3°	trocknend 1° befeuchtend / nährend 3°	süss
76	**Limabohne**	kühlend 1° wärmend 2°	trocknend 0–1° befeuchtend / nährend 2°	süss
77	**Linsen**	kühlend 0° wärmend 2°	trocknend 0–1° befeuchtend / nährend 2°	süss
78	**Linsen, gekeimt**	kühlend 0° wärmend 1–2°	trocknend 0° befeuchtend / nährend 2°	süss, scharf, bitter, salzig, sauer
107	**Löwenzahn, Gemüse**	kühlend 2° wärmend 1–2°	trocknend 1–2° befeuchtend / nährend 2°	bitter, süss
54	**Mais, Getreide**	kühlend 2° wärmend 1–2°	trocknend 1–2° befeuchtend / nährend 2–3°	süss
108	**Mais, Zuckermais**	kühlend 1° wärmend 1–2°	trocknend 1° befeuchtend / nährend 2°	süss
221	**Maiskeimöl**	kühlend 1° wärmend 1–2°	trocknend 0–1° befeuchtend / nährend 2°	süss
258	**Makrele**	kühlend 0–1° wärmend 2–3°	trocknend 0–1° befeuchtend/nährend 3°	süss
273	**Malz**	kühlend 1–2° wärmend 2°	trocknend 0–1° befeuchtend / nährend 2–3°	süss
153	**Mandarine**	kühlend 1° wärmend 2°	trocknend 1° befeuchtend / nährend 2°	Fruchtfleisch: süss, sauer
198	**Mandeln**	kühlend 1–2° wärmend 2°	trocknend 0–1° befeuchtend / nährend 2–3°	süss, bitter
154	**Mango**	kühlend 1–2° wärmend 2°	trocknend 1° befeuchtend / nährend 2–3°	süss, sauer
199	**Marroni**	kühlend 1° wärmend 3°	trocknend 1° befeuchtend / nährend 2–3°	süss
274	**Melasse**	kühlend 1–2° wärmend 2–3°	trocknend 1° befeuchtend / nährend 3°	süss, bitter
259	**Miesmuscheln**	kühlend 0° wärmend 1–2°	trocknend 1° befeuchtend/nährend 1–2°	salzig
227	**Milch, Mensch-Muttermilch**	kühlend 0° wärmend 2°	trocknend 0° befeuchtend / nährend 2°	süss
226	**Milch, Kuh**	kühlend 1–2° wärmend 1–2°	trocknend 0° befeuchtend / nährend 2–3°	süss
228	**Milch, Schaf**	kühlend 1–2° wärmend 2°	trocknend 0° befeuchtend / nährend 2°	süss
229	**Milch, Ziege**	kühlend 1–2° wärmend 2–3°	trocknend 1° befeuchtend / nährend 3°	süss
286	**Miso**	kühlend 1° wärmend 2–3°	trocknend 1° befeuchtend / nährend 2–3°	salzig

79	**Mungbohnen**	kühlend 2° wärmend 1–2°	trocknend 1–2° befeuchtend / nährend 1–2°	süss
80	**Mungbohnen-Sprossen**	kühlend 1–2° wärmend 1–2°	trocknend 1° befeuchtend / nährend 1–2°	süss
179	**Nori**	kühlend 1–2° wärmend 2°	trocknend 1–2° befeuchtend / nährend 2°	salzig, süss
287	**Olive, grün**	kühlend 1° wärmend 1°	trocknend 1° befeuchtend / nährend 1–2°	bitter, sauer, süss
288	**Olive, schwarz**	kühlend 1° wärmend 1°	trocknend 1° befeuchtend / nährend 1–2°	bitter, sauer, süss
212	**Olivenöl, natives (kaltgepresst)**	kühlend 1–2° wärmend 3°	trocknend 1–2° befeuchtend / nährend 3-4°	süss
157	**Orange**	kühlend 2° wärmend 1–2°	trocknend 0–1° befeuchtend / nährend 2–3°	Fruchtfleisch: sauer, süss
158	**Papaya**	kühlend 2° wärmend 2–3°	trocknend 0–1° befeuchtend / nährend 2–3°	Fruchtfleisch: süss, bitter, Samen: scharf
109	**Pastinake**	kühlend 1° wärmend 2°	trocknend 0° befeuchtend / nährend 2°	süss, scharf
110	**Peperoni**	kühlend 1° wärmend 1°	trocknend 0–1° befeuchtend / nährend 2°	süss, bitter, scharf
240	**Pferdefleisch**	kühlend 0° wärmend 2–3°	trocknend 0° befeuchtend / nährend 2–3°	süss
159	**Pfirsich**	kühlend 1–2° wärmend 2–3°	trocknend 1° befeuchtend / nährend 2°	süss, sauer
200	**Pinienkerne**	kühlend 1° wärmend 2–3°	trocknend 0–1° befeuchtend / nährend 2–3°	süss, scharf, bitter
201	**Pistazie**	kühlend 1–2° wärmend 0–1°	trocknend 0° befeuchtend / nährend 2°	süss, bitter, sauer
260	**Plattfische**	kühlend 0–1° wärmend 2–3°	trocknend 0–1° befeuchtend/nährend 2–3°	süss
230	**Quark, Frischkäse (Kuh)**	kühlend 2–3° wärmend 1°	trocknend 0–1° befeuchtend / nährend 2–3°	sauer, süss
55	**Quinoa**	kühlend 0–1° wärmend 1–2°	trocknend 0–1° befeuchtend / nährend 1–2°	süss, sauer
160	**Quitte**	kühlend 2° wärmend 1°	trocknend 0–1° befeuchtend / nährend 2–3°	roh: sauer, adstringierend, gekocht: süss
111	**Radieschen**	kühlend 1° wärmend 2°	trocknend 1° befeuchtend / nährend 2–3°	scharf, süss
231	**Rahm**	kühlend 1–2° wärmend 1–2°	trocknend 0° befeuchtend / nährend 2–3°	süss
112	**Rande**	kühlend 0° wärmend 2°	trocknend 1° befeuchtend / nährend 2°	süss, bitter
214	**Rapsöl**	kühlend 0–1° wärmend 1°	trocknend 0–1° befeuchtend / nährend 2°	süss
56	**Reis, Basmati, Vollkorn**	kühlend 0° wärmend 1–2°	trocknend 1° befeuchtend / nährend 1°	süss

57	**Reis, Langkorn, Vollkorn**	kühlend 0° wärmend 1°	trocknend 1° befeuchtend / nährend 1°	süss
58	**Reis, Rundkorn, Vollkorn**	kühlend 1–2° wärmend 2°	trocknend 1–2° befeuchtend / nährend 1–2°	süss
59	**Reis, Süssreis, Mochi, Vollkorn**	kühlend 0° wärmend 2°	trocknend 1° befeuchtend / nährend 2°	süss
60	**Reis, weiss, poliert**	kühlend 0° wärmend 2°	trocknend 0° befeuchtend / nährend 2°	süss
61	**Reis, Wildreis**	kühlend 0° wärmend 1°	trocknend 0° befeuchtend / nährend 1°	süss, bitter
241	**Rinderleber**	kühlend 0° wärmend 2–3°	trocknend 0° befeuchtend / nährend 2–3°	süss, bitter
242	**Rindfleisch**	kühlend 0° wärmend 3°	trocknend 1° befeuchtend / nährend 2–3°	süss
62	**Roggen**	kühlend 1° wärmend 2°	trocknend 1–2° befeuchtend / nährend 2°	süss, bitter
161	**Rosinen**	kühlend 0° wärmend 3°	trocknend 0–1° befeuchtend / nährend 2–3°	süss, sauer
289	**Rotwein**	kühlend 0° wärmend 3-4°	trocknend 0–1° befeuchtend / nährend 2°	bitter, sauer, süss
113	**Salat, Brunnenkresse**	kühlend 1° wärmend 2–3°	trocknend 2° befeuchtend / nährend 2°	scharf, bitter
114	**Salat, Brüsseler**	kühlend 1° wärmend 1–2°	trocknend 0° befeuchtend / nährend 2°	süss, bitter
115	**Salat, Cicorino rosso / verde**	kühlend 1° wärmend 1–2°	trocknend 1° befeuchtend / nährend 2°	bitter, süss
116	**Salat, Eisberg**	kühlend 2° wärmend 1°	trocknend 1° befeuchtend / nährend 2°	süss, bitter
117	**Salat, Endivie**	kühlend 1–2° wärmend 1°	trocknend 1° befeuchtend / nährend 1–2°	bitter, süss
118	**Salat, Feldsalat**	kühlend 0° wärmend 1°	trocknend 0° befeuchtend / nährend 1–2°	süss, bitter
119	**Salat, Kopfsalat**	kühlend 2° wärmend 1°	trocknend 1° befeuchtend / nährend 2°	süss, bitter
120	**Salat, Lattich**	kühlend 1° wärmend 1–2°	trocknend 1° befeuchtend / nährend 1–2°	bitter, süss
121	**Salat, Winterportulak**	kühlend 1° wärmend 2°	trocknend 1° befeuchtend / nährend 2°	süss, sauer
122	**Salat, Zuckerhut**	kühlend 0° wärmend 1–2°	trocknend 1° befeuchtend / nährend 1–2°	bitter, süss
290	**Salz**	kühlend 2–3° wärmend 1–2°	trocknend 2° befeuchtend / nährend 2°	salzig
162	**Sanddorn**	kühlend 1° wärmend 2–3°	trocknend 1° befeuchtend / nährend 2–3°	sauer
261	**Sardelle**	kühlend 1° wärmend 2°	trocknend 0–1° befeuchtend/nährend 2°	salzig, süss

262	**Sardine**	kühlend 1° wärmend 2–3°	trocknend 1° befeuchtend/nährend 2–3°	süss
123	**Sauerkraut, roh**	kühlend 2° wärmend 2–3°	trocknend 1° befeuchtend / nährend 3°	sauer, süss
239	**Schaf-, Ziegenfleisch**	kühlend 0° wärmend 3°	trocknend 1° befeuchtend / nährend 2–3°	süss
292	**Schwarztee**	kühlend 1° wärmend 2°	trocknend 1–2° befeuchtend / nährend 1°	bitter
124	**Schwarzwurzel**	kühlend 1° wärmend 1–2°	trocknend 0° befeuchtend / nährend 1–2°	süss, bitter
243	**Schweinefleisch**	kühlend 2° wärmend 1–2°	trocknend 0° befeuchtend / nährend 2–3°	süss, salzig
263	**Seelachs**	kühlend 0–1° wärmend 2–3°	trocknend 0–1° befeuchtend/nährend 2–3°	süss
202	**Sesam**	kühlend 1° wärmend 2–3°	trocknend 0° befeuchtend / nährend 3°	süss
215	**Sesamöl**	kühlend 2° wärmend 2–3°	trocknend 1° befeuchtend / nährend 3°	süss
187	**Shiitake**	kühlend 1–2° wärmend 2–3°	trocknend 1–2° befeuchtend / nährend 2°	süss
81	**Sojabohne, gelb**	kühlend 0–1° wärmend 2°	trocknend 1° befeuchtend / nährend 2°	süss
293	**Sojamilch**	kühlend 2° wärmend 2–3°	trocknend 1–2° befeuchtend / nährend 2–3°	süss
216	**Sojaöl**	kühlend 1° wärmend 2°	trocknend 0–1° befeuchtend / nährend 2°	süss
203	**Sonnenblumenkerne**	kühlend 1–2° wärmend 2°	trocknend 1–2° befeuchtend / nährend 2°	süss
217	**Sonnenblumenöl**	kühlend 1° wärmend 2°	trocknend 0–1° befeuchtend / nährend 2°	süss
125	**Spargel, grün**	kühlend 1° wärmend 1°	trocknend 1–2° befeuchtend / nährend 1°	süss, bitter
126	**Spargel, weiss**	kühlend 1° wärmend 1°	trocknend 2° befeuchtend / nährend 1–2°	süss, bitter
127	**Spinat**	kühlend 2° wärmend 1°	trocknend 0° befeuchtend / nährend 2–3°	bitter, süss
128	**Stangensellerie**	kühlend 2–3° wärmend 1–2°	trocknend 1° befeuchtend / nährend 1–2°	süss, scharf
188	**Steinpilz**	kühlend 0–1° wärmend 1–2°	trocknend 1° befeuchtend / nährend 1–2°	süss
129	**Süsskartoffel**	kühlend 2° wärmend 2°	trocknend 1° befeuchtend / nährend 1–2°	süss
295	**Tamari**	kühlend 2° wärmend 2–3°	trocknend 1–2° befeuchtend / nährend 2–3°	salzig
264	**Thunfisch**	kühlend 1° wärmend 2–3°	trocknend 1° befeuchtend/nährend 2–3°	süss

265	**Tintenfisch**	kühlend 1° wärmend 2°	trocknend 0–1° befeuchtend/nährend 2°	salzig, süss
296	**Tofu**	kühlend 2° wärmend 2°	trocknend 1–2° befeuchtend / nährend 2–3°	süss
130	**Tomate**	kühlend 3° wärmend 1–2°	trocknend 1° befeuchtend / nährend 3°	süss, sauer
244	**Trutenfleisch**	kühlend 0° wärmend 2–3°	trocknend 1° befeuchtend / nährend 2–3°	süss
266	**Vongole**	kühlend 0° wärmend 1–2°	trocknend 1° befeuchtend/nährend 1°	salzig
180	**Wakame**	kühlend 1–2° wärmend 2–3°	trocknend 1–2° befeuchtend / nährend 2–3°	salzig
297	**Wasser**	kühlend 2° wärmend 1°	trocknend 0–1° befeuchtend / nährend 2–3°	neutral
163	**Weintraube**	kühlend 0–1° wärmend 2°	trocknend 0–1° befeuchtend / nährend 2–3°	süss, sauer
63	**Weizen**	kühlend 1° wärmend 2°	trocknend 1° befeuchtend / nährend 2–3°	süss
64	**Weizen, gekeimt**	kühlend 1–2° wärmend 1–2°	trocknend 1° befeuchtend / nährend 2°	süss
65	**Weizen, leicht angekeimt und gedarrt**	kühlend 0° wärmend 1°	trocknend 0° befeuchtend / nährend 1°	süss, salzig
67	**Weizenmehl, weiss**	kühlend 0° wärmend 1°	trocknend 0° befeuchtend / nährend 1°	süss
245	**Wildfleisch, generell**	kühlend 0° wärmend 3°	trocknend 0° befeuchtend / nährend 3°	süss
246	**Wildhase**	kühlend 0° wärmend 2–3°	trocknend 0° befeuchtend / nährend 2°	süss
247	**Wildschweinefleisch**	kühlend 0° wärmend 2–3°	trocknend 0° befeuchtend / nährend 2–3°	süss
267	**Zander**	kühlend 0–1° wärmend 2–3°	trocknend 1° befeuchtend/nährend 2°	süss
164	**Zitrone**	kühlend 2–3° wärmend 1–2°	trocknend 1–2° befeuchtend / nährend 2°	sauer
131	**Zucchetti, Sommerkürbisarten**	kühlend 2° wärmend 1°	trocknend 1° befeuchtend / nährend 2°	süss, bitter
275	**Zucker, Vollwertzucker**	kühlend 1° wärmend 2–3°	trocknend 0° befeuchtend / nährend 3°	süss
276	**Zucker, weiss**	kühlend 1–2° wärmend 1–2°	trocknend 0° befeuchtend / nährend 2–3°	süss
166	**Zwetschge**	kühlend 1° wärmend 1–2°	trocknend 0–1° befeuchtend / nährend 2°	süss, sauer
132	**Zwiebel**	kühlend 1° wärmend 3°	trocknend 1° befeuchtend / nährend 2°	roh: scharf, süss; gekocht: süss

Wirkungspriorität 2				
168	**Agar-Agar**	kühlend 2–3° wärmend 2°	trocknend 1–2° befeuchtend / nährend 2–3°	süss, salzig
134	**Ananas**	frische Ananas: kühlend 3° wärmend 1° Ananaskapsel: kühlend 0° wärmend 2–3°	frische Ananas: trocknend 0° befeuchtend / nährend 2–3° Ananaskapsel: trocknend 2° befeuchtend / nährend 0°	süss, sauer
139	**Birne**	kühlend 2° wärmend 1°	trocknend 1° befeuchtend / nährend 2°	süss, sauer
90	**Frühlingszwiebel**	kühlend 0° wärmend 3°	trocknend 1° befeuchtend / nährend 2°	roh: scharf, gekocht: süss, scharf
93	**Kartoffel**	kühlend 2° wärmend 1°	trocknend 0° befeuchtend / nährend 2°	süss
196	**Leinsamen**	kühlend 3° wärmend 1–2°	trocknend 0° befeuchtend / nährend 3°	süss
155	**Melone, Wassermelone**	kühlend 3° wärmend 0–1°	trocknend 0° befeuchtend / nährend 3-4°	süss
156	**Melone, Zuckermelone**	kühlend 2–3° wärmend 0–1°	trocknend 0° befeuchtend / nährend 2–3°	süss
66	**Weizenkleie**	kühlend 0–1° wärmend 1°	trocknend 1–2° befeuchtend / nährend 1°	süss
Wirkungspriorität 3				
221	**Joghurt, Kuh**	kühlend 2–3° wärmend 0–1°	trocknend 0–1° befeuchtend / nährend 3-4°	sauer, süss
96	**Kohl, Chinakohl**	kühlend 2° wärmend 1°	trocknend 1–2° befeuchtend / nährend 1–2°	süss, scharf

Befeuchten/nähren und kühlen				
Wirkungspriorität 1				
168	**Agar-Agar**	kühlend 2–3° wärmend 2°	trocknend 1–2° befeuchtend / nährend 2–3°	süss, salzig
270	**Ahornsirup**	kühlend 1° wärmend 1–2°	trocknend 0–1° befeuchtend / nährend 2–3°	süss
134	**Ananas**	frische Ananas: kühlend 3° wärmend 1° Ananaskapsel: kühlend 0° wärmend 2–3°	frische Ananas: trocknend 0° befeuchtend / nährend 2–3° Ananaskapsel: trocknend 2° befeuchtend / nährend 0°	süss, sauer
135	**Apfel**	kühlend 1° wärmend 1°	trocknend 1° befeuchtend / nährend 2°	süss, sauer
250	**Austern**	kühlend 2–3° wärmend 2°	trocknend 0° befeuchtend/nährend 3°	süss, salzig

86	**Avocado**	kühlend 2° wärmend 1°	trocknend 1° befeuchtend / nährend 3°	süss
138	**Banane**	kühlend 2° wärmend 1°	trocknend 1° befeuchtend / nährend 2°	süss
278	**Bier**	kühlend 2° wärmend 2°	trocknend 0–1° befeuchtend / nährend 2°	bitter, süss
139	**Birne**	kühlend 2° wärmend 1°	trocknend 1° befeuchtend / nährend 2°	süss, sauer
271	**Birnendicksaft**	kühlend 1° wärmend 0–1°	trocknend 0° befeuchtend / nährend 2–3°	süss, sauer
140	**Brombeere**	kühlend 1° wärmend 1°	trocknend 1° befeuchtend / nährend 2°	sauer, süss
206	**Butter, Kuh**	kühlend 1–2° wärmend 1–2°	trocknend 0° befeuchtend / nährend 2–3°	süss
191	**Cashewkerne**	kühlend 1° wärmend 2°	trocknend 0° befeuchtend / nährend 2–3°	süss
207	**Distelöl**	kühlend 1° wärmend 1°	trocknend 0–1° befeuchtend / nährend 2°	süss
171	**Dulse**	kühlend 1–2° wärmend 3°	trocknend 1–2° befeuchtend / nährend 3°	salzig
234	**Entenfleisch**	kühlend 1° wärmend 1–2°	trocknend 0° befeuchtend / nährend 2–3°	süss, salzig
142	**Erdbeere**	kühlend 1–2° wärmend 1–2°	trocknend 1° befeuchtend / nährend 2°	süss, sauer
192	**Erdnuss**	kühlend 2° wärmend 0–1°	trocknend 1–2° befeuchtend / nährend 1–2°	süss
279	**Essig**	kühlend 1–2° wärmend 2°	trocknend 1–2° befeuchtend / nährend 2°	sauer, scharf, süss
143	**Feige**	kühlend 1–2° wärmend 1–2°	trocknend 0° befeuchtend / nährend 2°	süss
220	**Feta (Schaf, Ziege)**	kühlend 1–2° wärmend 2°	trocknend 1° befeuchtend / nährend 2–3°	süss, sauer
49	**Gerste**	kühlend 1° wärmend 2°	trocknend 1° befeuchtend / nährend 2°	süss, salzig
50	**Gerste, gekeimt und gedarrt**	kühlend 1–2° wärmend 2°	trocknend 1–2° befeuchtend / nährend 2°	süss, scharf
91	**Gurke**	kühlend 3° wärmend 1°	trocknend 1° befeuchtend / nährend 3°	süss, bitter
52	**Hafer**	kühlend 1° wärmend 2–3°	trocknend 1° befeuchtend / nährend 2–3°	süss, bitter
147	**Holunderbeere**	kühlend 1–2° wärmend 1–2°	trocknend 0° befeuchtend / nährend 2°	süss, bitter, sauer
272	**Honig**	kühlend 2° wärmend 2°	trocknend 1° befeuchtend / nährend 3°	süss
283	**Hühnerei**	kühlend 2° wärmend 2°	trocknend 0–1° befeuchtend / nährend 3°	süss

221	**Joghurt, Kuh**	kühlend 2–3° wärmend 0–1°	trocknend 0–1° befeuchtend / nährend 3-4°	sauer, süss
222	**Joghurt, Schaf**	kühlend 2° wärmend 1–2°	trocknend 0–1° befeuchtend / nährend 2–3°	süss, sauer
148	**Johannisbeere, rot**	kühlend 2° wärmend 1°	trocknend 2° befeuchtend / nährend 1–2°	sauer, süss
149	**Johannisbeere, schwarz**	kühlend 2° wärmend 1–2°	trocknend 1–2° befeuchtend / nährend 1–2°	sauer, süss, bitter
186	**Judasohr**	kühlend 1–2° wärmend 1–2°	trocknend 1° befeuchtend / nährend 2°	süss
150	**Kaki**	kühlend 2° wärmend 1°	trocknend 1° befeuchtend / nährend 1°	süss, sauer
256	**Karpfen**	kühlend 0–1° wärmend 2°	trocknend 0–1° befeuchtend/nährend 2–3°	süss
93	**Kartoffel**	kühlend 2° wärmend 1°	trocknend 0° befeuchtend / nährend 2°	süss
223	**Käse (Kuhmilch)**	kühlend 1–2° wärmend 1–2°	trocknend 0° befeuchtend / nährend 2°	süss, sauer, salzig
224	**Käse (Schaf-, Ziegenmilch)**	kühlend 1° wärmend 2°	trocknend 0° befeuchtend / nährend 2–3°	süss, salzig, scharf
175	**Kelp**	kühlend 2° wärmend 3°	trocknend 2–3° befeuchtend / nährend 3-4°	salzig
152	**Kiwi**	kühlend 3° wärmend 1°	trocknend 1° befeuchtend / nährend 2°	sauer, süss
100	**Kohl, Rotkohl**	kühlend 1–2° wärmend 2°	trocknend 0° befeuchtend / nährend 2°	süss, scharf
101	**Kohl, Weisskohl**	kühlend 1–2° wärmend 1–2°	trocknend 0° befeuchtend / nährend 2°	süss, scharf
102	**Kohl, Wirz**	kühlend 1–2° wärmend 1–2°	trocknend 0° befeuchtend / nährend 2°	süss, scharf
103	**Kohlrabi**	kühlend 1–2° wärmend 1–2°	trocknend 1° befeuchtend / nährend 2°	scharf, süss, bitter
208	**Kokosfett**	kühlend 0–1° wärmend 1°	trocknend 0° befeuchtend / nährend 2°	süss
225	**Kokosmilch**	kühlend 1–2° wärmend 1–2°	trocknend 0° befeuchtend / nährend 2°	süss
104	**Krautstiel**	kühlend 2° wärmend 1–2°	trocknend 1° befeuchtend / nährend 1–2°	süss, bitter
105	**Kürbis, Winterkürbisarten**	kühlend 1° wärmend 2°	trocknend 1° befeuchtend / nährend 2°	süss
285	**Kuzu**	kühlend 1–2° wärmend 1°	trocknend 1° befeuchtend / nährend 1–2°	süss
257	**Lachs**	kühlend 1° wärmend 2–3°	trocknend 1° befeuchtend/nährend 3°	süss
210	**Leinöl**	kühlend 2° wärmend 2–3°	trocknend 1° befeuchtend / nährend 3°	süss

196	**Leinsamen**	kühlend 3° wärmend 1–2°	trocknend 0° befeuchtend / nährend 3°	süss
107	**Löwenzahn, Gemüse**	kühlend 2° wärmend 1–2°	trocknend 1–2° befeuchtend / nährend 2°	bitter, süss
54	**Mais, Getreide**	kühlend 2° wärmend 1–2°	trocknend 1–2° befeuchtend / nährend 2–3°	süss
108	**Mais, Zuckermais**	kühlend 1° wärmend 1–2°	trocknend 1° befeuchtend / nährend 2°	süss
211	**Maiskeimöl**	kühlend 1° wärmend 1–2°	trocknend 0–1° befeuchtend / nährend 2°	süss
258	**Makrele**	kühlend 0–1° wärmend 2–3°	trocknend 0–1° befeuchtend/nährend 3°	süss
273	**Malz**	kühlend 1–2° wärmend 2°	trocknend 0–1° befeuchtend / nährend 2–3°	süss
198	**Mandeln**	kühlend 1–2° wärmend 2°	trocknend 0–1° befeuchtend / nährend 2–3°	süss, bitter
154	**Mango**	kühlend 1–2° wärmend 2°	trocknend 1° befeuchtend / nährend 2–3°	süss, sauer
274	**Melasse**	kühlend 1–2° wärmend 2–3°	trocknend 1° befeuchtend / nährend 3°	süss, bitter
155	**Melone, Wassermelone**	kühlend 3° wärmend 0–1°	trocknend 0° befeuchtend / nährend 3-4°	süss
156	**Melone, Zuckermelone**	kühlend 2–3° wärmend 0–1°	trocknend 0° befeuchtend / nährend 2–3°	süss
226	**Milch, Kuh**	kühlend 1–2° wärmend 1–2°	trocknend 0° befeuchtend / nährend 2–3°	süss
228	**Milch, Schaf**	kühlend 1–2° wärmend 2°	trocknend 0° befeuchtend / nährend 2°	süss
229	**Milch, Ziege**	kühlend 1–2° wärmend 2–3°	trocknend 1° befeuchtend / nährend 3°	süss
80	**Mungbohnen-Sprossen**	kühlend 1–2° wärmend 1–2°	trocknend 1° befeuchtend / nährend 1–2°	süss
212	**Olivenöl, natives (kaltgepresst)**	kühlend 1–2° wärmend 3°	trocknend 1–2° befeuchtend / nährend 3-4°	süss
157	**Orange**	kühlend 2° wärmend 1–2°	trocknend 0–1° befeuchtend / nährend 2–3°	Fruchtfleisch: sauer, süss
159	**Pfirsich**	kühlend 1–2° wärmend 2–3°	trocknend 1° befeuchtend / nährend 2°	süss, sauer
200	**Pinienkerne**	kühlend 1° wärmend 2–3°	trocknend 0–1° befeuchtend / nährend 2–3°	süss, scharf, bitter
201	**Pistazie**	kühlend 1–2° wärmend 0–1°	trocknend 0° befeuchtend / nährend 2°	süss, bitter, sauer
230	**Quark, Frischkäse (Kuh)**	kühlend 2–3° wärmend 1°	trocknend 0–1° befeuchtend / nährend 2–3°	sauer, süss
160	**Quitte**	kühlend 2° wärmend 1°	trocknend 0–1° befeuchtend / nährend 2–3°	roh: sauer, adstringierend, gekocht: süss

231	**Rahm**	kühlend 1–2° wärmend 1–2°	trocknend 0° befeuchtend / nährend 2–3°	süss
214	**Rapsöl**	kühlend 0–1° wärmend 1°	trocknend 0–1° befeuchtend / nährend 2°	süss
116	**Salat, Eisberg**	kühlend 2° wärmend 1°	trocknend 1° befeuchtend / nährend 2°	süss, bitter
117	**Salat, Endivie**	kühlend 1–2° wärmend 1°	trocknend 1° befeuchtend / nährend 1–2°	bitter, süss
119	**Salat, Kopfsalat**	kühlend 2° wärmend 1°	trocknend 1° befeuchtend / nährend 2°	süss, bitter
120	**Salat, Lattich**	kühlend 1° wärmend 1–2°	trocknend 1° befeuchtend / nährend 1–2°	bitter, süss
290	**Salz**	kühlend 2–3° wärmend 1–2°	trocknend 2° befeuchtend / nährend 2°	salzig
162	**Sanddorn**	kühlend 1° wärmend 2–3°	trocknend 1° befeuchtend / nährend 2–3°	sauer
123	**Sauerkraut, roh**	kühlend 2° wärmend 2–3°	trocknend 1° befeuchtend / nährend 3°	sauer, süss
243	**Schweinefleisch**	kühlend 2° wärmend 1–2°	trocknend 0° befeuchtend / nährend 2–3°	süss, salzig
202	**Sesam**	kühlend 1° wärmend 2–3°	trocknend 0° befeuchtend / nährend 3°	süss
215	**Sesamöl**	kühlend 2° wärmend 2–3°	trocknend 1° befeuchtend / nährend 3°	süss
293	**Sojamilch**	kühlend 2° wärmend 2–3°	trocknend 1–2° befeuchtend / nährend 2–3°	süss
216	**Sojaöl**	kühlend 1° wärmend 2°	trocknend 0–1° befeuchtend / nährend 2°	süss
203	**Sonnenblumenkerne**	kühlend 1–2° wärmend 2°	trocknend 1–2° befeuchtend / nährend 2°	süss
217	**Sonnenblumenöl**	kühlend 1° wärmend 2°	trocknend 0–1° befeuchtend / nährend 2°	süss
127	**Spinat**	kühlend 2° wärmend 1°	trocknend 0° befeuchtend / nährend 2–3°	bitter, süss
128	**Stangensellerie**	kühlend 2–3° wärmend 1–2°	trocknend 1° befeuchtend / nährend 1–2°	süss, scharf
264	**Thunfisch**	kühlend 1° wärmend 2–3°	trocknend 1° befeuchtend/nährend 2–3°	süss
296	**Tofu**	kühlend 2° wärmend 2°	trocknend 1–2° befeuchtend / nährend 2–3°	süss
130	**Tomate**	kühlend 3° wärmend 1–2°	trocknend 1° befeuchtend / nährend 3°	süss, sauer
297	**Wasser**	kühlend 2° wärmend 1°	trocknend 0–1° befeuchtend / nährend 2–3°	neutral
163	**Weintraube**	kühlend 0–1° wärmend 2°	trocknend 0–1° befeuchtend / nährend 2–3°	süss, sauer

63	**Weizen**	kühlend 1° wärmend 2°	trocknend 1° befeuchtend / nährend 2–3°	süss
64	**Weizen, gekeimt**	kühlend 1–2° wärmend 1–2°	trocknend 1° befeuchtend / nährend 2°	süss
164	**Zitrone**	kühlend 2–3° wärmend 1–2°	trocknend 1–2° befeuchtend / nährend 2°	sauer
131	**Zucchetti, Sommerkürbisarten**	kühlend 2° wärmend 1°	trocknend 1° befeuchtend / nährend 2°	süss, bitter
275	**Zucker, Vollwertzucker**	kühlend 1° wärmend 2–3°	trocknend 0° befeuchtend / nährend 3°	süss
276	**Zucker, weiss**	kühlend 1–2° wärmend 1–2°	trocknend 0° befeuchtend / nährend 2–3°	süss
166	**Zwetschge**	kühlend 1° wärmend 1–2°	trocknend 0–1° befeuchtend / nährend 2°	süss, sauer
Wirkungspriorität 2				
169	**Arame**	kühlend 1–2° wärmend 2–3°	trocknend 1–2° befeuchtend / nährend 3°	salzig, süss
70	**Azukibohne**	kühlend 2–3° wärmend 2°	trocknend 2° befeuchtend / nährend 2°	süss, sauer
72	**Bohnen, schwarz**	kühlend 1–2° wärmend 2–3°	trocknend 1–2° befeuchtend / nährend 2°	süss
185	**Champignon**	kühlend 2° wärmend 1–2°	trocknend 1–2° befeuchtend / nährend 2°	süss
141	**Datteln**	kühlend 1° wärmend 1–2°	trocknend 0° befeuchtend / nährend 2–3°	süss
48	**Dinkel**	kühlend 1° wärmend 3°	trocknend 0–1° befeuchtend / nährend 2°	süss
88	**Erbsen, frisch**	kühlend 1° wärmend 2–3°	trocknend 1° befeuchtend / nährend 2–3°	süss
144	**Grapefruit**	kühlend 1° wärmend 2°	trocknend 1° befeuchtend / nährend 2–3°	Fruchtfleisch: bitter, sauer, süss; Schale: bitter, scharf
51	**Grüntee**	kühlend 2–3° wärmend 2°	trocknend 2–3° befeuchtend / nährend 1–2°	bitter
255	**Hering**	kühlend 1° wärmend 2°	trocknend 0–1° befeuchtend/nährend 2–3°	süss
173	**Hijiki**	kühlend 1–2° wärmend 3°	trocknend 1–2° befeuchtend / nährend 3°	salzig, süss
237	**Kaninchenfleisch**	kühlend 1° wärmend 2°	trocknend 0–1° befeuchtend / nährend 2°	süss
73	**Kichererbsen**	kühlend 1° wärmend 2°	trocknend 1° befeuchtend / nährend 2–3°	süss
75	**Kidneybohne**	kühlend 1° wärmend 2°	trocknend 1° befeuchtend / nährend 2°	süss
151	**Kirsche**	kühlend 1–2° wärmend 1–2°	trocknend 1° befeuchtend / nährend 2°	süss, sauer

94	**Kohl, Blumenkohl**	kühlend 1° wärmend 1–2°	trocknend 1° befeuchtend / nährend 2°	süss, scharf
96	**Kohl, Chinakohl**	kühlend 2° wärmend 1°	trocknend 1–2° befeuchtend / nährend 1–2°	süss, scharf
97	**Kohl, Federkohl**	kühlend 1° wärmend 2°	trocknend 0° befeuchtend / nährend 2°	süss, bitter, scharf
194	**Kokosnussfleisch**	kühlend 0–1° wärmend 2°	trocknend 0° befeuchtend / nährend 2–3°	süss
177	**Kombu**	kühlend 2° wärmend 3°	trocknend 3° befeuchtend / nährend 3-4°	salzig
209	**Kürbiskernöl**	kühlend 1–2° wärmend 2–3°	trocknend 1–2° befeuchtend / nährend 2–3°	süss
76	**Limabohne**	kühlend 1° wärmend 2°	trocknend 0–1° befeuchtend / nährend 2°	süss
153	**Mandarine**	kühlend 1° wärmend 2°	trocknend 1° befeuchtend / nährend 2°	Fruchtfleisch: süss, sauer
286	**Miso**	kühlend 1° wärmend 2–3°	trocknend 1° befeuchtend / nährend 2–3°	salzig
79	**Mungbohnen**	kühlend 2° wärmend 1–2°	trocknend 1–2° befeuchtend / nährend 1–2°	süss
179	**Nori**	kühlend 1–2° wärmend 2°	trocknend 1–2° befeuchtend / nährend 2°	salzig, süss
287	**Olive, grün**	kühlend 1° wärmend 1°	trocknend 1° befeuchtend / nährend 1–2°	bitter, sauer, süss
288	**Olive, schwarz**	kühlend 1° wärmend 1°	trocknend 1° befeuchtend / nährend 1–2°	bitter, sauer, süss
158	**Papaya**	kühlend 2° wärmend 2–3°	trocknend 0–1° befeuchtend / nährend 2–3°	Fruchtfleisch: süss, bitter, Samen: scharf
109	**Pastinake**	kühlend 1° wärmend 2°	trocknend 0° befeuchtend / nährend 2°	süss, scharf
111	**Radieschen**	kühlend 1° wärmend 2°	trocknend 1° befeuchtend / nährend 2–3°	scharf, süss
58	**Reis, Rundkorn, Vollkorn**	kühlend 1–2° wärmend 2°	trocknend 1–2° befeuchtend / nährend 1–2°	süss
62	**Roggen**	kühlend 1° wärmend 2°	trocknend 1–2° befeuchtend / nährend 2°	süss, bitter
121	**Salat, Winterportulak**	kühlend 1° wärmend 2°	trocknend 1° befeuchtend / nährend 2°	süss, sauer
261	**Sardelle**	kühlend 1° wärmend 2°	trocknend 0–1° befeuchtend/nährend 2°	salzig, süss
262	**Sardine**	kühlend 1° wärmend 2–3°	trocknend 1° befeuchtend/nährend 2–3°	süss
187	**Shiitake**	kühlend 1–2° wärmend 2–3°	trocknend 1–2° befeuchtend / nährend 2°	süss
295	**Tamari**	kühlend 2° wärmend 2–3°	trocknend 1–2° befeuchtend / nährend 2–3°	salzig

265	**Tintenfisch**	kühlend 1° wärmend 2°	trocknend 0–1° befeuchtend/nährend 2°	salzig, süss
180	**Wakame**	kühlend 1–2° wärmend 2–3°	trocknend 1–2° befeuchtend / nährend 2–3°	salzig
	Wirkungspriorität 3			
87	**Bohnen, grün**	kühlend 1° wärmend 1–2°	trocknend 2° befeuchtend / nährend 1°	süss
51	**Grünkern**	kühlend 0–1° wärmend 1–2°	trocknend 1° befeuchtend / nährend 1°	süss, sauer
145	**Heidelbeere**	kühlend 1–2° wärmend 2°	trocknend 1–2° befeuchtend / nährend 1–2°	süss, sauer, bitter
95	**Kohl, Brokkoli**	kühlend 1° wärmend 1°	trocknend 1° befeuchtend / nährend 2°	süss, scharf, bitter

Trocknen und wärmen				
	Wirkungspriorität 1			
84	**Artischocke**	kühlend 1–2° wärmend 1°	trocknend 1° befeuchtend/nährend 2–3°	bitter, süss
184	**Austernpilze**	kühlend 0–1° wärmend 1–2°	trocknend 1–2° befeuchtend/nährend 2°	süss
86	**Avocado**	kühlend 2° wärmend 1°	trocknend 1° befeuchtend/nährend 3°	süss
70	**Azukibohnen**	kühlend 2–3° wärmend 2°	trocknend 2° befeuchtend/nährend 2°	süss, sauer
72	**Bohnen, schwarz**	kühlend 1–2° wärmend 2–3°	trocknend 1–2° befeuchtend/nährend 2°	süss
207	**Distelöl**	kühlend 1° wärmend 1°	trocknend 0–1° befeuchtend/nährend 2°	süss
49	**Gerste**	kühlend 1° wärmend 2°	trocknend 1° befeuchtend/nährend 2°	süss, salzig
50	**Gerste, gekeimt und gedarrt**	kühlend 1–2° wärmend 2°	trocknend 1–2° befeuchtend/nährend 2°	süss, scharf
282	**Grüntee**	kühlend 2–3° wärmend 2°	trocknend 2–3° befeuchtend/nährend 1–2°	bitter
52	**Hafer**	kühlend 1° wärmend 2–3°	trocknend 1° befeuchtend/nährend 2–3°	süss, bitter
146	**Himbeere**	kühlend 2° wärmend 1–2°	trocknend 1° befeuchtend/nährend 1–2°	süss, sauer
53	**Hirse**	kühlend 1° wärmend 2°	trocknend 2° befeuchtend/nährend 1°	süss, salzig
284	**Kaffee**	kühlend 0–1° wärmend 2–3°	trocknend 1° befeuchtend/nährend 1–2°	bitter, sauer
73	**Kichererbsen**	kühlend 1° wärmend 2°	trocknend 1° befeuchtend/nährend 2–3°	süss
74	**Kichererbsen, gekeimt**	kühlend 0° wärmend 1–2°	trocknend 0–1° befeuchtend/nährend 2–3°	süss, bitter

75	**Kidney Bohnen**	kühlend 1° wärmend 2°	trocknend 1° befeuchtend/nährend 2°	süss
195	**Kürbiskerne**	kühlend 0–1° wärmend 2–3°	trocknend 2° befeuchtend/nährend 2–3°	süss, scharf, bitter
209	**Kürbiskernöl**	kühlend 1–2° wärmend 2–3°	trocknend 1–2° befeuchtend/nährend 2–3°	süss
210	**Leinöl**	kühlend 2° wärmend 2–3°	trocknend 1° befeuchtend/nährend 3°	süss
77	**Linsen**	kühlend 0° wärmend 2°	trocknend 0–1° befeuchtend/nährend 2°	süss
211	**Maiskeimöl**	kühlend 1° wärmend 1–2°	trocknend 0–1° befeuchtend/nährend 2°	süss
198	**Mandeln**	kühlend 1–2° wärmend 2°	trocknend 0–1° befeuchtend/nährend 2–3°	süss, bitter
286	**Miso**	kühlend 1° wärmend 2–3°	trocknend 1° befeuchtend/nährend 2–3°	salzig
287	**Olive, grün**	kühlend 1° wärmend 1°	trocknend 1° befeuchtend/nährend 1–2°	bitter, sauer, süss
288	**Olive, schwarz**	kühlend 1° wärmend 1°	trocknend 1° befeuchtend/nährend 1–2°	bitter, süss, sauer
212	**Olivenöl, natives (kaltgepresst)**	kühlend 1–2° wärmend 3°	trocknend 1–2° befeuchtend/nährend 3-4°	süss
200	**Pinienkerne**	kühlend 1° wärmend 2–3°	trocknend 0–1° befeuchtend/nährend 2–3°	süss, scharf, bitter
111	**Radieschen, Rettich weiss**	kühlend 1° wärmend 2°	trocknend 1° befeuchtend/nährend 2–3°	scharf, süss
214	**Rapsöl**	kühlend 0–1° wärmend 1°	trocknend 0–1° befeuchtend/nährend 2°	süss
56	**Reis, Basmati, Vollkorn**	kühlend 0° wärmend 1–2°	trocknend 1° befeuchtend/nährend 1°	süss
57	**Reis, Langkorn, Vollkorn**	kühlend 0° wärmend 1°	trocknend 1° befeuchtend/nährend 1°	süss
62	**Roggen**	kühlend 1° wärmend 2°	trocknend 1–2° befeuchtend/nährend 2°	süss, bitter
115	**Salat, Cicorino rosso / verde**	kühlend 1° wärmend 1–2°	trocknend 1° befeuchtend/nährend 2°	bitter, süss
122	**Salat, Zuckerhut**	kühlend 0° wärmend 1–2°	trocknend 1° befeuchtend/nährend 1–2°	bitter, süss
215	**Sesamöl**	kühlend 2° wärmend 2–3°	trocknend 1° befeuchtend/nährend 3°	süss
187	**Shiitake**	kühlend 1–2° wärmend 2–3°	trocknend 1–2° befeuchtend/nährend 2°	süss
216	**Sojaöl**	kühlend 1° wärmend 2°	trocknend 0–1° befeuchtend/nährend 2°	süss
217	**Sonnenblumenöl**	kühlend 1° wärmend 2°	trocknend 0–1° befeuchtend/nährend 2°	süss

125	**Spargel, grün**	kühlend 1° wärmend 1°	trocknend 1–2° befeuchtend/nährend 1°	süss, bitter
126	**Spargel, weiss**	kühlend 1° wärmend 1°	trocknend 2° befeuchtend/nährend 1–2°	süss, bitter
295	**Tamari**	kühlend 2° wärmend 2–3°	trocknend 1–2° befeuchtend/nährend 2–3°	salzig
296	**Tofu**	kühlend 2° wärmend 2°	trocknend 1–2° befeuchtend/nährend 2–3°	süss
266	**Vongole**	kühlend 0° wärmend 1–2°	trocknend 1° befeuchtend/nährend 1°	salzig
Wirkungspriorität 2				
168	**Agar-Agar**	kühlend 2–3° wärmend 2°	trocknend 1–2° befeuchtend/nährend 2–3°	süss, salzig
134	**Ananas**	kühlend 3° frisch, 0° Kapsel wärmend 1° frisch, 2–3° Kapsel	trocknend 0° frisch, 2° Kapsel befeuchtend/nährend 2–3° frisch, 0° Kapsel	süss, sauer
169	**Arame**	kühlend 1–2° wärmend 2–3°	trocknend 1–2° befeuchtend/nährend 3°	salzig, süss
85	**Aubergine**	kühlend 1° wärmend 1°	trocknend 1° befeuchtend/nährend 1°	süss, bitter
138	**Banane**	kühlend 2° wärmend 1°	trocknend 1° befeuchtend/nährend 2°	süss
190	**Baumnuss**	kühlend 0° wärmend 2–3°	trocknend 0–1° befeuchtend/nährend 2°	süss, bitter
87	**Bohnen, grün**	kühlend 1° wärmend 1–2°	trocknend 2° befeuchtend/nährend 1°	süss
47	**Buchweizen**	kühlend 1° wärmend 2°	trocknend 1–2° befeuchtend/nährend 1–2°	süss, bitter
185	**Champignon**	kühlend 2° wärmend 1–2°	trocknend 1–2° befeuchtend/nährend 2°	süss
171	**Dulse**	kühlend 1–2° wärmend 3°	trocknend 1–2° befeuchtend/nährend 3°	salzig
252	**Egli, Barsch**	kühlend 0–1° wärmend 2–3°	trocknend 1° befeuchtend/nährend 2°	süss
88	**Erbsen, frisch**	kühlend 1° wärmend 2–3°	trocknend 1° befeuchtend/nährend 2–3°	süss
142	**Erdbeere**	kühlend 1–2° wärmend 1–2°	trocknend 1° befeuchtend/nährend 2°	süss, sauer
279	**Essig**	kühlend 1–2° wärmend 2°	trocknend 1–2° befeuchtend/nährend 2°	sauer, scharf, süss
89	**Fenchel**	kühlend 0° wärmend 3°	trocknend 1° befeuchtend/nährend 2°	süss, scharf
253	**Forelle**	kühlend 0–1° wärmend 2°	trocknend 1° befeuchtend/nährend 1–2°	süss

90	**Frühlingszwiebel**	kühlend 0° wärmend 3°	trocknend 1° befeuchtend / nährend 2°	roh: scharf gekocht: süss, scharf
281	**Getreidekaffee**	kühlend 0–1° wärmend 2°	trocknend 1° befeuchtend/nährend 1–2°	bitter, süss
51	**Grünkern**	kühlend 0–1° wärmend 1–2°	trocknend 1° befeuchtend/nährend 1°	süss, sauer
91	**Gurke**	kühlend 3° wärmend 1°	trocknend 1° befeuchtend/nährend 3°	süss, bitter
193	**Haselnuss**	kühlend 0° wärmend 2–3°	trocknend 0–1° befeuchtend/nährend 2–3°	süss
173	**Hijiki**	kühlend 1–2° wärmend 3°	trocknend 1–2° befeuchtend/nährend 3°	salzig, süss
235	**Hühnerfleisch**	kühlend 0° wärmend 2–3°	trocknend 1° befeuchtend/nährend 2–3°	süss
148	**Johannisbeere, rot**	kühlend 2° wärmend 1°	trocknend 2° befeuchtend/nährend 1–2°	sauer, süss
186	**Judasohr**	kühlend 1–2° wärmend 1–2°	trocknend 1° befeuchtend/nährend 2°	süss
256	**Karpfen**	kühlend 0–1° wärmend 2°	trocknend 0–1° befeuchtend/nährend 2–3°	süss
175	**Kelp**	kühlend 2° wärmend 3°	trocknend 2–3° befeuchtend/nährend 3-4°	salzig
94	**Kohl, Blumenkohl**	kühlend 1° wärmend 1–2°	trocknend 1° befeuchtend/nährend 2°	süss, scharf
95	**Kohl, Brokkoli**	kühlend 1° wärmend 1°	trocknend 1° befeuchtend/nährend 2°	süss, scharf, bitter
99	**Kohl, Rosenkohl**	kühlend 1° wärmend 2°	trocknend 1° befeuchtend/nährend 1–2°	süss, bitter
103	**Kohlrabi**	kühlend 1–2° wärmend 1–2°	trocknend 1° befeuchtend/nährend 2°	scharf, süss, bitter
177	**Kombu**	kühlend 2° wärmend 3°	trocknend 3° befeuchtend/nährend 3-4°	salzig
105	**Kürbis, Winterkürbisarten**	kühlend 1° wärmend 2°	trocknend 1° befeuchtend/nährend 2°	süss
257	**Lachs**	kühlend 1° wärmend 2–3°	trocknend 1° befeuchtend/nährend 3°	süss
239	**Lammfleisch, Ziegenfleisch**	kühlend 0° wärmend 3°	trocknend 1° befeuchtend/nährend 2–3°	süss
107	**Löwenzahn**	kühlend 2° wärmend 1–2°	trocknend 1–2° befeuchtend/nährend 2°	bitter, süss
54	**Mais, Getreide**	kühlend 2° wärmend 1–2°	trocknend 1–2° befeuchtend/nährend 2–3°	süss
108	**Mais, Zuckermais**	kühlend 1° wärmend 1–2°	trocknend 1° befeuchtend/nährend 2°	süss
258	**Makrele**	kühlend 0–1° wärmend 2–3°	trocknend 0–1° befeuchtend/nährend 3°	süss

153	**Mandarine**	kühlend 1° wärmend 2°	trocknend 1° befeuchtend/nährend 2°	süss, sauer
199	**Marroni**	kühlend 1° wärmend 3°	trocknend 1° befeuchtend/nährend 2–3°	süss
274	**Melasse**	kühlend 1–2° wärmend 2–3°	trocknend 1° befeuchtend/nährend 3°	süss, bitter
259	**Miesmuscheln**	kühlend 0° wärmend 1–2°	trocknend 1° befeuchtend/nährend 2–3°	salzig
229	**Milch (Ziege)**	kühlend 1–2° wärmend 2–3°	trocknend 1° befeuchtend/nährend 3°	süss
79	**Mungbohnen**	kühlend 2° wärmend 1–2°	trocknend 1–2° befeuchtend/nährend 1–2°	süss
80	**Mungbohnen-Sprossen**	kühlend 1–2° wärmend 1–2°	trocknend 1° befeuchtend/nährend 1–2°	süss
179	**Nori**	kühlend 1–2° wärmend 2°	trocknend 1–2° befeuchtend/nährend 2°	salzig, süss
110	**Peperoni, gelb, rot, grün**	kühlend 1° wärmend 1°	trocknend 0–1° befeuchtend/nährend 2°	süss, bitter, scharf
159	**Pfirsich**	kühlend 1–2° wärmend 2–3°	trocknend 1° befeuchtend/nährend 2°	süss, sauer
112	**Rande**	kühlend 0° wärmend 2°	trocknend 1° befeuchtend/nährend 2°	süss, bitter
58	**Reis, Rundkorn, Vollkorn**	kühlend 1–2° wärmend 2°	trocknend 1–2° befeuchtend/nährend 1–2°	süss
59	**Reis, Süssreis, Mochi, Vollkorn**	kühlend 0° wärmend 2°	trocknend 1° befeuchtend/nährend 2°	süss
242	**Rindfleisch**	kühlend 0° wärmend 3°	trocknend 1° befeuchtend/nährend 2–3°	süss
161	**Rosinen**	kühlend 0° wärmend 3°	trocknend 0–1° befeuchtend/nährend 2–3°	süss, sauer
289	**Rotwein**	kühlend 0° wärmend 3-4°	trocknend 0–1° befeuchtend/nährend 2°	bitter, sauer, süss
113	**Salat, Brunnenkresse**	kühlend 1° wärmend 2–3°	trocknend 2° befeuchtend/nährend 2°	scharf, bitter
117	**Salat, Endivie glatt und gekraust**	kühlend 1–2° wärmend 1°	trocknend 1° befeuchtend/nährend 1–2°	bitter, süss
162	**Sanddorn**	kühlend 1° wärmend 2–3°	trocknend 1° befeuchtend/nährend 2–3°	sauer
262	**Sardine**	kühlend 1° wärmend 2–3°	trocknend 1° befeuchtend/nährend 2–3°	süss
123	**Sauerkraut, roh**	kühlend 2° wärmend 2–3°	trocknend 1° befeuchtend/nährend 3°	sauer, süss
292	**Schwarztee**	kühlend 1° wärmend 2°	trocknend 1–2° befeuchtend/nährend 1°	bitter
81	**Sojabohne, gelb**	kühlend 0–1° wärmend 2°	trocknend 1° befeuchtend/nährend 2°	süss

293	**Sojamilch**	kühlend 2° wärmend 2–3°	trocknend 1–2° befeuchtend/nährend 2–3°	süss
203	**Sonnenblumenkerne**	kühlend 1–2° wärmend 2°	trocknend 1–2° befeuchtend/nährend 2°	süss
128	**Stangensellerie**	kühlend 2–3° wärmend 1–2°	trocknend 1° befeuchtend/nährend 1–2°	süss, scharf
188	**Steinpilz**	kühlend 0–1° wärmend 1–2°	trocknend 1° befeuchtend/nährend 1–2°	süss
264	**Thunfisch**	kühlend 1° wärmend 2–3°	trocknend 1° befeuchtend/nährend 2–3°	süss
244	**Trutenfleisch**	kühlend 0° wärmend 2–3°	trocknend 1° befeuchtend/nährend 2–3°	süss
180	**Wakame**	kühlend 1–2° wärmend 2–3°	trocknend 1–2° befeuchtend/nährend 2–3°	salzig
63	**Weizen**	kühlend 1° wärmend 2°	trocknend 1° befeuchtend/nährend 2–3°	süss
64	**Weizen, gekeimt**	kühlend 1–2° wärmend 1–2°	trocknend 1° befeuchtend/nährend 2°	süss
267	**Zander**	kühlend 0–1° wärmend 2–3°	trocknend 1° befeuchtend/nährend 2°	süss
164	**Zitrone**	kühlend 2–3° wärmend 1–2°	trocknend 1–2° befeuchtend/nährend 2°	sauer
166	**Zwetschge**	kühlend 1° wärmend 1–2°	trocknend 0–1° befeuchtend/nährend 2°	süss, sauer
132	**Zwiebel**	kühlend 1° wärmend 3°	trocknend 1° befeuchtend/nährend 2°	roh: scharf, süss gekocht: süss
Wirkungspriorität 3				
135	**Apfel**	kühlend 1° wärmend 1°	trocknend 1° befeuchtend/nährend 2°	süss, sauer
139	**Birne**	kühlend 2° wärmend 1°	trocknend 1° befeuchtend/nährend 2°	süss, sauer
140	**Brombeere**	kühlend 1° wärmend 1°	trocknend 1° befeuchtend/nährend 2°	sauer, süss
220	**Feta (Schaf, Ziege)**	kühlend 1–2° wärmend 2°	trocknend 1° befeuchtend/nährend 2–3°	süss, sauer
92	**Karotte**	kühlend 1° wärmend 2–3°	trocknend 1° befeuchtend / nährend 2°	süss
151	**Kirsche**	kühlend 1–2° wärmend 1–2°	trocknend 1° befeuchtend/nährend 2°	süss, sauer
106	**Lauch**	kühlend 1° wärmend 3°	trocknend 1° befeuchtend/nährend 1–2°	roh: scharf gekocht: süss, scharf
154	**Mango**	kühlend 1–2° wärmend 2°	trocknend 1° befeuchtend/nährend 2–3°	süss, sauer
160	**Quitte**	kühlend 2° wärmend 1°	trocknend 0–1° befeuchtend/nährend 2–3°	roh: sauer, adstringierend gekocht: süss

119	**Salat, Kopfsalat**	kühlend 2° wärmend 1°	trocknend 1° befeuchtend/nährend 2°	süss, bitter
120	**Salat, Lattich**	kühlend 1° wärmend 1–2°	trocknend 1° befeuchtend/nährend 1–2°	bitter, süss
121	**Salat, Winterportulak**	kühlend 1° wärmend 2°	trocknend 1° befeuchtend/nährend 2°	süss, sauer
130	**Tomate**	kühlend 3° wärmend 1–2°	trocknend 1° befeuchtend/nährend 3°	süss, sauer
163	**Weintraube**	kühlend 0–1° wärmend 2°	trocknend 0–1° befeuchtend/nährend 2–3°	süss, sauer
66	**Weizenkleie**	kühlend 0–1° wärmend 1°	trocknend 1–2° befeuchtend/nährend 1°	süss
131	**Zucchetti, Kürbis Sommerkürbisarten**	kühlend 2° wärmend 1°	trocknend 1° befeuchtend/nährend 2°	süss, bitter

Trocknen und kühlen				
Wirkungspriorität 1				
85	**Aubergine**	kühlend 1° wärmend 1°	trocknend 1° befeuchtend/nährend 1°	süss, bitter
192	**Erdnuss**	kühlend 2° wärmend 0–1°	trocknend 1–2° befeuchtend/nährend 1–2°	süss
145	**Heidelbeere**	kühlend 1–2° wärmend 2°	trocknend 1–2° befeuchtend/nährend 1–2°	süss, sauer, bitter
66	**Weizenkleie**	kühlend 0–1° wärmend 1°	trocknend 1–2° befeuchtend/nährend 1°	süss
Wirkungspriorität 2				
84	**Artischocke**	kühlend 1–2° wärmend 1°	trocknend 1° befeuchtend/nährend 2–3°	bitter, süss
70	**Azukibohnen**	kühlend 2–3° wärmend 2°	trocknend 2° befeuchtend/nährend 2°	süss, sauer
140	**Brombeere**	kühlend 1° wärmend 1°	trocknend 1° befeuchtend/nährend 2°	sauer, süss
186	**Judasohr**	kühlend 1–2° wärmend 1–2°	trocknend 1° befeuchtend/nährend 2°	süss
150	**Kaki**	kühlend 2° wärmend 1°	trocknend 1° befeuchtend/nährend 1°	süss, sauer
152	**Kiwi**	kühlend 3° wärmend 1°	trocknend 1° befeuchtend/nährend 2°	sauer, süss
96	**Kohl, Chinakohl**	kühlend 2° wärmend 1°	trocknend 1–2° befeuchtend/nährend 1–2°	süss, scharf
104	**Krautstiel, weiss, rot**	kühlend 2° wärmend 1–2°	trocknend 1° befeuchtend/nährend 1–2°	süss, bitter
54	**Mais, Getreide**	kühlend 2° wärmend 1–2°	trocknend 1–2° befeuchtend/nährend 2–3°	süss
199	**Marroni**	kühlend 1° wärmend 3°	trocknend 1° befeuchtend/nährend 2–3°	süss

111	**Radieschen, Rettich weiss**	kühlend 1° wärmend 2°	trocknend 1° befeuchtend/nährend 2–3°	scharf, süss
116	**Salat, Eisberg**	kühlend 2° wärmend 1°	trocknend 1° befeuchtend/nährend 2°	süss, bitter
290	**Salz**	kühlend 2–3° wärmend 1–2°	trocknend 2° befeuchtend/nährend 2°	salzig
127	**Spinat**	kühlend 2° wärmend 1°	trocknend 0° befeuchtend/nährend 2–3°	bitter, süss
130	**Tomate**	kühlend 3° wärmend 1–2°	trocknend 1° befeuchtend/nährend 3°	süss, sauer
164	**Zitrone**	kühlend 2–3° wärmend 1–2°	trocknend 1–2° befeuchtend/nährend 2°	sauer
131	**Zucchetti, Kürbis Sommerkürbisarten**	kühlend 2° wärmend 1°	trocknend 1° befeuchtend/nährend 2°	süss, bitter
Wirkungspriorität 3				
168	**Agar-Agar**	kühlend 2–3° wärmend 2°	trocknend 1–2° befeuchtend/nährend 2–3°	süss, salzig
169	**Arame**	kühlend 1–2° wärmend 2–3°	trocknend 1–2° befeuchtend/nährend 3°	salzig, süss
171	**Dulse**	kühlend 1–2° wärmend 3°	trocknend 1–2° befeuchtend/nährend 3°	salzig
279	**Essig**	kühlend 1–2° wärmend 2°	trocknend 1–2° befeuchtend/nährend 2°	sauer, scharf, süss
173	**Hijiki**	kühlend 1–2° wärmend 3°	trocknend 1–2° befeuchtend/nährend 3°	salzig, süss
237	**Kaninchenfleisch**	kühlend 1° wärmend 2°	trocknend 0–1° befeuchtend/nährend 2°	süss
175	**Kelp**	kühlend 2° wärmend 3°	trocknend 2–3° befeuchtend/nährend 3-4°	salzig
103	**Kohlrabi**	kühlend 1–2° wärmend 1–2°	trocknend 1° befeuchtend/nährend 2°	scharf, süss, bitter
177	**Kombu**	kühlend 2° wärmend 3°	trocknend 3° befeuchtend/nährend 3-4°	salzig
154	**Mango**	kühlend 1–2° wärmend 2°	trocknend 1° befeuchtend/nährend 2–3°	süss, sauer
179	**Nori**	kühlend 1–2° wärmend 2°	trocknend 1–2° befeuchtend/nährend 2°	salzig, süss
293	**Sojamilch**	kühlend 2° wärmend 2–3°	trocknend 1–2° befeuchtend/nährend 2–3°	süss
296	**Tofu**	kühlend 2° wärmend 2°	trocknend 1–2° befeuchtend/nährend 2–3°	süss
180	**Wakame**	kühlend 1–2° wärmend 2–3°	trocknend 1–2° befeuchtend/nährend 2–3°	salzig
163	**Weintraube**	kühlend 0–1° wärmend 2°	trocknend 0–1° befeuchtend/nährend 2–3°	süss, sauer

Schärfen ausleiten und kühlen				
Wirkungspriorität 1				
184	**Austernpilze**	kühlend 0–1° wärmend 1–2°	trocknend 1–2° befeuchtend/nährend 2°	süss
70	**Azukibohnen**	kühlend 2–3° wärmend 2°	trocknend 2° befeuchtend/nährend 2°	süss, sauer
278	**Bier**	kühlend 2° wärmend 2°	trocknend 0–1° befeuchtend/nährend 2°	bitter, süss
72	**Bohnen, schwarz**	kühlend 1–2° wärmend 2–3°	trocknend 1–2° befeuchtend/nährend 2°	süss
185	**Champignon**	kühlend 2° wärmend 1–2°	trocknend 1–2° befeuchtend/nährend 2°	süss
90	**Frühlingszwiebel**	kühlend 0° wärmend 3°	trocknend 1° befeuchtend / nährend 2°	roh: scharf gekocht: süss, scharf
282	**Grüntee**	kühlend 2–3° wärmend 2°	trocknend 2–3° befeuchtend/nährend 1–2°	bitter
272	**Honig**	kühlend 2° wärmend 2°	trocknend 1° befeuchtend/nährend 3°	süss
93	**Kartoffel**	kühlend 2° wärmend 1°	trocknend 0° befeuchtend/nährend 2°	süss
175	**Kelp**	kühlend 2° wärmend 3°	trocknend 2–3° befeuchtend/nährend 3-4°	salzig
75	**Kidney Bohnen**	kühlend 1° wärmend 2°	trocknend 1° befeuchtend/nährend 2°	süss
96	**Kohl, Chinakohl**	kühlend 2° wärmend 1°	trocknend 1–2° befeuchtend/nährend 1–2°	süss, scharf
101	**Kohl, Weisskohl**	kühlend 1–2° wärmend 1–2°	trocknend 0° befeuchtend/nährend 2°	süss, scharf
102	**Kohl, Wirz**	kühlend 1–2° wärmend 1–2°	trocknend 0° befeuchtend/nährend 2°	süss, scharf
177	**Kombu**	kühlend 2° wärmend 3°	trocknend 3° befeuchtend/nährend 3-4°	salzig
285	**Kuzu**	kühlend 1–2° wärmend 1°	trocknend 1° befeuchtend/nährend 1–2°	süss
106	**Lauch**	kühlend 1° wärmend 3°	trocknend 1° befeuchtend/nährend 1–2°	roh: scharf gekocht: süss, scharf
196	**Leinsamen**	kühlend 3° wärmend 1–2°	trocknend 0° befeuchtend/nährend 3°	süss
107	**Löwenzahn**	kühlend 2° wärmend 1–2°	trocknend 1–2° befeuchtend/nährend 2°	bitter, süss
286	**Miso**	kühlend 1° wärmend 2–3°	trocknend 1° befeuchtend/nährend 2–3°	salzig
79	**Mungbohnen**	kühlend 2° wärmend 1–2°	trocknend 1–2° befeuchtend/nährend 1–2°	süss
230	**Quark, Frischkäse (Kuh)**	kühlend 2–3° wärmend 1°	trocknend 0–1° befeuchtend/nährend 2–3°	sauer, süss

55	**Quinoa**	kühlend 0–1° wärmend 1–2°	trocknend 0–1° befeuchtend/nährend 1–2°	süss, sauer
58	**Reis, Rundkorn, Vollkorn**	kühlend 1–2° wärmend 2°	trocknend 1–2° befeuchtend/nährend 1–2°	süss
113	**Salat, Brunnenkresse**	kühlend 1° wärmend 2–3°	trocknend 2° befeuchtend/nährend 2°	scharf, bitter
123	**Sauerkraut, roh**	kühlend 2° wärmend 2–3°	trocknend 1° befeuchtend/nährend 3°	sauer, süss
292	**Schwarztee**	kühlend 1° wärmend 2°	trocknend 1–2° befeuchtend/nährend 1°	bitter
187	**Shiitake**	kühlend 1–2° wärmend 2–3°	trocknend 1–2° befeuchtend/nährend 2°	süss
293	**Sojamilch**	kühlend 2° wärmend 2–3°	trocknend 1–2° befeuchtend/nährend 2–3°	süss
188	**Steinpilz**	kühlend 0–1° wärmend 1–2°	trocknend 1° befeuchtend/nährend 1–2°	süss
164	**Zitrone**	kühlend 2–3° wärmend 1–2°	trocknend 1–2° befeuchtend/nährend 2°	sauer
132	**Zwiebel**	kühlend 1° wärmend 3°	trocknend 1° befeuchtend/nährend 2°	roh: scharf, süss gekocht: süss
Wirkungspriorität 2				
168	**Agar-Agar**	kühlend 2–3° wärmend 2°	trocknend 1–2° befeuchtend/nährend 2–3°	süss, salzig
46	**Amaranth**	kühlend 1° wärmend 1°	trocknend 1° befeuchtend/nährend 1–2°	süss, bitter
135	**Apfel**	kühlend 1° wärmend 1°	trocknend 1° befeuchtend/nährend 2°	süss, sauer
169	**Arame**	kühlend 1–2° wärmend 2–3°	trocknend 1–2° befeuchtend/nährend 3°	salzig, süss
84	**Artischocke**	kühlend 1–2° wärmend 1°	trocknend 1° befeuchtend/nährend 2–3°	bitter, süss
139	**Birne**	kühlend 2° wärmend 1°	trocknend 1° befeuchtend/nährend 2°	süss, sauer
251	**Dorsch / Kabeljau**	kühlend 0–1° wärmend 2–3°	trocknend 0–1° befeuchtend/nährend 3°	süss
171	**Dulse**	kühlend 1–2° wärmend 3°	trocknend 1–2° befeuchtend/nährend 3°	salzig
279	**Essig**	kühlend 1–2° wärmend 2°	trocknend 1–2° befeuchtend/nährend 2°	sauer, scharf, süss
143	**Feige**	kühlend 1–2° wärmend 1–2°	trocknend 0° befeuchtend/nährend 2°	süss
50	**Gerste, gekeimt und gedarrt**	kühlend 1–2° wärmend 2°	trocknend 1–2° befeuchtend/nährend 2°	süss, scharf
144	**Grapefruit**	kühlend 1° wärmend 2°	trocknend 1° befeuchtend/nährend 2–3°	Fruchtfleisch: bitter, sauer, süss; Schale: bitter, scharf

51	**Grünkern**	kühlend 0–1° wärmend 1–2°	trocknend 1° befeuchtend/nährend 1°	süss, sauer
91	**Gurke**	kühlend 3° wärmend 1°	trocknend 1° befeuchtend/nährend 3°	süss, bitter
52	**Hafer**	kühlend 1° wärmend 2–3°	trocknend 1° befeuchtend/nährend 2–3°	süss, bitter
145	**Heidelbeere**	kühlend 1–2° wärmend 2°	trocknend 1–2° befeuchtend/nährend 1–2°	süss, sauer, bitter
173	**Hijiki**	kühlend 1–2° wärmend 3°	trocknend 1–2° befeuchtend/nährend 3°	salzig, süss
146	**Himbeere**	kühlend 2° wärmend 1–2°	trocknend 1° befeuchtend/nährend 1–2°	süss, sauer
53	**Hirse**	kühlend 1° wärmend 2°	trocknend 2° befeuchtend/nährend 1°	süss, salzig
147	**Holunderbeere, schwarz**	kühlend 1–2° wärmend 1–2°	trocknend 0° befeuchtend/nährend 2°	süss, bitter, sauer
283	**Hühnerei**	kühlend 2° wärmend 2°	trocknend 0–1° befeuchtend/nährend 3°	süss
221	**Joghurt (Kuh)**	kühlend 2–3° wärmend 0–1°	trocknend 0–1° befeuchtend/nährend 3-4°	sauer, süss
222	**Joghurt (Schaf)**	kühlend 2° wärmend 1–2°	trocknend 0–1° befeuchtend/nährend 2–3°	süss, sauer
149	**Johannisbeere, schwarz**	kühlend 2° wärmend 1–2°	trocknend 1–2° befeuchtend/nährend 1–2°	sauer, süss, bitter
284	**Kaffee**	kühlend 0–1° wärmend 2–3°	trocknend 1° befeuchtend/nährend 1–2°	bitter, sauer
92	**Karotte**	kühlend 1° wärmend 2–3°	trocknend 1° befeuchtend / nährend 2°	süss
98	**Kohl, Pak-Choi**	kühlend 0–1° wärmend 2°	trocknend 1–2° befeuchtend/nährend 2°	scharf
100	**Kohl, Rotkohl**	kühlend 1–2° wärmend 2°	trocknend 0° befeuchtend/nährend 2°	süss, scharf
195	**Kürbiskerne**	kühlend 0–1° wärmend 2–3°	trocknend 2° befeuchtend/nährend 2–3°	süss, scharf, bitter
209	**Kürbiskernöl**	kühlend 1–2° wärmend 2–3°	trocknend 1–2° befeuchtend/nährend 2–3°	süss
210	**Leinöl**	kühlend 2° wärmend 2–3°	trocknend 1° befeuchtend/nährend 3°	süss
76	**Lima Bohnen**	kühlend 1° wärmend 2°	trocknend 0–1° befeuchtend/nährend 2°	süss
229	**Milch (Ziege)**	kühlend 1–2° wärmend 2–3°	trocknend 1° befeuchtend/nährend 3°	süss
80	**Mungbohnen-Sprossen**	kühlend 1–2° wärmend 1–2°	trocknend 1° befeuchtend/nährend 1–2°	süss
179	**Nori**	kühlend 1–2° wärmend 2°	trocknend 1–2° befeuchtend/nährend 2°	salzig, süss

212	**Olivenöl, natives (kaltgepresst)**	kühlend 1–2° wärmend 3°	trocknend 1–2° befeuchtend/nährend 3-4°	süss
158	**Papaya**	kühlend 2° wärmend 2–3°	trocknend 0–1° befeuchtend/nährend 2–3°	Fruchtfleisch: süss, bitter Samen: scharf
160	**Quitte**	kühlend 2° wärmend 1°	trocknend 0–1° befeuchtend/nährend 2–3°	roh: sauer, adstringierend gekocht: süss
111	**Radieschen, Rettich weiss**	kühlend 1° wärmend 2°	trocknend 1° befeuchtend/nährend 2–3°	scharf, süss
119	**Salat, Kopfsalat**	kühlend 2° wärmend 1°	trocknend 1° befeuchtend/nährend 2°	süss, bitter
120	**Salat, Lattich**	kühlend 1° wärmend 1–2°	trocknend 1° befeuchtend/nährend 1–2°	bitter, süss
290	**Salz**	kühlend 2–3° wärmend 1–2°	trocknend 2° befeuchtend/nährend 2°	salzig
124	**Schwarzwurzel**	kühlend 1° wärmend 1–2°	trocknend 0° befeuchtend/nährend 1–2°	süss, bitter
215	**Sesamöl**	kühlend 2° wärmend 2–3°	trocknend 1° befeuchtend/nährend 3°	süss
81	**Sojabohne, gelb**	kühlend 0–1° wärmend 2°	trocknend 1° befeuchtend/nährend 2°	süss
216	**Sojaöl**	kühlend 1° wärmend 2°	trocknend 0–1° befeuchtend/nährend 2°	süss
217	**Sonnenblumenöl**	kühlend 1° wärmend 2°	trocknend 0–1° befeuchtend/nährend 2°	süss
125	**Spargel, grün**	kühlend 1° wärmend 1°	trocknend 1–2° befeuchtend/nährend 1°	süss, bitter
126	**Spargel, weiss**	kühlend 1° wärmend 1°	trocknend 2° befeuchtend/nährend 1–2°	süss, bitter
128	**Stangensellerie**	kühlend 2–3° wärmend 1–2°	trocknend 1° befeuchtend/nährend 1–2°	süss, scharf
129	**Süsskartoffel**	kühlend 2° wärmend 2°	trocknend 1° befeuchtend/nährend 1–2°	süss
295	**Tamari**	kühlend 2° wärmend 2–3°	trocknend 1–2° befeuchtend/nährend 2–3°	salzig
180	**Wakame**	kühlend 1–2° wärmend 2–3°	trocknend 1–2° befeuchtend/nährend 2–3°	salzig
297	**Wasser**	kühlend 2° wärmend 1°	trocknend 0–1° befeuchtend/nährend 2–3°	neutral
131	**Zucchetti, Kürbis Sommerkürbisarten**	kühlend 2° wärmend 1°	trocknend 1° befeuchtend/nährend 2°	süss, bitter
Wirkungspriorität 3				
270	**Ahornsirup**	kühlend 1° wärmend 1–2°	trocknend 0–1° befeuchtend/nährend 2–3°	süss
134	**Ananas**	kühlend 3° frisch, 0° Kapsel wärmend 1° frisch, 2–3° Kapsel	trocknend 0° frisch, 2° Kapsel befeuchtend/nährend 2–3° frisch, 0° Kapsel	süss, sauer

85	**Aubergine**	kühlend 1° wärmend 1°	trocknend 1° befeuchtend/nährend 1°	süss, bitter
138	**Banane**	kühlend 2° wärmend 1°	trocknend 1° befeuchtend/nährend 2°	süss
47	**Buchweizen**	kühlend 1° wärmend 2°	trocknend 1–2° befeuchtend/nährend 1–2°	süss, bitter
48	**Dinkel**	kühlend 1° wärmend 3°	trocknend 0–1° befeuchtend/nährend 2°	süss
252	**Egli, Barsch**	kühlend 0–1° wärmend 2–3°	trocknend 1° befeuchtend/nährend 2°	süss
88	**Erbsen, frisch**	kühlend 1° wärmend 2–3°	trocknend 1° befeuchtend/nährend 2–3°	süss
142	**Erdbeere**	kühlend 1–2° wärmend 1–2°	trocknend 1° befeuchtend/nährend 2°	süss, sauer
89	**Fenchel**	kühlend 0° wärmend 3°	trocknend 1° befeuchtend/nährend 2°	süss, scharf
220	**Feta (Schaf, Ziege)**	kühlend 1–2° wärmend 2°	trocknend 1° befeuchtend/nährend 2–3°	süss, sauer
253	**Forelle**	kühlend 0–1° wärmend 2°	trocknend 1° befeuchtend/nährend 1–2°	süss
254	**Garnelen**	kühlend 0–1° wärmend 1°	trocknend 0–1° befeuchtend/nährend 1°	süss, salzig
281	**Getreidekaffee**	kühlend 0–1° wärmend 2°	trocknend 1° befeuchtend/nährend 1–2°	bitter, süss
255	**Hering**	kühlend 1° wärmend 2°	trocknend 0–1° befeuchtend/nährend 2–3°	süss
148	**Johannisbeere, rot**	kühlend 2° wärmend 1°	trocknend 2° befeuchtend/nährend 1–2°	sauer, süss
150	**Kaki**	kühlend 2° wärmend 1°	trocknend 1° befeuchtend/nährend 1°	süss, sauer
237	**Kaninchenfleisch**	kühlend 1° wärmend 2°	trocknend 0–1° befeuchtend/nährend 2°	süss
256	**Karpfen**	kühlend 0–1° wärmend 2°	trocknend 0–1° befeuchtend/nährend 2–3°	süss
151	**Kirsche**	kühlend 1–2° wärmend 1–2°	trocknend 1° befeuchtend/nährend 2°	süss, sauer
152	**Kiwi**	kühlend 3° wärmend 1°	trocknend 1° befeuchtend/nährend 2°	sauer, süss
94	**Kohl, Blumenkohl**	kühlend 1° wärmend 1–2°	trocknend 1° befeuchtend/nährend 2°	süss, scharf
95	**Kohl, Brokkoli**	kühlend 1° wärmend 1°	trocknend 1° befeuchtend/nährend 2°	süss, scharf, bitter
99	**Kohl, Rosenkohl**	kühlend 1° wärmend 2°	trocknend 1° befeuchtend/nährend 1–2°	süss, bitter
103	**Kohlrabi**	kühlend 1–2° wärmend 1–2°	trocknend 1° befeuchtend/nährend 2°	scharf, süss, bitter

104	**Krautstiel, weiss, rot**	kühlend 2° wärmend 1–2°	trocknend 1° befeuchtend/nährend 1–2°	süss, bitter
105	**Kürbis, Winterkürbisarten**	kühlend 1° wärmend 2°	trocknend 1° befeuchtend/nährend 2°	süss
257	**Lachs**	kühlend 1° wärmend 2–3°	trocknend 1° befeuchtend/nährend 3°	süss
258	**Makrele**	kühlend 0–1° wärmend 2–3°	trocknend 0–1° befeuchtend/nährend 3°	süss
273	**Malz**	kühlend 1–2° wärmend 2°	trocknend 0–1° befeuchtend/nährend 2–3°	süss
153	**Mandarine**	kühlend 1° wärmend 2°	trocknend 1° befeuchtend/nährend 2°	süss, sauer
274	**Melasse**	kühlend 1–2° wärmend 2–3°	trocknend 1° befeuchtend/nährend 3°	süss, bitter
156	**Melone, Zuckermelone**	kühlend 2–3° wärmend 0–1°	trocknend 0° befeuchtend/nährend 2–3°	süss
287	**Olive grün**	kühlend 1° wärmend 1°	trocknend 1° befeuchtend/nährend 1–2°	bitter, sauer, süss
288	**Olive schwarz**	kühlend 1° wärmend 1°	trocknend 1° befeuchtend/nährend 1–2°	bitter, süss, sauer
157	**Orange**	kühlend 2° wärmend 1–2°	trocknend 0–1° befeuchtend/nährend 2–3°	sauer, süss
159	**Pfirsich**	kühlend 1–2° wärmend 2–3°	trocknend 1° befeuchtend/nährend 2°	süss, sauer
260	**Plattfische**	kühlend 0–1° wärmend 2–3°	trocknend 0–1° befeuchtend/nährend 2–3°	süss
62	**Roggen**	kühlend 1° wärmend 2°	trocknend 1–2° befeuchtend/nährend 2°	süss, bitter
162	**Sanddorn**	kühlend 1° wärmend 2–3°	trocknend 1° befeuchtend/nährend 2–3°	sauer
261	**Sardelle**	kühlend 1° wärmend 2°	trocknend 0–1° befeuchtend/nährend 2°	salzig, süss
262	**Sardine**	kühlend 1° wärmend 2–3°	trocknend 1° befeuchtend/nährend 2–3°	süss
263	**Seelachs**	kühlend 0–1° wärmend 2–3°	trocknend 0–1° befeuchtend/nährend 2–3°	süss
127	**Spinat**	kühlend 2° wärmend 1°	trocknend 0° befeuchtend/nährend 2–3°	bitter, süss
264	**Thunfisch**	kühlend 1° wärmend 2–3°	trocknend 1° befeuchtend/nährend 2–3°	süss
265	**Tintenfisch**	kühlend 1° wärmend 2°	trocknend 0–1° befeuchtend/nährend 2°	salzig, süss
64	**Weizen, gekeimt**	kühlend 1–2° wärmend 1–2°	trocknend 1° befeuchtend/nährend 2°	süss
267	**Zander**	kühlend 0–1° wärmend 2–3°	trocknend 1° befeuchtend/nährend 2°	süss

Parasiten eliminieren				
Wirkungspriorität 3				
90	**Frühlingszwiebel**	kühlend 0° wärmend 3°	trocknend 1° befeuchtend / nährend 2°	
145	**Heidelbeere**	kühlend 1–2° wärmend 2°	trocknend 1–2° befeuchtend / nährend 1–2°	
92	**Karotte**	kühlend 1° wärmend 2–3°	trocknend 1° befeuchtend / nährend 2°	
100	**Kohl, Rotkohl**	kühlend 1–2° wärmend 2°	trocknend 0° befeuchtend / nährend 2°	
195	**Kürbiskerne**	kühlend 0–1° wärmend 2–3°	trocknend 2° befeuchtend / nährend 2–3°	
158	**Papaya**	kühlend 2° wärmend 2–3°	trocknend 0–1° befeuchtend / nährend 2–3°	
112	**Rande**	kühlend 0° wärmend 2°	trocknend 1° befeuchtend / nährend 2°	
58	**Reis, Rundkorn, Vollkorn**	kühlend 1–2° wärmend 2°	trocknend 1–2° befeuchtend / nährend 1–2°	
123	**Sauerkraut, roh**	kühlend 2° wärmend 2–3°	trocknend 1° befeuchtend / nährend 3°	
203	**Sonnenblumenkerne**	kühlend 1–2° wärmend 2°	trocknend 1–2° befeuchtend / nährend 2°	

Nahrungsmittelportraits

Kochen mit Getreide (ganze Körner)

Alle Getreide sollten vor der Zubereitung zur Entfernung von Fremdstoffen wie Staub, Spuren ranziger Fette etc. gewaschen werden.

Getreideart	Vorbehandeln	Einweichen	Darren (70°C)	Kochen / Garen	Ausquellen
	reinigt, klärt, schwemmt unerwünschte Stoffe aus	aktiviert Enzyme	verstärkt wärmende u. trocknende Wirkung, verkürzt die Garzeit		verbessert die Verfügbarkeit der Inhaltsstoffe und die Verdaulichkeit
Buchweizen Kurz-Garer	1 Min. blanchieren / heiss überbrühen		ev. 10 Min.	5–10 Min.	15–20 Min.
Quinoa Kurz-Garer	1 Min. blanchieren / heiss überbrühen		ev. 10 Min.	5–15 Min.	15–20 Min.
Hirse Kurz-Garer	1 Min. blanchieren / heiss überbrühen		ev. 15 Min.	5–15 Min.	15–20 Min.
Grünkern Mittel-Garer	ev.abspülen	0–8 Std.	(bereits gedarrt)	30–60 Min.	10–60 Min.
Hafer Mittel-Garer	ev. abspülen	0–8 Std.	ev. 10 Min.	30–60 Min.	15–60 Min.
Reis Mittel-Garer	mehrmals spülen, bis das Wasser klar ist		10 Min.	30–60 Min.	10–30 Min.
Dinkel Lang-Garer	ev. abspülen	3–8 Std.	10 Min.	30–60 Min.	30–60 Min.
Gerste Lang-Garer	ev. abspülen	0–8 Std.	10 Min.	30–120 Min.	15–60 Min.
Roggen Lang-Garer	ev. abspülen	5–8 Std.	20 Min.	30–120 Min.	30–60 Min.
Weizen Lang-Garer	ev. abspülen	5–8 Std.	10 Min.	30–120 Min.	30–60 Min.

Getreide

Getreide gehört bereits seit den frühen Ackerbaugesellschaften zu den ersten kultivierten Nahrungspflanzen der Menschen.

Bevor der weltweite Handel über die Kontinente begann, wurden die einzelnen Getreidearten in bestimmten Regionen bevorzugt angebaut. So kultivierte man den Hafer in Mittel- und Nordeuropa, den Dinkel im Bereich des heutigen Süddeutschlands und der Schweiz, den Weizen in den Gebieten rund um das Mittelmeer, die Gerste im Vorderen Orient und im Himalaja, den Reis in Asien, die Hirse im südlichen Afrika und den Mais in Lateinamerika.

Vollkorngetreide enthält reichlich Stärke und Ballaststoffe, bedeutende Mengen an Eiweiss und essentiellen Fettsäuren (im Keim), sowie viele Mineralien und Spurenelemente.

Die Proteinzusammensetzung ist bei jeder Getreideart verschieden. Dies ist im Zusammenhang mit Zöliakie und bestimmten Nahrungsmittelallergien zu beachten.

Einige Vollkorngetreide können durch den hohen Ballaststoffgehalt schwer verdaulich sein (insbesondere Weizen, gefolgt von Roggen, Dinkel, Gerste). Die Unterstützung der Kochung mit geeigneten Kräutern und Gewürzen sowie die richtige Zubereitung sind wichtig. Das im Getreide enthaltene Phytin kann bei ungenügend gegartem oder ungenügend gequollenem Getreide (z.B. bei Frischkornbrei) wertvolle Mineralien und Spurenelemente der Resorption im Darm entziehen.

Die nebenstehende Tabelle zeigt geeignete Zubereitungsformen und Zubereitungszeiten.

Sprossen und Keimlinge

Während dem Keimvorgang findet eine Umwandlung der Stärke des Samens in Einfachzucker und der Proteine in Peptone und freie Aminosäuren statt. Fettsäuren werden freigesetzt, der Gehalt an Vitaminen, Enzymen und Mineralien steigert sich. Sprossen und Keimlinge sind quasi ein Feuerwerk der Vitalstoffe. Was im Samen kompakt und verschlossen in sich ruhte, kommt nun zur Bewegung und Freisetzung. Sprossen und Keimlinge sind viel besser verdaulich und ihre Inhaltsstoffe leichter assimilierbar, als die Samen, aus denen sie entstanden.

Sprossen und Keimlinge sind generell kühlend. Getreidekeimlinge sind süss im Geschmack. Keimlinge von Hülsenfrüchten sind süss und bitter und können noch weitere Geschmacksrichtungen aufweisen.

Bei Kälte der Kochung empfiehlt es sich, Sprossen und Keimlinge kurz zu erwellen, vorsichtig zu kochen und/oder mit wärmenden Zutaten abzuschmecken.

Sprossen und Keimlinge als Milch oder gedarrt und gemahlen zu Brei verarbeitet, eignen sich als erste Nahrungsumstellung bei Säuglingen nach der Muttermilch. Sprossen und Keimlinge sind ebenso nach langer Krankheit (Rekonvaleszenz) und zur Stärkung bei älteren Menschen zu empfehlen.

Amaranth

Kiwicha
Amaranthus caudatus

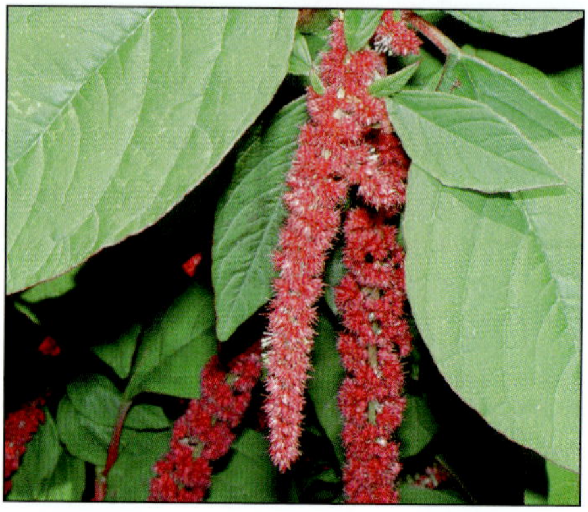

Familie:

Amaranthaceae

Pflanzenteile:

Samen

Humorale Qualität:

kühlend 1°, wärmend 1°, trocknend 1°, befeuchtend/nährend 1–2°

Geschmack:

süss, bitter

TEN-Wirkungen mit Prioritäten und Indikationen

1 **Befeuchten/nähren und wärmen**

Muskelatrophie, Stillzeit, Rekonvaleszenz, Schwangerschaft, Diabetes mellitus-Prophylaxe, Gehirnentwicklung vermindert, Vergesslichkeit, Muskelschwäche, Schwäche

2 **Schärfen ausleiten und kühlen**

Diarrhö, Durchfall, Dysenterie, TBC, Tuberkulose, Magengeschwür, Herpes simplex

Kontraindikationen und sonstige Hinweise

Wichtiges Getreide für Vegetarier bzw. Veganer (Eiweiss/Kalzium).

Quellen A.A.1995, B.A.1994, B.L.2000, H.R.2006, J.B.2000, P.P.1993, P.P.2002, P.R.(N1)1999, P.R.(N2)1999, S.F.2004, S.U.2004, Wikipedia

Buchweizen

Heidekorn
Fagopyrum esculentum

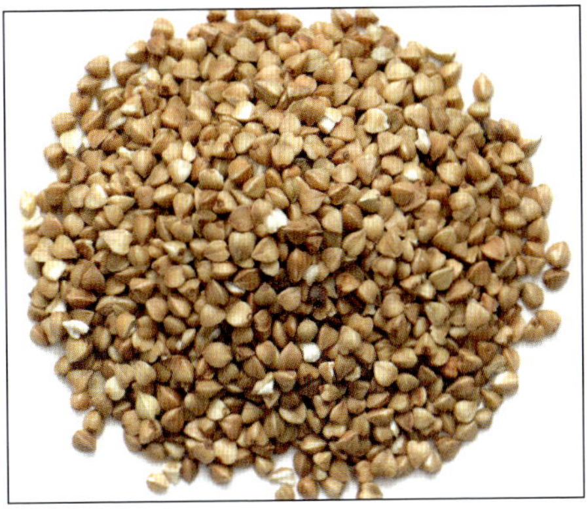

Familie:

Polygonaceae

Pflanzenteile:

Samen

Humorale Qualität:

kühlend 1°, wärmend 2°, trocknend 1–2°, befeuchtend/nährend 1–2°

Geschmack:

süss, bitter

TEN-Wirkungen mit Prioritäten und Indikationen

1 **Befeuchten/nähren und wärmen**

Verdauungsschwäche, Aufstossen, Übelkeit, Brechreiz, Erbrechen, Appetitlosigkeit, Rekonvaleszenz, Belastung körperlich, Venenschwächen, Varizen, Krampfadern, Durchblutungsstörung, Durchblutungsstörungen der Hände und Füsse, Arteriosklerose, Bluthochdruck, Hypertonie, Durchfall chronisch, Diarrhö chronisch

2 **Trocknen und wärmen**

Cholesterinwerte erhöht, Urin weisslich, Urin trüb, Leukorrhö, Hämorrhoiden blutende

3 **Schärfen ausleiten und kühlen**

Herpes simplex, Infekt, Karbunkel, Furunkel, Skrofeln, Ekzem, Geschwür, Erysipel, Wundrose (äusserliche Anwendung in Form von Brei), Diarrhö, Durchfall akut (Buchweizen rösten)

Quellen B.A.1994, B.L.2000, E.U.1997, F.B.1992, F.B.1998, F.G.1993, H.R.2006, J.B.2000, P.P.1993, P.P.2002, S.F.2004, P.R.(N1)1999, P.R.(N2)1999, Y.S.2003, Wikipedia, AG-D/NL/2-2005a

Dinkel

Triticum spelta

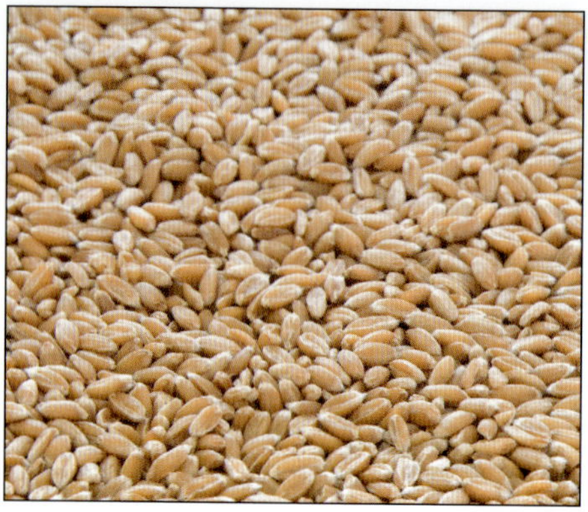

Familie:

Poaceae

Pflanzenteile:

Samen

Humorale Qualität:

kühlend 1°, wärmend 3°, trocknend 0–1°, befeuchtend/nährend 2°

Geschmack:

süss

TEN-Wirkungen mit Prioritäten und Indikationen

1 **Befeuchten/nähren und wärmen**

Durchfall, Diarrhö, Stuhltrockenheit, Verstopfung, Verdauungsschwäche chronisch, Darmflorastörungen, Schwäche, Konzentrationsschwäche, Trockenheit, Schwäche körperlich, Gewichtsverlust, Nervenschwäche, Nervenerkrankung, Parkinson, Morbus Alzheimer, Schlaflosigkeit, Insomnia, Blutmangel, Anämie, Arthrose, Erkrankungen degenerative, Krankheiten chronisch, Gelenksschmerzen

2 **Befeuchten/nähren und kühlen**

Hyperaktivität der Kinder, Colitis ulcerosa, Morbus Crohn

3 **Schärfen ausleiten und Kühlen**

Stoffwechselschlacken

Quellen E.I.2002, H.G.1993, H.R.2006, J.B.2000, P.P.1993, P.P.2002, S.F.2004, Wikipedia, AG-D/ZTCM/2-2004a, V.B./Nat/10-2003

Gerste

Spelzgerste, Spriesskorngerste, Rollgerste (Spelzgerste poliert), Nacktgerste
Hordeum vulgare

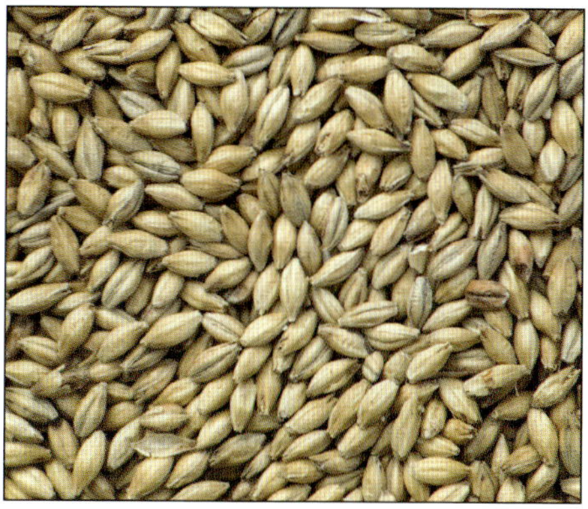

Familie:

Poaceae

Pflanzenteile:

Samen

Humorale Qualität:

kühlend 1°, wärmend 2°, trocknend 1°, befeuchtend/nährend 2°

Geschmack:

süss, salzig

TEN-Wirkungen mit Prioritäten und Indikationen

1 Befeuchten/nähren und kühlen

Trockenheit, Mundtrockenheit, Durst, Gastritis, Gastritis chronisch, Magenschleimhautentzündung chronisch, Ikterus, Gelbsucht, Schleimhauttrockenheit, Dickdarmtrockenheit, Darmschleimhautentzündung, Nachmittagsfieber (Rollgerstensuppe und Barley-Water)

1 Befeuchten/nähren und wärmen

Schwäche geistig, Schwäche körperlich, Verdauungsschwäche, Appetitlosigkeit, Strangurie, Harndrang schmerzhaft, Dysurie, Urinieren erschwert, Stuhltrockenheit, Obstipation, Verstopfung trocken, Stuhl hart, Geburt, Diabetes mellitus, Bänderschwäche, Bindegewebeschwäche, Rekonvaleszenz, Darmflorastörungen

1 Trocknen und wärmen

Adipositas, Übergewicht (Gersten-Wasser: 100g Gerste; 2 Liter Wasser; 1 bis 2 Gewürznelken; 2 getrocknete Feigen; über Nacht einweichen; 2 Stunden simmern lassen; abseihen; mit Birnendicksaft; Zitrone und Most abschmecken), Wasseransammlungen, Ödeme, Cholesterinwerte erhöht, Blutfettwerte erhöht (Gersten-Wasser), Cellulite

Quellen E.I.2002, E.U.1997, F.B.1992, F.B.1997, F.G.1983, F.W.1997, H.R.2006, J.P.1993, P.P.1993, P.R.(N1)1999, P.R.(N2)1999, P.R.(N2)2001, S.F.2004, Y.S.2003, Wikipedia, AG-D/NL/7-2005, F.S./E-U/48(2001)10, H.H./E-U/49(2002)2, Sch.H./E-U/48(2001)5, Zz/Ern-R/3-2003

Gerste, gekeimt und gedarrt

Hordeum vulgare

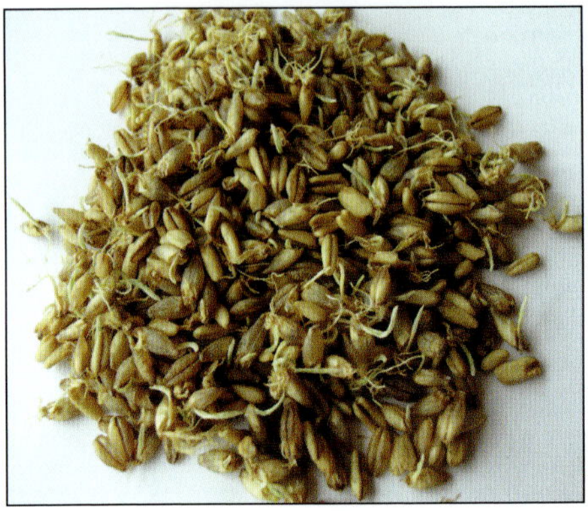

Familie:

Poaceae

Pflanzenteile:

gekeimter Samen

Humorale Qualität:

kühlend 1–2°, wärmend 2°, trocknend 1–2°, befeuchtend/nährend 2°

Geschmack:

süss, scharf

TEN-Wirkungen mit Prioritäten und Indikationen

1 **Befeuchten/nähren und kühlen**

Trockenheit, Nachmittagsfieber, Gastritis, Magenschleimhautentzündung, Magenschleimhautreizung, Darmschleimhautentzündung, Darmschleimhautreizung, Mundtrockenheit, Fieber, Anspannung, Schlafstörungen, Depressionen

1 **Befeuchten/nähren und wärmen**

Verdauungsblockade, Kohlehydratverdauungsschwäche, Appetitlosigkeit, Schwäche körperlich, Bindegewebeschwäche, Bänderschwäche, Bandscheibenschwäche, Gewichtsverlust, Rekonvaleszenz, Osteoporose-Prophylaxe, Knochenschwund-Prophylaxe, Zellbildung vermindert

1 **Trocknen und wärmen**

Cholesterinwerte erhöht, Blutfettwerte erhöht, Adipositas, Übergewicht, Oberbauchschwellung, PMS, Prämenstruelles Syndrom, Brustknoten

2 **Schärfen ausleiten und kühlen**

Übersäuerung des Körpers, Candida albicans, Entzündung

Kontraindikationen und sonstige Hinweise

Gekeimte Gerste, gedarrt und zu Mehl gemahlen unterstützt die Kohlehydratverdauung.

Quellen B.M.1988, E.U.1997, N.R.1999, P.P.1993 Wikipedia, S.B./N&H/5-1999, M.N./N&H/11-2000

Grünkern

Triticum spelta

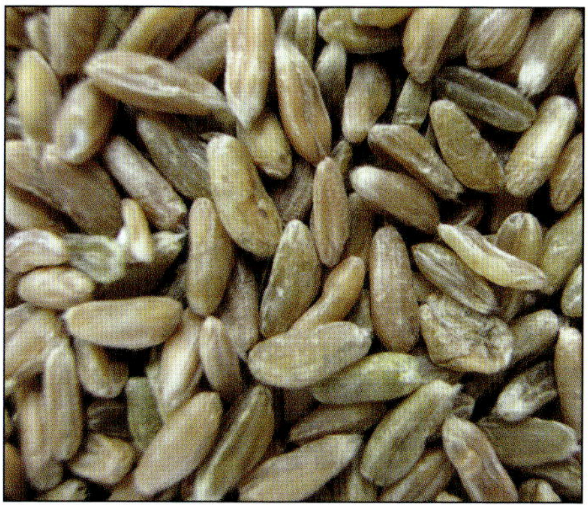

Familie:

Poaceae

Pflanzenteile:

Samen

Humorale Qualität:

kühlend 0–1°, wärmend 1–2°, trocknend 1°, befeuchtend/nährend 1°

Geschmack:

süss, sauer

TEN-Wirkungen mit Prioritäten und Indikationen

1 **Befeuchten/nähren und wärmen**

Rekonvaleszenz, Verdauungsschwäche, Leberschwäche

2 **Trocknen und wärmen**

Wasseransammlung, schwere Beine, Ödem

2 **Schärfen ausleiten und kühlen**

Hepatitis chronisch

3 **Befeuchten/nähren und kühlen**

Hysterie

Kontraindikationen und sonstige Hinweise

Beim Grünkern handelt es sich um Körner des Dinkels, welche schon zwei bis drei Wochen vor der Vollreife noch milchig geerntet werden. Die Körner sind in diesem Zustand noch grün und weich (Milch- oder Teigreife). Das Eiweiss des Grünkerns wird durch das Darren bei ca. 120°C zum Teil aufgeschlossen, das daraus hergestellte Mehl verliert dadurch seine Backfähigkeit.

Quellen B.A.1994, C.N.1999, E.I.2002, H.R.2006, J.B.2000, P.R.(N1)1999, P.R.(N2)1999, S.F.2004, S.U.2004, Wikipedia

Hafer

Avena sativa

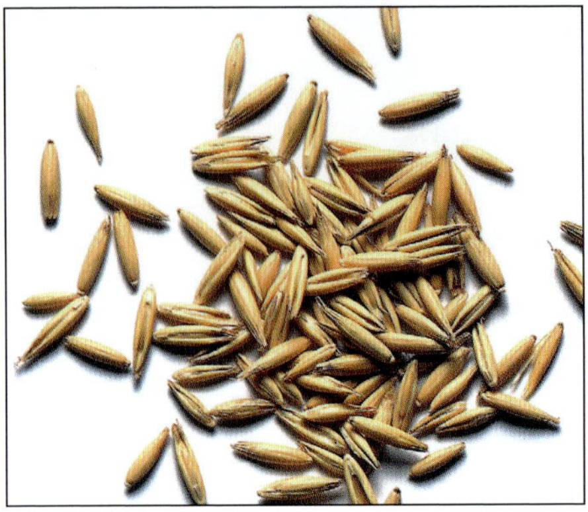

Familie:

Poaceae

Pflanzenteile:

Samen

Humorale Qualität:

kühlend 1°, wärmend 2–3°, trocknend 1°, befeuchtend/nährend 2–3°

Geschmack:

süss, bitter

TEN-Wirkungen mit Prioritäten und Indikationen

1 Befeuchten/nähren und wärmen

Nervenschwäche, Bindegewebeschwäche, Muskelschwäche, Sehnenschwäche, Schwäche, Knochenschwäche, Herzinsuffizienz, Diabetes mellitus, Müdigkeit, Abgeschlagenheit, Energiemangel, Erschöpfung geistig, Entwicklungsmangel geistig, Blässe, Alter, Unruhe, Nervosität, Entzugserscheinung, Suchtneigung, Konzentrationsschwäche, Arteriosklerose-Prophylaxe, Willensschwäche, Ausdauermangel, Abwehrschwäche, Infektanfälligkeit, Immunschwäche, Potenzschwäche, Stoffwechselschwäche, Verdauungsschwäche, Blutzuckerschwankung, Rekonvaleszenz, Stuhltrockenheit, Stuhl hart, Verstopfung, Brechreiz, Erbrechen, Durchfall (Haferschleimsuppe lange gekocht und durch ein Sieb gedrückt), Bluthochdruck, Hypertonie

1 Befeuchten/nähren und kühlen

Gastritis, Magenschleimhautreizung, Darmschleimhautreizung, Schlafstörung, Colitis ulcerosa, Morbus Crohn

1 Trocknen und wärmen

Übergewicht, Adipositas, Cholesterinwerte erhöht, Schwitzen spontan, Nachtschweiss

2 Schärfen ausleiten und kühlen

Toxine, Schwermetallbelastung, Dysenterie, Darminfekt, Bauchschmerz akut

Kontraindikationen und sonstige Hinweise

Hafer enthält wenig Gluten und ist somit häufig verträglicher als andere glutenhaltige Getreide. Aufgrund des fehlenden Gliadins ist er zum Backen nicht sehr geeignet.

Quellen B.A.1994, E.I.2002, E.U.1997, F.G.1983, F.W.1997, H.R.2006, J.B.2000, P.P.1993, P.P.2002, P.R.(N1)1999, P.R.(N2)1999, S.F.2004, S.U.2004, Wikipedia, AG-D/NL/4-2005a, F.S./E-U/48(2001)10, H.H./EU/49(2002)2, K.M./Nat/9-2005, Sch.H./E-U/48(2001)5

Hirse

Goldhirse, Rispenhirse
Panicum miliaceum

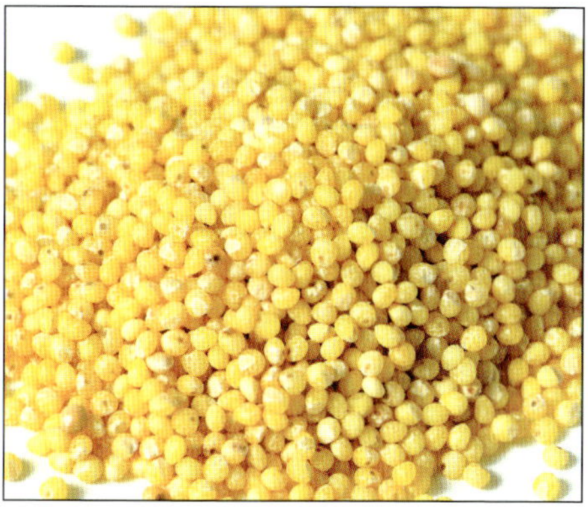

Familie:

Poaceae

Pflanzenteile:

Samen

Humorale Qualität:

kühlend 1°, wärmend 2°, trocknend 2°, befeuchtend/nährend 1°

Geschmack:

süss, salzig

TEN-Wirkungen mit Prioritäten und Indikationen

1 **Befeuchten/nähren und wärmen**

Neurasthenie, Nervenschwäche, Appetitlosigkeit, Diabetes mellitus, Zahnzerfall, Zahnschmelzrückgang, Osteoporose, Knochenschwund, Laktationsmangel, Milchbildungsmangel, Nägel brüchig, Haarausfall, Augentrockenheit, Arteriosklerose-Prophylaxe, Krebs-Prophylaxe, Bindegewebeschwäche, Muskelschwäche, Sehnenschwäche, Fehlgeburtneigung (Hirsesuppe)

1 **Trocknen und wärmen**

PMS, Prämenstruelles Syndrom, Brechreiz, Erbrechen, Übelkeit am Morgen (Hirsesuppe)

2 **Schärfen ausleiten und kühlen**

Gastritis, Magenschleimhautentzündung, Darminfekt, Lebensmittelvergiftung, Übelkeit akut, Diarrhö, Durchfall, Pilzerkrankungen, Candida albicans

Kontraindikationen und sonstige Hinweise

Bei ganz schwacher Verdauung. Bei ständig wässrigem Stuhl. Bei Kälte der „Kochung" zuerst anrösten. Hirse sollte vor dem Kochen heiss gewaschen werden um den bitteren Geschmack auszuschwemmen. Der bittere Geschmack kommt von ranzigen Fetten und Saponinen, die den Magen reizen können.

Quellen B.A.1994, E.U.1997, F.B.1998, F.C.2003, F.G.1983, H.R.2006, J.B.2000, P.P.1993, P.P.2002, S.F.2004, S.R.1992, Y.S.2003, Wikipedia, H.H./E-U/49(2002)2, K.H./Nat/10-2002

Mais, Getreide

Zea mays

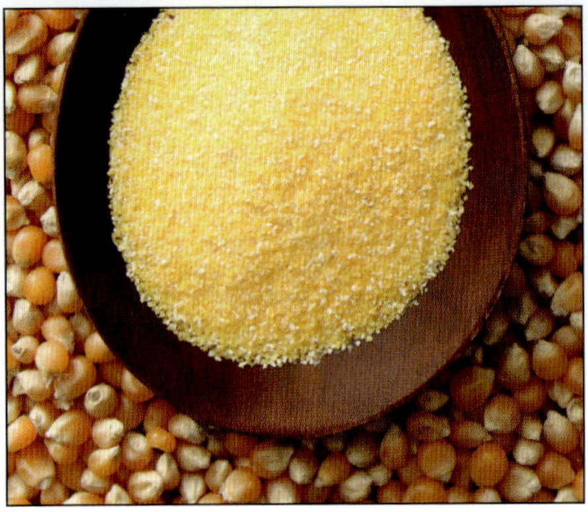

Familie:

Poaceae

Pflanzenteile:

Samen

Humorale Qualität:

kühlend 2°, wärmend 1–2°, trocknend 1–2°, befeuchtend/nährend 2–3°

Geschmack:

süss

TEN-Wirkungen mit Prioritäten und Indikationen

1 **Befeuchten/nähren und wärmen**

Schwäche der Kochung, Blutzuckerschwankung, Appetitlosigkeit, Dyspepsie, Schwäche sexuell, Kraftlosigkeit, Untergewicht, Zahnzerfall, Arteriosklerose-Prophylaxe, Herzerkrankungen koronar, Nephrolithiasis-Prophylaxe, Nierenstein-Prophylaxe, Parodontose, Zahnfleischschwund

1 **Befeuchten/nähren und kühlen**

Hyperthyreose, Schilddrüsenüberfunktion, Unruhe, Dickdarmentzündung, Reizdarm, Colitis ulcerosa, Zöliakie, Darmschleimhautschädigung, Dickdarmtrockenheit

2 **Trocknen und wärmen**

Ödeme, Gedunsenheit, Cholesterinwerte erhöht, Triglyzeridwert erhöht, Bluthochdruck, Hypertonie

2 **Trocknen und kühlen**

Blasenentzündung, Nephritis, Nierenentzündung (Maisbrei mit Sesam oder Olivenöl; Frühlingszwiebel; Ingwer und Salz)

Kontraindikationen und sonstige Hinweise

Ausschliessliche Ernährung von Mais kann zu einem Niacin-Mangel führen. Dies führt zu Encephalopathien, krankhafte und entzündliche Hirnveränderung. Daher Mais mit Hülsenfrüchten kombinieren.

Quellen B.A.1994, F.C.2003, C.N.1999, E.I.2002, E.U.1997, F.B.1992, H.R.2006, J.B.2000, P.M.1997, P.P.1993, P.P.2002, P.R.(N2)2001, P.R.(N1)1999, P.R.(N2)1999, S.F.2004, Wikipedia, AG-D/ZTCM/2-2005b, C.M./EU/50(2003)2

Quinoa

Reismelde
Chenopodium quinoa

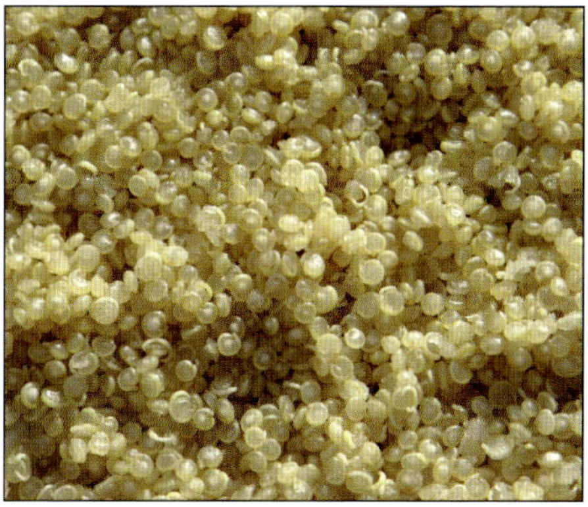

Familie:

Chenopodiaceae

Pflanzenteile:

Samen

Humorale Qualität:

kühlend 0–1°, wärmend 1–2°, trocknend 0–1°, befeuchtend/nährend 1–2°

Geschmack:

süss, sauer

TEN-Wirkungen mit Prioritäten und Indikationen

1 **Befeuchten / nähren und wärmen**

Schwäche körperlich, Kraftlosigkeit, Herzkreislaufschwäche, Lumbalschwäche, kalter unterer Rücken, Kniegelenkschwäche, kalte Knie, kalte Extremitäten, Kältegefühl, Eisenmangel, Anämie, Blutmangel

1 **Schärfen ausleiten und kühlen**

Herpes simplex

Kontraindikationen und sonstige Hinweise

Wichtiges Getreide für Vegetarier und Veganer durch den hohen Eiweiss- und Kalziumgehalt.

Quellen J.B.2000, J.P.1993, P.P.1993, P.P.2002, P.R.(N1)1999, S.U.2004, Wikipedia, AG-D/NL/4-2004b

Reis, Basmati, Vollkorn

Oryza sativa

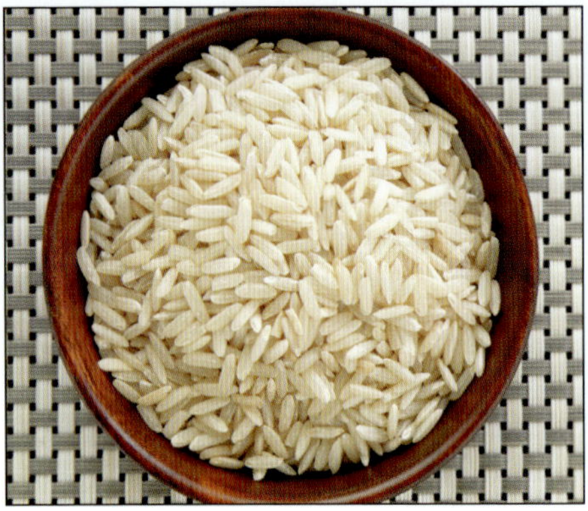

Familie:

Poaceae

Pflanzenteile:

Samen

Humorale Qualität:

kühlend 0°, wärmend 1–2°, trocknend 1°, befeuchtend/nährend 1°

Geschmack:

süss

TEN-Wirkungen mit Prioritäten und Indikationen

1 **Trocknen und wärmen**

Cholesterinwerte erhöht, Adipositas, Übergewicht

1 **Befeuchten / nähren und wärmen**

Schwäche der Kochung, Appetitlosigkeit, Diabetes mellitus (Basmatireis mit Azukibohnen), Depression

Kontraindikationen und sonstige Hinweise

Sehr gut verdaulich.

Quellen C.N.1999, F.B.1992, F.G.1983, J.B.2000, P.P.1993, P.P.2002, Y.S.2003

Reis, Langkorn, Vollkorn

Oryza sativa

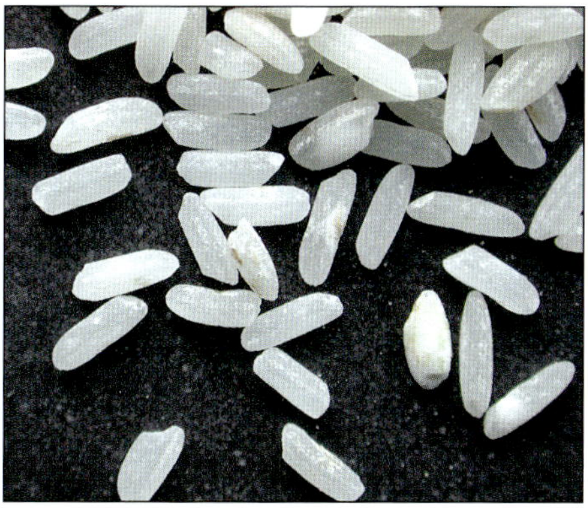

Familie:

Poaceae

Pflanzenteile:

Samen

Humorale Qualität:

kühlend 0°, wärmend 1°, trocknend 1°, befeuchtend/nährend 1°

Geschmack:

süss

TEN-Wirkungen mit Prioritäten und Indikationen

1 **Trocknen und wärmen**

Cholesterinwerte erhöht, Ödeme

1 **Befeuchten / nähren und wärmen**

Diarrhö, Durchfall (Reisschleimsuppe)

Kontraindikationen und sonstige Hinweise

In der Diätetik findet der Langkornreis weniger Anwendung als der Klebreis oder der Rundkornreis, da zu reichlicher Verzehr von Langkornreis zu Hitzeprozessen und trockenem Stuhl führen kann.

Quellen B.A.1994, E.U.1997, F.B.1992, F.G.1983, J.B.2000, Y.S.2003

Reis, Rundkorn, Vollkorn

Oryza sativa

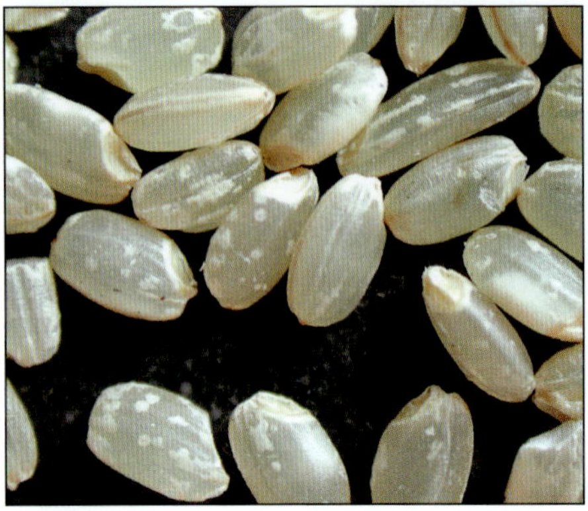

Familie:

Poaceae

Pflanzenteile:

Samen

Humorale Qualität:

kühlend 1–2°, wärmend 2°, trocknend 1–2°, befeuchtend/nährend 1–2°

Geschmack:

süss

TEN-Wirkungen mit Prioritäten und Indikationen

1 **Befeuchten / nähren und wärmen**

Appetitlosigkeit, Übelkeit, Erbrechen, Brechreiz, Diarrhö, Durchfall (Reisschleimsuppe), Muttermilchintoleranz (dunkelbraun gerösteter Reis mit Wasser 20 Minuten kochen und 2–3 x tgl. der Mutter zu trinken geben), Unruhe, Angst

1 **Schärfen ausleiten und kühlen**

Toxine, Stoffwechselschlacken, Diarrhö, Durchfall (Reisschleimsuppe)

2 **Trocknen und wärmen**

Cholesterinwerte erhöht, Ödeme

2 **Befeuchten / nähren und kühlen**

Mundtrockenheit, Durst, Darmschleimhautschädigung (Reisschleimsuppe)

3 **Parasiten eliminieren**

Würmer (1. Mahlzeit des Tages eine Handvoll rohen Vollreis kauen; vorher in Wasser einlegen)

Quellen B.A.1994, C.N.1999, E.U.1997, F.B.1992, F.G.1983, H.R.2006, J.B.2000, P.R.(N1)1999, P.R.(N2)1999 Y.S.2003

Reis, Süssreis, Mochi, Vollkorn

Oryza sativa

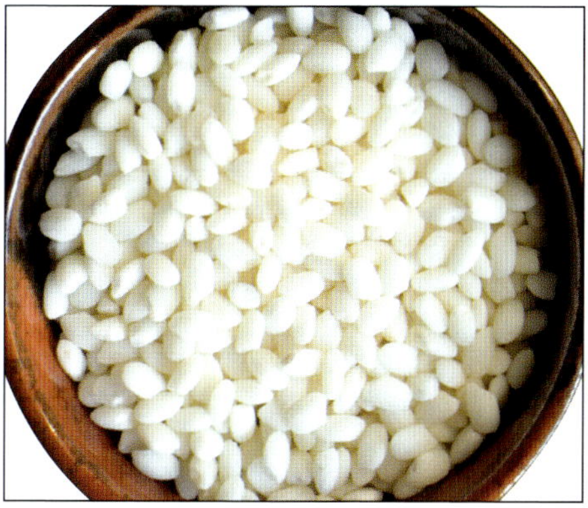

Familie:

Poaceae

Pflanzenteile:

Samen

Humorale Qualität:

kühlend 0°, wärmend 2°, trocknend 1°, befeuchtend/nährend 2°

Geschmack:

süss

TEN-Wirkungen mit Prioritäten und Indikationen

1 **Befeuchten / nähren und wärmen**

Diabetes mellitus, Diarrhö, Durchfall (Süssreis-Brei), Laktationsmangel, Milchbildungsmangel, Milchqualitätsmangel (3 Tassen Süssreis mindestens 6 Tassen Wasser; 1/2 Teelöffel Salz; 2–3 Stunden zu Brei kochen; abkühlen lassen und mit feuchten Händen zu Kugeln formen; in Nori-Algen; Nüssen oder Sesam rollen; 12 Stunden trocknen und fest werden lassen)

2 **Trocknen und wärmen**

Cholesterinwerte erhöht, Urinieren häufig, Schwitzen spontan

Kontraindikationen und sonstige Hinweise

Bei Phlegma-Erkrankungen. Als Mochi gekocht sehr leicht verdaulich.

Quellen F.B.1992, F.G.1983, J.B.2000, P.P.1993, P.P.2002, Y.S.2003

Reis, weiss, poliert

Oryza sativa

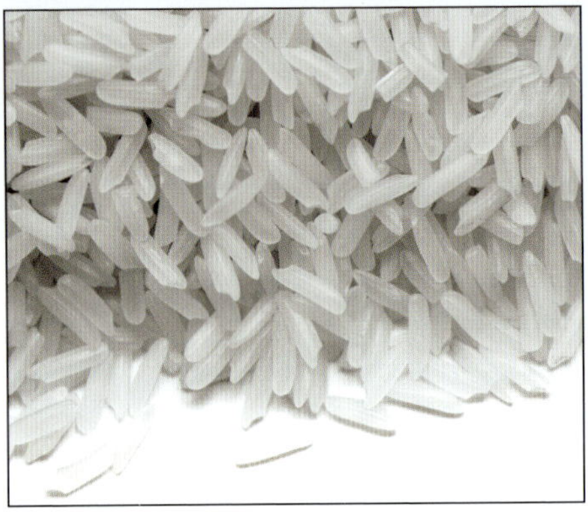

Familie:

Poaceae

Pflanzenteile:

Samen

Humorale Qualität:

kühlend 0°, wärmend 2°, trocknend 0°, befeuchtend/nährend 2°

Geschmack:

süss

TEN-Wirkungen mit Prioritäten und Indikationen

1 **Befeuchten / nähren und wärmen**

kalte untere Körperareale, wärmt die Kochung und kühlt an der Oberfläche

Kontraindikationen und sonstige Hinweise

Reichlicher Verzehr kann zu Verstopfung (trockener Stuhl) führen.

Quellen C.N.1999, E.U.1997, F.B.1992, J.B.2000, P.P.1993, S.U.2004

Reis, Wildreis

Indiander Reis
Zizania spec.

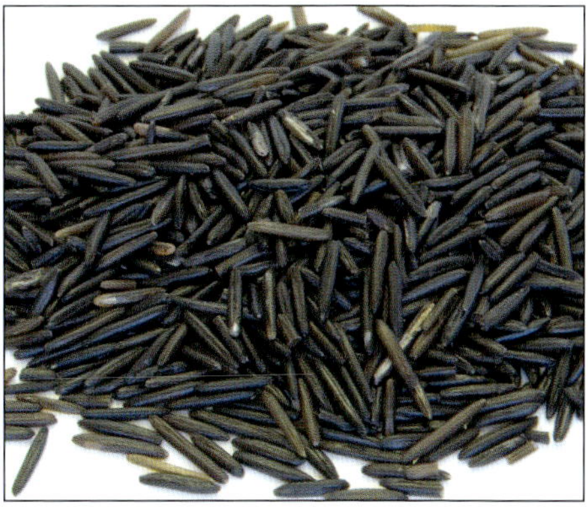

Familie:

Poaceae

Pflanzenteile:

Samen

Humorale Qualität:

kühlend 0°, wärmend 1°, trocknend 0°, befeuchtend/nährend 1°

Geschmack:

süss, bitter

TEN-Wirkungen mit Prioritäten und Indikationen

1 **Befeuchten / nähren und wärmen**

kalter unterer Rücken, Kältegefühl, Anämie, Blutmangel

Quellen E.I.2005, J.B.2000, P.P.1993, P.P.2002, S.U.2004, Wikipedia

Roggen

Secale cereale

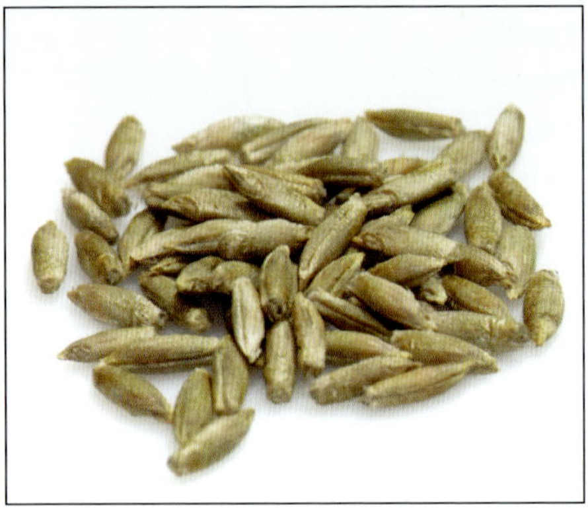

Familie:

Poaceae

Pflanzenteile:

Samen

Humorale Qualität:

kühlend 1°, wärmend 2°, trocknend 1–2°, befeuchtend/nährend 2°

Geschmack:

süss, bitter

TEN-Wirkungen mit Prioritäten und Indikationen

1 **Befeuchten / nähren und wärmen**

Krebs-Prophylaxe, Leberschwäche, Muskelschwäche, Herzrhythmusstörungen, Diabetes mellitus, Nägel brüchig, Haare brüchig, Knochenschwäche, Säftemangel, Bindegewebeschwäche, Darmperistaltik verlangsamt, Verdauungsschwäche, Verdauung langsam, Arteriosklerose, Bronchitis chronisch (Roggenmehlsuppe mit Eigelb)

1 **Trocknen und wärmen**

Ödeme, Cellulite, Cholesterinwerte erhöht, Prostatakrebs, Brustkrebs

2 **Befeuchten / nähren und kühlen**

Migräne

3 **Schärfe ausleiten und kühlen**

Furunkel, Erysipel (Kompresse aus Roggenmehl und Salz)

Kontraindikationen und sonstige Hinweise

Kränkliche, mit der Verdauung geschwächte Menschen sollten ihn vermeiden, da er Verdauungsstörungen wie Blähungen, Sodbrennen und Unwohlsein im Magenbereich verursachen kann.

Quellen B.A.1994, F.B.1992, F.G.1983, J.B.2000, P.P.1993, P.P.2002, P.R.(N1)1999, Wikipedia, F.S./EU/49(2002)4, K.P./Uni KA/4-1986, K.S./E-U/50(2003)6

Weizen

Winterweizen, Weichweizen
Triticum aestivum

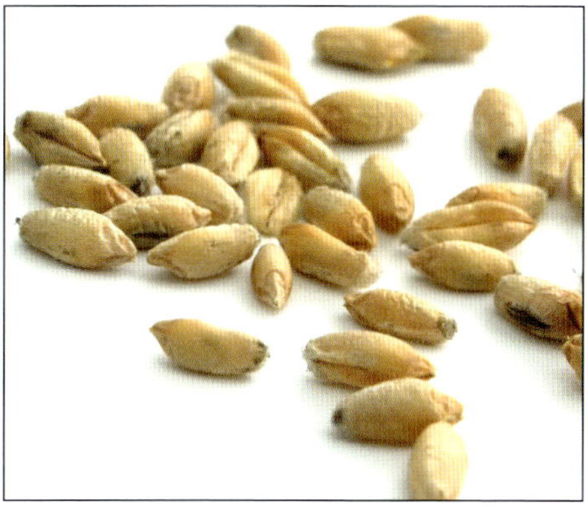

Familie:

Poaceae

Pflanzenteile:

Samen

Humorale Qualität:

kühlend 1°, wärmend 2°, trocknend 1°, befeuchtend/nährend 2–3°

Geschmack:

süss

TEN-Wirkungen mit Prioritäten und Indikationen

1 **Befeuchten / nähren und wärmen**

Kraftlosigkeit, Ausdauermangel, Palpitationen, Herzklopfen, Insomnia, Schlaflosigkeit, Schlafstörungen, Unruhe, emotionale Labilität (200 g Weizen; 12 rote Datteln; 3 g Süssholz; 600 ml Wasser; 20 Minuten kalt ansetzen; dann 10–15 Minuten köcheln; die Masse 3 Mal verwenden), Haut juckend, Diabetes mellitus, Gewichtsverlust, Diarrhö, Durchfall, Bettnässen (Weizenvollkornbrot getoastet)

1 **Befeuchten / nähren und kühlen**

Reizbarkeit, Durst, Mundtrockenheit, Halstrockenheit, Hitzewallungen

2 **Trocknen und wärmen**

Nachtschweiss, Schwitzen spontan

Kontraindikationen und sonstige Hinweise

Bei Weizenallergie. Bei Phlegmaerkrankungen. Bei Tumorbildung. Bei Übergewicht. Die Typenzahl gibt den Ausmahlungsgrad an, je höher die Zahl, desto dunkler und wertvoller aus ernährungsphysiologischer Sicht das Mehl z.B.Typ 405 Weissmehl, Typ 1600 Vollkornmehl, Teigwaren werden aus Hartweizen hergestellt. Er enthält 20% mehr Eiweiss als der gewöhnliche Weich- oder Saatweizen. Aus seinem körnigen, gelblichen Mehl wird ein Gries gewonnen, mit dem Teigwaren, Couscous und Bulgur hergestellt werden.

Quellen C.N.1999, E.U.1997, F.B.1992, F.G.1983, F.W.1997, H.R.2006, J.B.2000, P.P.1993, P.R.(N2)2001, P.R.(N1)1999, S.U.2004, Y.S.2003, Wikipedia, AG-D/NL/5-2005b, K.P./UniKA/4-1986

Weizen, gekeimt

Triticum aestivum

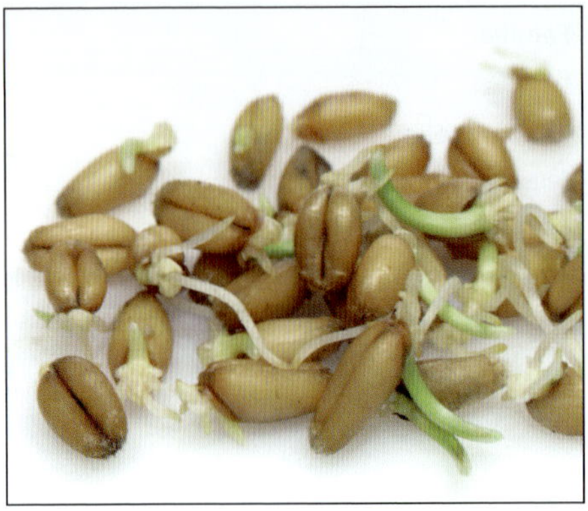

Familie:

Poaceae

Pflanzenteile:

Samen gekeimt

Humorale Qualität:

kühlend 1–2°, wärmend 1–2°, trocknend 1°, befeuchtend/nährend 2°

Geschmack:

süss

TEN-Wirkungen mit Prioritäten und Indikationen

1 **Befeuchten / nähren und kühlen**

Kopfschmerzen, Migräne, Nervosität, Reizbarkeit, Anspannung, Gesichtsrötung, Durst auf Kaltes, Obstipation, Verstopfung (bohnenartig), Hitzewallungen, Mundtrockenheit, Ikterus, Gelbsucht

1 **Befeuchten / nähren und wärmen**

Blutmangel, Anämie, Eisenmangel, Folsäuremangel, Schwangerschaft, Unruhe, Insomnia, Schlaflosigkeit, Zellbildung vermindert, Arteriosklerose

2 **Trocknen und wärmen**

Cholesterinwerte erhöht, Hyperlipidämie, Nachtschweiss

3 **Schärfen ausleiten und kühlen**

Toxine, Schwitzen geruchsintensiv, Urin übelriechend, Alkoholabusus

Kontraindikationen und sonstige Hinweise

Weizenkeime die im Handel erhältlich sind, können auch nur die Keimlinge des ganzen Weizenkorns sein. Gekeimter Weizen bildet feine Faserwürzelchen, die nicht mit Schimmel zu verwechseln sind. Der Keim sollte höchstens so lang wie das Korn sein.

Quellen C.N.1999, E.U.1997, F.B.1992, J.B.2000, P.P.1993, S.U.2004

Weizen, leicht angekeimt und gedarrt

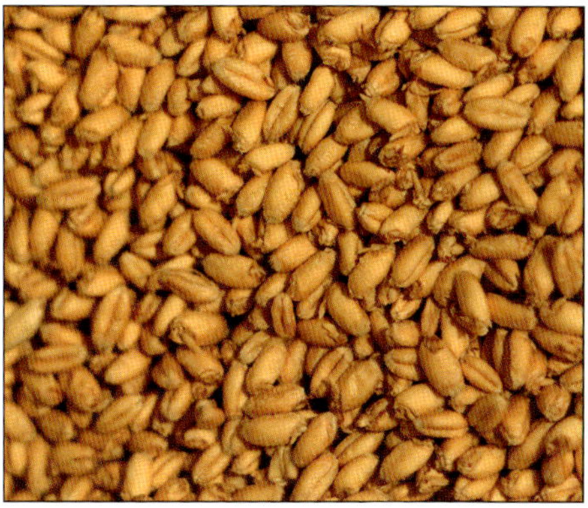

Familie:

Poaceae

Pflanzenteile:

Keimline aus Samen

Humorale Qualität:

kühlend 0°, wärmend 1°, trocknen 0°, befeuchtend/nährend 1°

Geschmack:

süss, salzig

TEN-Wirkungen mit Prioritäten und Indikationen

1 **Befeuchten / nähren und wärmen**

Verdauungsschwäche, Kohlehydratverdauungsschwäche

Quellen C.N.1999, E.U.1997, F.B.1992, J.B.2000, P.P.1993, S.U.2004

Weizenkleie

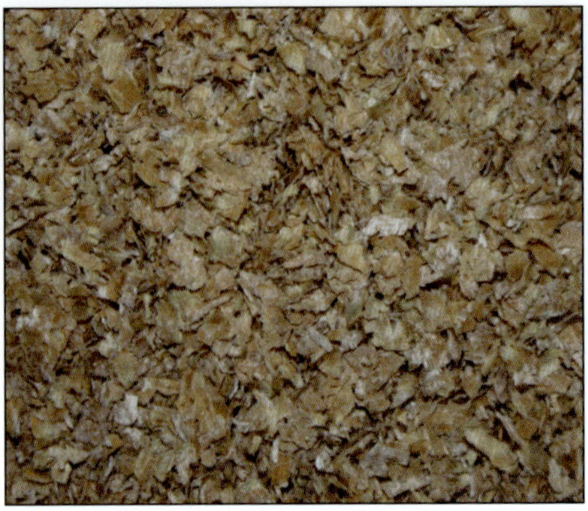

Familie:

Poaceae

Pflanzenteile:

Schale des Samens

Humorale Qualität:

kühlend 0–1°, wärmend 1°, trocknend 1–2°, befeuchtend/nährend 1°

Geschmack:

süss

TEN-Wirkungen mit Prioritäten und Indikationen

1 **Trocknen und kühlen**

Schwellung oberflächlich mit Hitze am ganzen Körper (50 g gelb geröstete Weizenkleie mit braunem Zucker vermischen und zusammen mit Dattel-Tee 2 x täglich einnehmen)

2 **Befeuchten / nähren und wärmen**

Obstipation, Verstopfung, Darmperistaltik verlangsamt (mit viel Flüssigkeit einnehmen), Schwäche der Kochung

3 **Trocknen und wärmen**

Schwitzen spontan

Quellen E.U.1997

Weizenmehl, weiss

Triticum aestivum

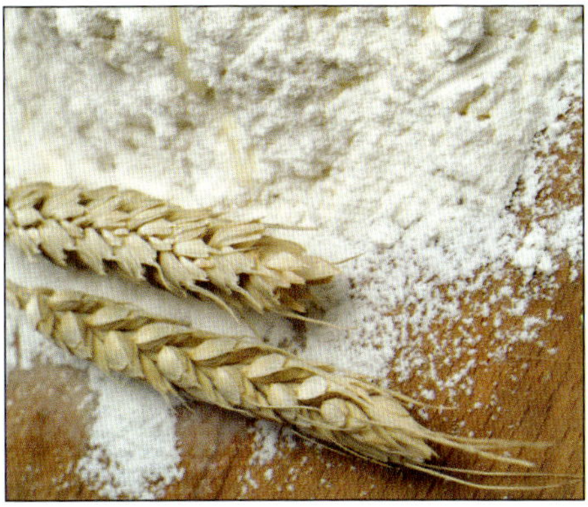

Familie:

Poaceae

Pflanzenteile:

Samen entkeimt, ausgemahlen

Humorale Qualität:

kühlend 0°, wärmend 1°, trocknend 0°, befeuchtend/nährend 1°

Geschmack:

süss

TEN-Wirkungen mit Prioritäten und Indikationen

1 **Befeuchten / nähren und wärmen**

Rekonvaleszenz

Kontraindikationen und sonstige Hinweise

Bei Unruhe und Hitze. Beim Verzehr von zu viel Weizenmehl kann die Bildung von Phlegma und Ansammlungen begünstigt werden.

Quellen E.U.1997

Hülsenfruchtart	Vorbehandeln	Einweichen	Kochen / Garen
	reinigt, klärt, schwemmt unerwünschte Stoffe aus	In der drei- bis vierfachen Menge Wasser	Kochzeit kann je nach Kochstärke (simmernd oder wallend), Alter der Hülsenfrüchte und Wasserqualität stark variieren
Linsen geschält Kurz-Garer	ev. abspülen und verlesen		15–25 Min.
Linsen ungeschält Kurz-Garer	verlesen	1–2 Std.	25– 40 Min.
Mungbohnen Mittel-Garer		1–2 Std.	45 Min.–2 Std.
Azukibohnen Mittel-Garer		8–12 Std.	50 Min.–3 Std.
Kidney Bohnen Lang-Garer		8–12 Std.	1,5 – 4 Std.
Schwarze/Weisse Bohnen Lang-Garer		8–12 Std.	1,5 – 4 Std.
Kichererbsen Lang-Garer		8–12 Std.	1,5 – 4 Std.
Gelbe Sojabohne Lang-Garer		8–12 Std.	1,5 – 4 Std.

Hülsenfrüchte

Dieses traditionsreiche Grundnahrungsmittel erlebt in unserem Kulturkreis mit der vollwertigen und vegetarischen Küche eine Zeit der Wieder- und Neuentdeckung.

Die Hülsenfrüchte sind reich an Eiweiss, Kohlenhydraten, Ballaststoffen, Vitaminen (B-Vitamine), Mineralien und Spurenelementen (insbesondere Eisen, Kupfer, Zink). Wegen ihres hohen Proteinanteils sind sie Vegetariern sehr anzuraten, müssen jedoch aufgrund einzelner fehlender Aminosäuren durch ein Getreide ergänzt werden. In den traditionellen Küchen vieler Länder finden sich solche idealen Kombinationen: Mais und Bohnen, Reis-Curry und Linsen oder Hirse und Kichererbsen.

Hülsenfrüchte sind schwer verdaulich. Besonders bei Personen, die nicht daran gewöhnt sind, zeigen sich häufig Verdauungsbeschwerden und Blähungen. Diese Beschwerden sind leicht zu vermeiden, wenn einige Grundregeln bei der Zubereitung beachtet werden. Nach dem Waschen und ausreichendem Einweichen, muss das Einweichwasser weggegossen und die gequollenen Hülsenfrüchte gründlich unter fliessendem Wasser gespült werden. Die Samen werden dann in einem Topf mit frischem Wasser, bis etwa 5 cm über den Hülsenfrüchten, übergossen und eine Kombualge zugefügt (sie trägt zur besseren Verdauung bei). Die Hülsenfrüchte müssen zugedeckt bei kleinem Feuer gut weich köcheln und dabei immer etwas mit Wasser bedeckt sein (notfalls etwas Wasser nachgiessen). Sie sollten nicht mehr bissfest sein und mit einer Gabel ohne Kraftaufwand zerdrückt werden können. Die Hülsenfrüchte werden bedeutend schmackhafter, wenn sie in gesalzenem Wasser gekocht werden, auch wenn dies in der einschlägigen Literatur nicht empfohlen wird. Die Garzeit wird dadurch nicht verlängert. Blähungsmindernde Gewürze, wie Lorbeerblätter, Bohnenkraut, Thymian, Rosmarin, Kümmel, Fenchel, Koriander oder Ingwer können bereits während dem Kochprozess zugefügt, aber auch zum Schluss am besten frisch gemahlen darüber gestreut werden.

Neueinsteigenden ist zu empfehlen, nur mit kleinen Mengen aber regelmässig zu starten: Pro Woche 2–3 mal 1–2 Esslöffel gekochte Hülsenfrüchte. Die Verdauungskraft und die Bildung der entsprechenden Verdauungsenzyme werden dadurch langsam trainiert.

Die nebenstehende Tabelle gibt einen Überblick über die grosse Spannweite der empfohlenen Einweich- und Garzeiten.

Azukibohnen

Adukisbohnen, Adzukibohnen, Rote Sojabohnen
Vigna angularis

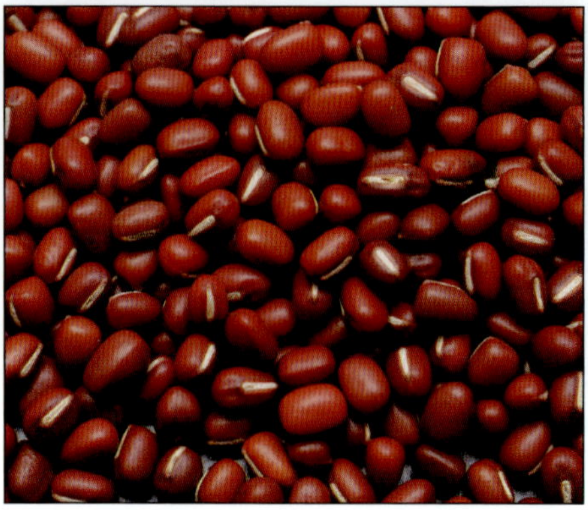

Familie:
Fabaceae

Pflanzenteile:
Samen

Humorale Qualität:
kühlend 2–3°, wärmend 2°, trocknend 2°, befeuchtend/nährend 2°

Geschmack:
süss, sauer

TEN-Wirkungen mit Prioritäten und Indikationen

1 **Befeuchten / nähren und wärmen**

Krebs-Prophylaxe, Oligurie, Urinieren vermindert, Blutzuckerschwankung, Laktationsmangel, Milchbildungsmangel (Brei aus 120 g Azukibohnen und 30 g Rundreis; in zwei Portionen über den Tag verteilt essen; mehrere Tage wiederholen), Anämie, Blutmangel, Sicht verschwommen, Haare brüchig, Haarausfall, Hämatom, Thrombose

1 **Trocknen und wärmen**

Leukorrhö, Ausfluss, Cholesterinwerte erhöht, Hypertonie, Bluthochdruck, Adipositas, Übergewicht, Prostatakrebs, Brustkrebs, Aszites, Bauchwassersucht, Ödeme, Schwellung, Stuhl lose, Diarrhö

1 **Schärfe ausleiten und kühlen**

Nephritis, Nierenentzündung (1/2 Tasse Tee; 1/2 Stunde vor jedem Essen), Mumps (äusserlich Azukipaste auftragen: rohe gemahlene Azukibohnen mit temperiertem Wasser und Honig zu einer Paste vermischen; direkt auftragen; nach 5 Stunden wechseln), Heiserkeit, Pharyngitis, Rachenentzündung (Azuki-Tee: 1 Teil frische oder über Nacht gewässerte Bohnen; 5 Teile Wasser; 1 Stunde kochen lassen; Tee trinken. Die Bohnen können zum Verzehr weitergekocht werden), Eiterung, Karbunkel, Geschwulst, Magengeschwür, Dünndarmgeschwür, Dickdarmgeschwür

2 **Befeuchten / nähren und kühlen**

Hauterkrankungen trocken, Hautreizung, Ekzem, Ikterus, Gelbsucht

2 **Trocknen und kühlen**

Hypermenorrhö, Menstruationsblutung stark, Menorrhagie, Menstruationsblutung stark und lang, Darmblutung, Hämorrhoiden blutende (täglich 5 rohe über Nacht eingelegte Azukibohnen kauen (adstringierend); bis die Blutung stoppt)

Kontraindikationen und sonstige Hinweise

Bei nur sehr seltenem Hülsenfrüchtekonsum kann es zu Blähungen kommen. Mit dem regelmässigen Konsum kleiner Mengen (mindestens 1mal wöchentlich) wird die Bildung der benötigten Verdauungsenzyme angeregt und dadurch die Verdaulichkeit gebessert. Chronische Krankheiten, wie Gicht können reagieren. Der „hohe Puringehalt" ist als Ursache umstritten. Bei Trockenheit sollten Hülsenfrüchte zusätzlich mit Algen und Meersalz gekocht und mit hochwertigen Ölen serviert werden.

Quellen B.L.2000, E.I.2002, E.U.1997, F.B.1992, H.R.2006, J.B.2000, P.P.1993, P.P.2002, P.R.(N.1)1999, P.R.(N2)1999, S.F.2004, Wikipedia, AG-D/ZTCM/3-2006, F.S./E-U/49(2002)4, H.U./E-U/46(1999)3, K.S/EU/50(2003)6, M.C./E-U/48(2001)5, Sch.H./E-U/50(2003)1, W.B.E-U/49(2002)4

Bohnen, schwarz

Phaseolus vulgaris

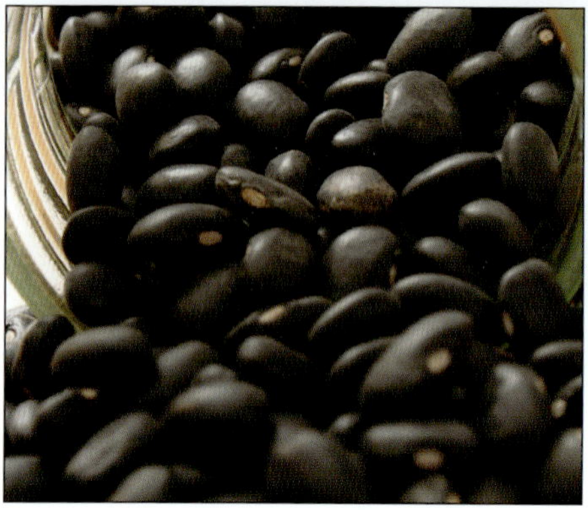

Familie:

Fabaceae

Pflanzenteile:

Samen

Humorale Qualität:

kühlend 1–2°, wärmend 2–3°, trocknend 1–2°, befeuchtend/nährend 2°

Geschmack:

süss

TEN-Wirkungen mit Prioritäten und Indikationen

1 **Befeuchten / nähren und wärmen**

Obstipation, Verstopfung, Darmentzündung-Prophylaxe, Dickdarmkrebs-Prophylaxe, Haare brüchig, Haarausfall, Nephrolithiasis-Prophylaxe, Nierenstein-Prophylaxe (schwarze Bohnen-Tee: 1 Teil frische oder über Nacht gewässerte Bohnen; 5 Teile Wasser; 1 Stunde kochen lassen; Tee trinken. Die Bohnen können zum Verzehr weitergekocht werden), Untergewicht, Anämie, Blutmangel, Oligurie, Urinieren vermindert, Harnverhalten, Nycturie, Blutzuckerschwankung, Lumbago, Knieschmerzen, Nephrolithiasis, Nierensteine, Enuresis, Wechseljahrbeschwerden, Klimakterium, Ergrauen frühzeitig, Hörschwäche, Unfruchtbarkeit, Frauenkrankheiten post partum, Sicht verschwommen, Spermatorrhö

1 **Trocknen und wärmen**

Cholesterinwerte erhöht

1 **Schärfe ausleiten und kühlen**

Toxine, Medikamentbelastung, Pharyngitis, Rachenentzündung, Schleimhautreizung, Heiserkeit

2 **Befeuchten / nähren und kühlen**

Ekzem, Hautreizung, Hauterkrankungen trocken

Kontraindikationen und sonstige Hinweise

Bei nur sehr seltenem Hülsenfrüchtekonsum kann es zu Blähungen kommen. Mit dem regelmässigen Konsum kleiner Mengen (mindestens 1mal wöchentlich) wird die Bildung der benötigten Verdauungsenzyme angeregt und dadurch die Verdaulichkeit gebessert. Chronische Krankheiten, wie Gicht können reagieren. Der „hohe Puringehalt" ist als Ursache umstritten. Bei Trockenheit sollten Hülsenfrüchte zusätzlich mit Algen und Meersalz gekocht und mit hochwertigen Ölen serviert werden.

Quellen B.L.2000, E.I.2002, J.B.2000, P.P.1993, P.P.2002, P.R.(N.1)1999, P.R.(N2)1999, S.F.2004, Wikipedia, F.S./E-U/49(2002)4, H.U./E-U/46(1999)3, K.S/E-U/50(2003)6, M.C./E-U/48(2001)5, W.B.E-U/49(2002)4

Kichererbsen

Cicer arietinum
Chickpea

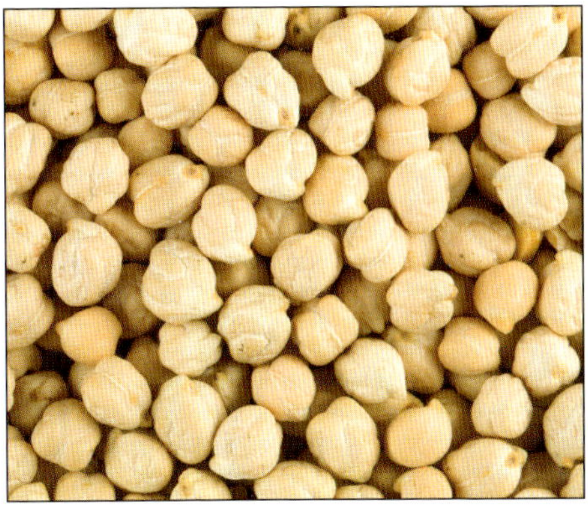

Familie:

Fabaceae

Pflanzenteile:

Samen

Humorale Qualität:

kühlend 1°, wärmend 2°, trocknend 1°, befeuchtend/nährend 2–3°

Geschmack:

süss

TEN-Wirkungen mit Prioritäten und Indikationen

1 **Befeuchten/nähren und wärmen**

Blutzuckerschwankung, Hypoglykämie, Unterzuckerung, Hyperglykämie, Dickdarmkrebs-Prophylaxe, Darmträgheit, Obstipation, Verstopfung, Darmperistaltik verlangsamt, Anämie aus Erythrozytenbildungsmangel, Blutmangel, Schwangerschaft, Folsäuremangel, Neuralrohrdefekt-Prophylaxe des Ungeborenen, Zellbildung vermindert, Leukozytenzahl vermindert, Thrombozytenmangel, Menstruationsbeginn verzögert, PMS, Prämenstruelles Syndrom

1 **Trocknen und wärmen**

Cholesterinwerte erhöht, depressive Verstimmung, Depressionen

2 **Befeuchten/nähren und kühlen**

Hyperaktivität, Reizbarkeit, Nervosität, Herzrhythmusstörungen

Kontraindikationen und sonstige Hinweise

Bei nur sehr seltenem Hülsenfrüchtekonsum kann es zu Blähungen kommen. Mit dem regelmässigen Konsum kleiner Mengen (mindestens 1mal wöchentlich) wird die Bildung der benötigten Verdauungsenzyme angeregt und dadurch die Verdaulichkeit gebessert. Chronische Krankheiten, wie Gicht können reagieren. Der „hohe Puringehalt" ist als Ursache umstritten. Bei Trockenheit sollten Hülsenfrüchte zusätzlich mit Algen und Meersalz gekocht und mit hochwertigen Ölen serviert werden.

Quellen B.L.2000, E.I.2002, F.B.1991, H.R.2006, J.B.2000, M.B.2000, P.P.1993, P.P.2002, P.R.(N1)1999, P.R.(N2)1999, S.F.2004, Y.S.2004, Wikipedia, AG-D/NL/4-2004a, F.S./E-U/49(2002)4, H.U./EU/46(1999)3, K.H./Nat/1-2001, K.H./Nat/11-2001, K.S./E-U/50(2003)6, M.C./E-U/48(2001)5

Kichererbsen, gekeimt

Cicer arietinum

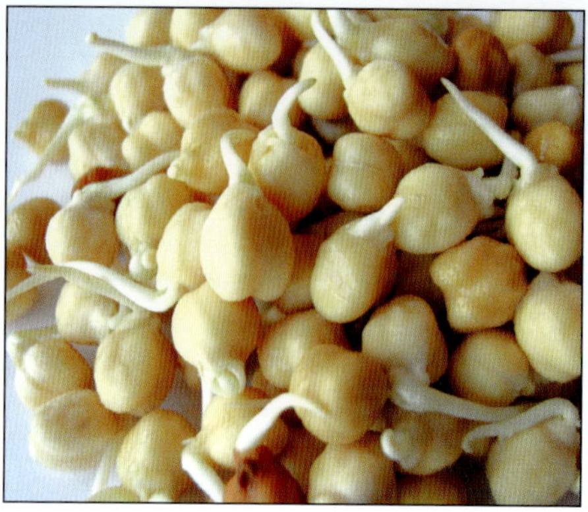

Familie:

Fabaceae

Pflanzenteile:

gekeimter Samen

Humorale Qualität:

kühlend 0°, wärmend 1–2°, trocknend 0–1°, befeuchtend/nährend 2–3°

Geschmack:

süss, bitter

TEN-Wirkungen mit Prioritäten und Indikationen

1 **Befeuchten/nähren und wärmen**

Blutmangel, Anämie, Eisenmangel, Folsäuremangel, Vitamin-D Mangel, Zellbildung vermindert, Stoffwechselschwäche, Hypoglykämie, Unterzuckerung, Hyperglykämie, Darmträgheit, Obstipation, Verstopfung, Darmperistaltik verlangsamt, Dickdarmkrebs-Prophylaxe, Arteriosklerose

1 **Trocknen und wärmen**

Adipositas, Übergewicht, Cholesterinwerte erhöht

Kontraindikationen und sonstige Hinweise

Wegen antinutritiver Faktoren (Verdauung und Stoffwechsel blockierend) sollten die Kichererbsenkeimlinge vor dem Verzehr etwa 5 Minuten erhitzt und bei Kälte der Kochung zusätzlich mit wärmenden Kräutern gewürzt werden.

Quellen B.M.1988, F.B.1991, N.R.1999, P.P.1993, P.R.(N1)1999, K.H./Nat/1-2001, K.H./Nat/11-2001, K.H./Nat/42002, M.N./N&H/11-2000

Kidney Bohnen

Matten Bohnen
Phaseolus aconitifolius

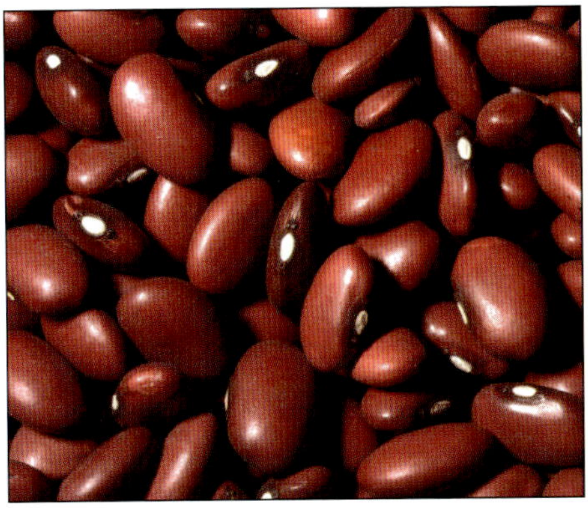

Familie:
Fabaceae

Pflanzenteile:
Samen

Humorale Qualität:
kühlend 1°, wärmend 2°, trocknend 1°, befeuchtend/nährend 2°

Geschmack:
süss

TEN-Wirkungen mit Prioritäten und Indikationen

1 **Befeuchten / nähren und wärmen**

Trockenheit, Anämie, Blutmangel, Darmträgheit, Obstipation, Verstopfung, Darmperistaltik verlangsamt, Dickdarmkrebs-Prophylaxe, Blutzuckerschwankung, Hypoglykämie, Unterzuckerung, Hyperglykämie, Haarausfall, Haare brüchig, Untergewicht, Harnverhalten, Albuminurie, Eiweiss im Urin, Sicht verschwommen

1 **Trocknen und wärmen**

Cholesterinwerte erhöht, Ödeme, Schwellung

1 **Schärfe ausleiten und kühlen**

Pharyngitis, Rachenentzündung, Heiserkeit

2 **Befeuchten/nähren und kühlen**

Ekzem, Hautreizung, Hauterkrankungen trocken

Kontraindikationen und sonstige Hinweise

Bei nur sehr seltenem Hülsenfrüchtekonsum kann es zu Blähungen kommen. Mit dem regelmässigen Konsum kleiner Mengen (mindestens 1mal wöchentlich) wird die Bildung der benötigten Verdauungsenzyme angeregt und dadurch die Verdaulichkeit gebessert. Chronische Krankheiten, wie Gicht können reagieren. Der „hohe Puringehalt" ist als Ursache umstritten. Bei Trockenheit sollten Hülsenfrüchte zusätzlich mit Algen und Meersalz gekocht und mit hochwertigen Ölen serviert werden.

Quellen B.L.2000, E.I.2002, H.R.2006, P.P.1993, P.P.2002, P.R.(N1)1999, P.R.(N2)1999, S.F.2004, F.S./EU/49(2002)4, H.U./E-U/46(1999)3, K.S/E-U/50(2003)6, M.C./E-U/48(2001)5, W.B./E-U/49(2002)4

Lima Bohnen

Butterbohnen, Mondbohnen
Phaseolus lunatus

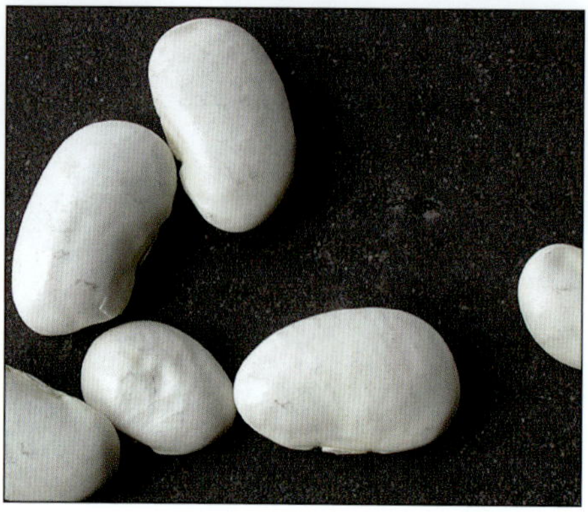

Familie:
Fabaceae

Pflanzenteile:
Samen

Humorale Qualität:
kühlend 1°, wärmend 2°, trocknend 0–1°, befeuchtend/nährend 2°

Geschmack:
süss

TEN-Wirkungen mit Prioritäten und Indikationen

1 Befeuchten/nähren und wärmen

Haarausfall, Haare brüchig, Rachentrockenheit (1 Teil Bohnen; 5 Teile Wasser; 1 Stunde kochen lassen; Tee trinken. Die Bohnen können zum Verzehr weitergekocht werden), Blutzuckerschwankung, Hypoglykämie, Unterzuckerung, Hyperglykämie, Anämie, Blutmangel, Darmträgheit, Obstipation, Verstopfung, Darmperistaltik verlangsamt, Dickdarmkrebs-Prophylaxe, Haut welk, Sicht verschwommen

2 Befeuchten/nähren und kühlen

Ekzem, Hautreizung, Hauterkrankungen trocken, Heiserkeit

2 Schärfe ausleiten und kühlen

Übersäuerung des Körpers

Kontraindikationen und sonstige Hinweise

Bei nur sehr seltenem Hülsenfrüchtekonsum kann es zu Blähungen kommen. Mit dem regelmässigen Konsum kleiner Mengen (mindestens 1mal wöchentlich) wird die Bildung der benötigten Verdauungsenzyme angeregt und dadurch die Verdaulichkeit gebessert. Chronische Krankheiten, wie Gicht können reagieren. Der „hohe Puringehalt" ist als Ursache umstritten. Bei Trockenheit sollten Hülsenfrüchte zusätzlich mit Algen und Meersalz gekocht und mit hochwertigen Ölen serviert werden.

Quellen B.L.2000, E.I.2002, H.R.2006, P.P.1993, P.P.2002, P.R.(N.1)1999, P.R.(N2)1999, S.F.2004, Y.S.2004, F.S./E-U/49(2002)4, H.U./E-U/46(1999)3, K.S/E-U/50(2003)6, M.C./E-U/48(2001)5

Linsen

Lens culinaris

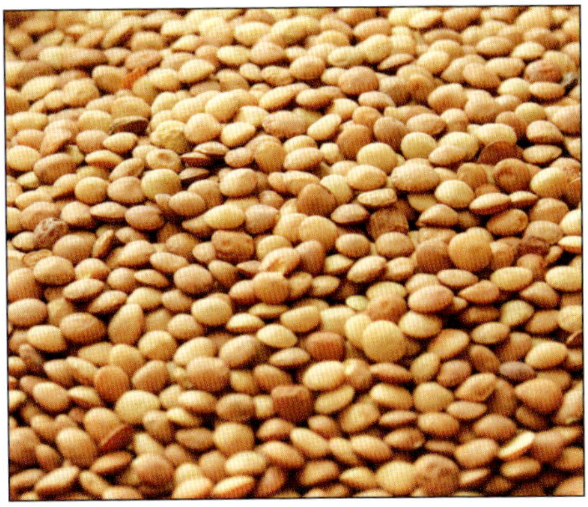

Familie:

Fabaceae

Pflanzenteile:

Samen

Humorale Qualität:

kühlend 0°, wärmend 2°, trocknend 0–1°, befeuchtend/nährend 2°

Geschmack:

süss

TEN-Wirkungen mit Prioritäten und Indikationen

1 **Befeuchten / nähren und wärmen**

Anämie, Blutmangel, Schwangerschaft, Darmträgheit, Obstipation, Verstopfung, Darmperistaltik verlangsamt, Darmflorastörungen, Dickdarmkrebs-Prophylaxe, Hypoglykämie, Unterzuckerung, Neurasthenie, Nervenschwäche, Diabetes mellitus, Schwangerschaft, Gravidität, Burnout-Syndrom, Niereninsuffizienz, Nierenschwäche

1 **Trocknen und wärmen**

Cholesterinwerte erhöht

Kontraindikationen und sonstige Hinweise

Bei nur sehr seltenem Hülsenfrüchtekonsum kann es zu Blähungen kommen. Mit dem regelmässigen Konsum kleiner Mengen (mindestens 1mal wöchentlich) wird die Bildung der benötigten Verdauungsenzyme angeregt und dadurch die Verdaulichkeit gebessert. Chronische Krankheiten, wie Gicht können reagieren. Der „hohe Puringehalt" ist als Ursache umstritten. Bei Trockenheit sollten Hülsenfrüchte zusätzlich mit Algen und Meersalz gekocht und mit hochwertigen Ölen serviert werden.

Quellen B.A.1994, B.L.2000, E.I.2001, H.R.2006, J.B.2000, P.P.1993, P.R.(N1)1999, P.R.(N2)1999, S.F.2004, Wikipedia, AG-D/NL/1-2005b, F.S./E-U/49(2002)4, H.U./E-U/46(1999)3, K.S/E-U/50(2003)6, M.C./EU/48(2001)5

Linsen, gekeimt

Lens culinaris, gekeimt

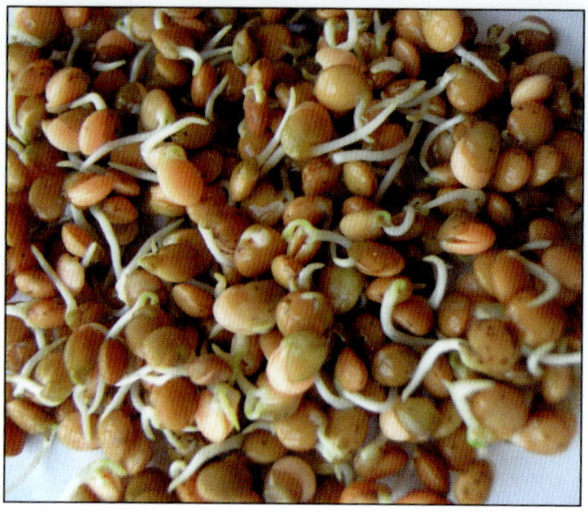

Familie:

Fabaceae

Pflanzenteile:

gekeimter Samen

Humorale Qualität:

kühlend 0°, wärmend 1–2°, trocknend 0°, befeuchtend/nährend 2°

Geschmack:

süss, scharf, bitter, salzig, sauer

TEN-Wirkungen mit Prioritäten und Indikationen

1 **Befeuchten/nähren und wärmen**

Anämie, Blutmangel, Eisenmangel, Folsäuremangel, Schwangerschaft, Trockenheit, Stoffwechselschwäche, Diabetes mellitus, Hypoglykämie, Unterzuckerung, Neurasthenie, Nervenschwäche, Darmträgheit, Obstipation, Verstopfung, Darmperistaltik verlangsamt, Darmflorastörungen, Dickdarmkrebs-Prophylaxe.

Quellen B.M.1988, F.B.1991, N.R.1999, P.P.1993, P.R.(N1)1999, M.N./N&H/11-2000

Mungbohnen

Phaseolus radiata

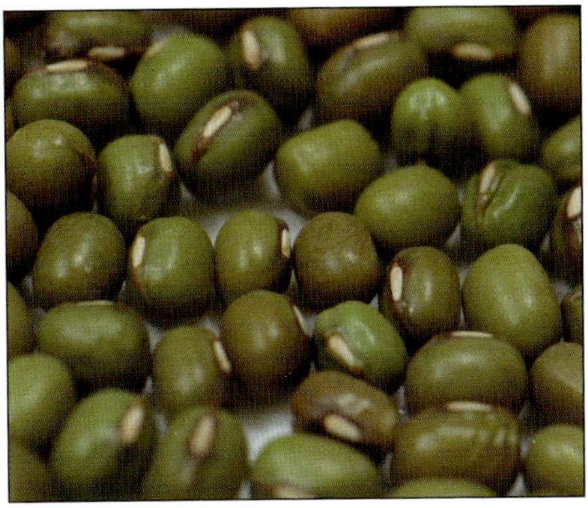

Familie:

Fabaceae

Pflanzenteile:

Samen

Humorale Qualität:

kühlend 2°, wärmend 1–2°, trocknend 1–2°, befeuchtend/nährend 1–2°

Geschmack:

süss

TEN-Wirkungen mit Prioritäten und Indikationen

1 **Schärfe ausleiten und kühlen**

Toxine, Schwermetallbelastung, Bleibelastung, Lebensmittelvergiftung, Endotoxinbelastung (Mung-Bohnen-Tee: 120 g Mungbohnen; 30 g Süssholz; 1 Liter Wasser zusammen kochen; grosse Mengen davon trinken), Mumps, Erysipel, Diarrhö, Durchfall, Karbunkel, Bindehautentzündung, Konjunktivitis, Magengeschwür

1 **Schärfe ausleiten und kühlen**

Pharyngitis, Rachenentzündung, Heiserkeit

1 **Befeuchten / nähren und wärmen**

Dysurie, Urinieren schmerzhaft, Oligurie, Urinieren vermindert, Diabetes mellitus, Unruhe, Bluthochdruck, Hypertonie, Arteriosklerose, Leberschwäche

1 **Trocknen und wärmen**

Cholesterinwerte erhöht, Ödeme, Schwellung

2 **Befeuchten / nähren und kühlen**

Verbrennung, Hitzschlag, Durst, Fieber, Mundtrockenheit, Trigeminusneuralgie

2 **Trocknen und wärmen**

Ödeme in den unteren Extremitäten

Kontraindikationen und sonstige Hinweise

Bei Kälte der Kochung.

Quellen B.L.2004, E.I.2002, E.U.1997, H.R.2006, J.B.2000, P.P.1993, P.P.2002, P.R.(N1)1999, P.R.(N2)1999, S.F.2004, Wikipedia, F.S./E-U/49(2002)4, H.U./E-U/46(1999)3, K.S/E-U/50(2003)6, M.C./E-U/48(2001)5, W.E./E-U/46(1999)3

Mungbohnen-Sprossen

Phaseolus radiata

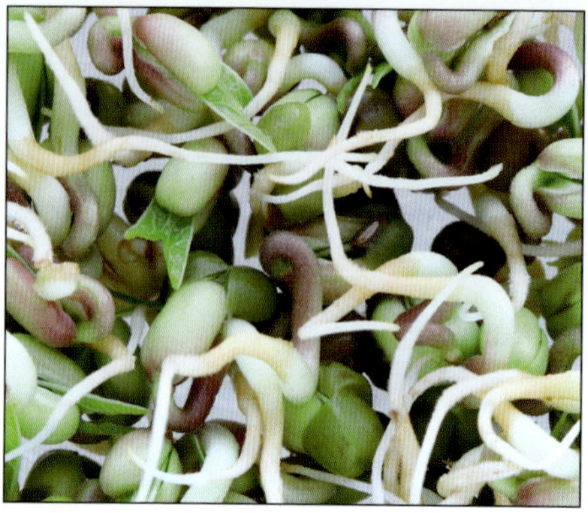

Familie:

Fabaceae

Pflanzenteile:

Samen gekeimt

Humorale Qualität:

kühlend 1–2°, wärmend 1–2°, trocknend 1°, befeuchtend/nährend 1–2°

Geschmack:

süss

TEN-Wirkungen mit Prioritäten und Indikationen

1 **Befeuchten / nähren und kühlen**

Durst auf Kaltes, Fieber, Durst, Trockenheit, Reizbarkeit, Unruhe, Mundgeruch

1 **Befeuchten / nähren und wärmen**

Müdigkeit, Abgeschlagenheit, Energiemangel, Erschöpfung, Appetitlosigkeit, Arteriosklerose

2 **Trocknen und wärmen**

Cholesterinwerte erhöht, Hyperlipidämie

2 **Schärfe ausleiten und kühlen**

Alkoholabusus, Stomatitis, Mundschleimhautentzündung, Zystitis, Blasenentzündung

Kontraindikationen und sonstige Hinweise

Bei Kälte der Kochung. Die Mungbohnen-Sprossen werden im Handel häufig als „Sojasprossen" angegeben.

Quellen B.L.2004, E.I.2002, E.U.1997, H.R.2006, J.B.2000, P.P.1993, P.P.2002, P.R.(N1)1999, P.R.(N2)1999, S.F.2004, Wikipedia, F.S./E-U/49(2002)4, H.U./E-U/46(1999)3, K.S/E-U/50(2003)6, M.C./E-U/48(2001)5, W.E./E-U/46(1999)3

Sojabohne, gelb

Glycine max

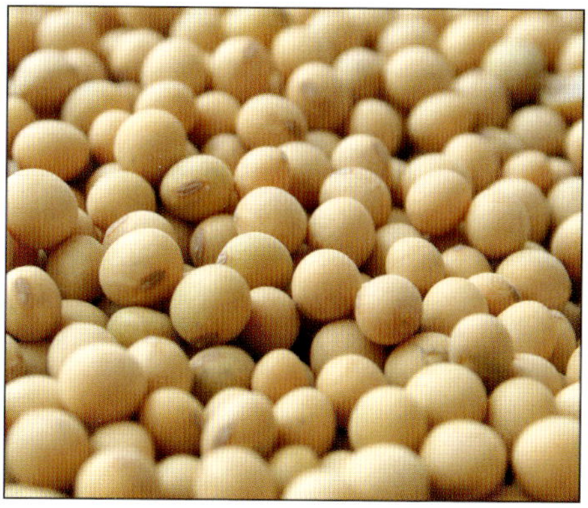

Familie:
Fabaceae

Pflanzenteile:
Samen

Humorale Qualität:
kühlend 0–1°, wärmend 2°, trocknend 1°, befeuchtend/nährend 2°

Geschmack:
süss

TEN-Wirkungen mit Prioritäten und Indikationen

1 **Befeuchten / nähren und wärmen**

Pankreasfunktionsschwäche, Diabetes mellitus, Anämie, Blutmangel, Laktationsmangel, Milchbildungsmangel (Sojabohnentee: 120 g Sojabohnen; 30 g Süssholz; 1 Liter Wasser zusammen kochen; grosse Mengen davon trinken), Haarausfall, Untergewicht, Trockenheit, Osteoporose, Knochenschwund, Arterienverhärtung, Arterienverengung, Brustkrebs-Prophylaxe, Prostatakrebs-Prophylaxe, Arteriosklerose-Prophylaxe, Thrombose-Prophylaxe, Obstipation, Verstopfung, Darmperistaltik verlangsamt, Darmträgheit, PMS, Prämenstruelles Syndrom, Atheromatose, Vergesslichkeit, Diarrhö, Durchfall, Schwindel, Hormonschwankung, Menopause Zyklusschwankungen

1 **Trocknen und wärmen**

Cholesterinwerte erhöht, Cholesterin LDL senkend, Cholesterin HDL erhöhend, Gedunsenheit, Ödeme

2 **Schärfe ausleiten und kühlen**

Toxine, Schwermetallbelastung, Fieber

Kontraindikationen und sonstige Hinweise

Bei Sojaallergie. Übermässiger Konsum kann Schleimbildung, Husten und Gelbfärbung der Haut hervorrufen. Patienten mit einer stark geschwächten Kochung sollten weiterverarbeitete Sojaprodukte verwenden. Bei nur sehr seltenem Hülsenfrüchtekonsum kann es zu Blähungen kommen. Mit dem regelmässigen Konsum kleiner Mengen (mindestens 1mal wöchentlich) wird die Bildung der benötigten Verdauungsenzyme angeregt und dadurch die Verdaulichkeit gebessert. Chronische Krankheiten wie Gicht können reagieren. Der „hohe Puringehalt" ist als Ursache umstritten. Bei Trockenheit sollten Hülsenfrüchte zusätzlich mit Algen und Meersalz gekocht und mit hochwertigen Ölen serviert werden.

Quellen B.L.2000, E.I.2002, E.U.1997, H.R.2006, J.B.2000, P.P.1993, P.P.2002, P.R.(N1)1999, P.R.(N2)1999, S.F.2004, Wikipedia, F.S./E-U/47(2000)4, F.S./E-U/49(2002)3, F.S./E-U/49(2002)4, H.U./E-U/46(1999)3, K.S/E-U/50(2003)6, M.C./E-U/48(2001)5, S.G./E-U/48(2001)7, S.G./E-U/48(2001)8, Sch.B./E-U/49(2002)7, Sch.R./E-U/48(2001)2, V.S./NHP/4-1998, W.B./E-U/48(2001)6

Gemüse

Gemüse stellte in früheren Zeiten, neben Getreide und Hülsenfrüchten, den Hauptanteil in der Ernährung.

Der Ursprung unserer Gemüseküche liegt bei den Wurzeln. Noch vor nicht allzu langer Zeit gab es in den Wintermonaten vor allem Kraut (Kohl) und Rüben, Wurzeln und Knollen zu essen. Mit der Zunahme des Fleisch- und Milchkonsums verlor das Gemüse seinen Stellenwert in Mitteleuropa.

Dank Gewächshäusern und den heutigen Transportmöglichkeiten können die Jahreszeiten übersprungen werden. Irgendwo auf der Welt ist immer Erntezeit und so sind viele Gemüse das ganze Jahr über im Angebot. Das hat zur Folge, dass viele Menschen nicht mehr wissen, welche Gemüse einheimisch sind und in welcher Jahreszeit diese wachsen.

Gemüse enthalten, ähnlich wie Früchte, einen hohen Wasseranteil (80 bis 95%). Sie sind gute Mineralstofflieferanten, wobei besonders Kalium, Kalzium, Magnesium und Eisen erwähnenswert sind.

Gemüse enthalten viele Spurenelemente, Vitamine und Ballaststoffe. Wertvoll sind auch die sekundären Pflanzenwirkstoffe wie Karotinoide, Anthocyane, Flavonoide oder die scharf schmeckenden Glucosinolate in den Gemüsen der Familie der Kreuzblütler, wie Kohl und Rettich.

Moderne Produktionstechnologien, wie Beschleunigung des Wachstums und Vorverlegen des Erntezeitpunktes oder HorSol-Produktion führen zu einer Verminderung der erwünschten Inhaltsstoffe. Aus diesem Grund sind Erzeugnisse aus biologischer und regionaler Landwirtschaft zu bevorzugen.

Gemüse sind in fast allen Temperaturgraden und Geschmacksrichtungen zu finden. Die Vielfalt dieser Nahrungsmittelgruppe spiegelt sich auch in der Breite ihrer Wirkungen. Für fast jede Erkrankung ist es möglich, ein passendes Gemüse zu finden.

Zur besseren Verdaulichkeit und besonders bei kalter Kochung sollten energetisch kühlere Gemüse gedünstet und mit passenden Kräutern und Gewürzen kombiniert werden. Gemüse, vor allem in gekochter Form, soll reichlich verzehrt werden, es eignet sich besonders gut als Grundlage für das Abendessen.

Artischocke

Cynara scolymus

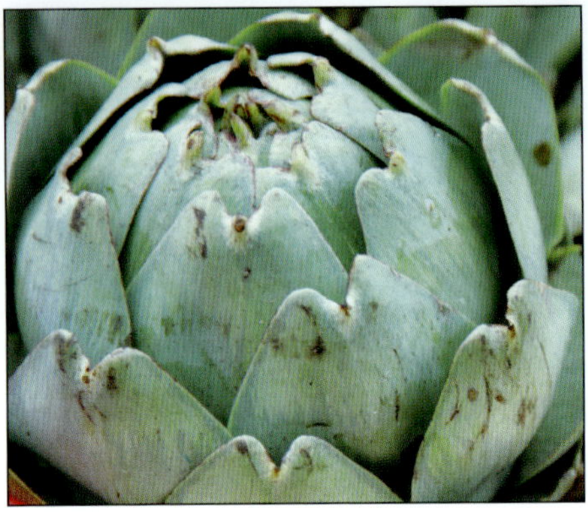

Familie:

Asteraceae

Pflanzenteile:

Blüte und Kelchblätter

Humorale Qualität:

kühlend 1–2°, wärmend 1°, trocknend 1°, befeuchtend/nährend 2–3°

Geschmack:

bitter, süss

TEN-Wirkungen mit Prioritäten und Indikationen

1 **Befeuchten/nähren und wärmen**

Urinieren spärlich, Urin dunkel, Nierensteine, Gallensteine, Gallenproduktion in der Leber vermindert, Übelkeit, Dyspepsie, Oberbauchschmerz, Völlegefühl, Meteorismus, Verdauungsblockade, Verdauungsschwäche, Verdauungsbeschwerden, Diabetes mellitus, Arteriosklerose-Prophylaxe, Blutmangel, Anämie

1 **Trocknen und wärmen**

Cholesterinwerte erhöht, Cellulite, Übergewicht, Adipositas (ideales Gemüse)

2 **Trocknen und kühlen**

Gelenkentzündung, Gelenkrötung, Gelenkschwellung

2 **Schärfen ausleiten und kühlen**

Toxine, Schärfen im Blut, Gicht, Arthritis, Nephritis, Leberentzündung, Hepatitis, Ikterus, Gelbsucht

Quellen B.K.2000, E.U.1997, J.B.2000, K.J.2001, P.M.1997, P.R.(N2)1999, S.U.2004, Wikipedia, H.H./H-M/42001b, K.K./Jour/5-1996S, K.K./NZZ/14-4-2004

Aubergine

Eierfrucht
Solanum melongena

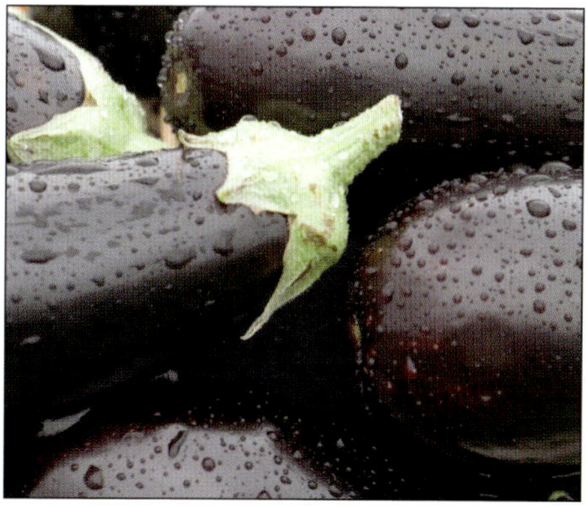

Familie:

Solanaceae

Pflanzenteile:

Frucht

Humorale Qualität:

kühlend 1°, wärmend 1°, trocknend 1°, befeuchtend/nährend 1°

Geschmack:

süss, bitter

TEN-Wirkungen mit Prioritäten und Indikationen

1 **Befeuchten/nähren und wärmen**

Dysmenorrhö, Amenorrhö, Frostbeule (Kompressen mit Auberginen-Tee in Raumtemperatur auflegen), Brustdrüsenentzündung durch Milchstau, Gallenblasenträgheit

1 **Trocknen und kühlen**

Blutungen, Hämorrhoiden blutend, Uterusblutungen, Hämaturie, Blut im Urin (Tee aus verkohltem Auberginen-Pulver), Bluthochdruck, Hypertonie

2 **Trocknen und wärmen**

Ovarialzysten, Uterusmyom, Niereninsuffizienz, Nierenschwäche, Urin konzentriert, Urin dunkel

3 **Schärfen ausleiten und kühlen**

Schadstoffbelastung, Dysenterie, Darmblutung, Durchfall, Diarrhö, Karbunkel, Nierenbeckenentzündung, Pyelonephritis

Quellen C.N.1999, F.B.1992, K.J.2001, P.P.1993, P.R.(N2)1999, P.R.(N2)2001, S.U.2004, AG-D/ZTCM/3-2005a, W.B.E-U/49(2002)4, K.K./NZZ/14-4-2004

Avocado

Butterfrucht
Persea americana

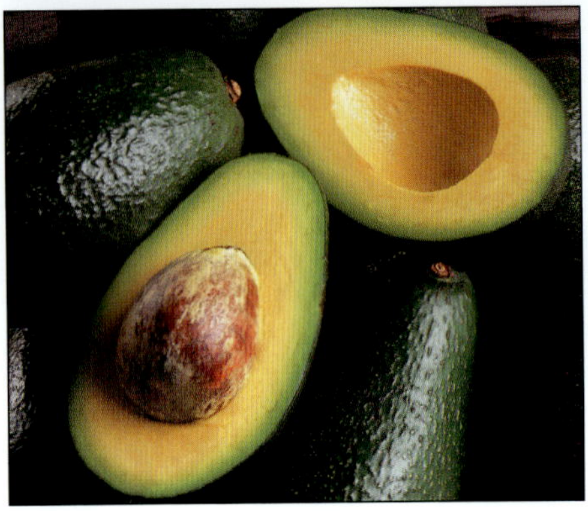

Familie:

Lauraceae

Pflanzenteile:

Frucht

Humorale Qualität:

kühlend 2°, wärmend 1°, trocknend 1°, befeuchtend/nährend 3°

Geschmack:

süss

TEN-Wirkungen mit Prioritäten und Indikationen

1 **Befeuchten/nähren und kühlen**

Lungentrockenheit, Schleimhautschädigung, Verstopfung trocken, Dickdarmtrockenheit, Reizbarkeit, Magengeschwür, Magenschleimhautentzündung, Nervosität

1 **Befeuchten/nähren und wärmen**

Haut welk, Haut trocken (äusserlich als Creme), Stillzeit, Anämie, Blutmangel, Schwangerschaft, depressive Verstimmung, Unfruchtbarkeit, Alterung vorzeitig, Arteriosklerose-Prophylaxe, Hyperglykämie, Hypoglykämie, Blutzuckerschwankung, Darmperistaltik verlangsamt, Nervenschwäche

1 **Trocknen und wärmen**

Cholesterinwerte erhöht

Quellen B.L.2000, C.N.1999, J.B.2000, N.I.1999, P.P.1993, P.R.(N2)1999, Y.S.2003, Wikipedia, K.K./NZZ/14-42004, Sch.R./E-U/48(2001)2

Bohnen, grün

Buschbohnen, Stangenbohnen, Fisolen
Phaeseolus vulgaris

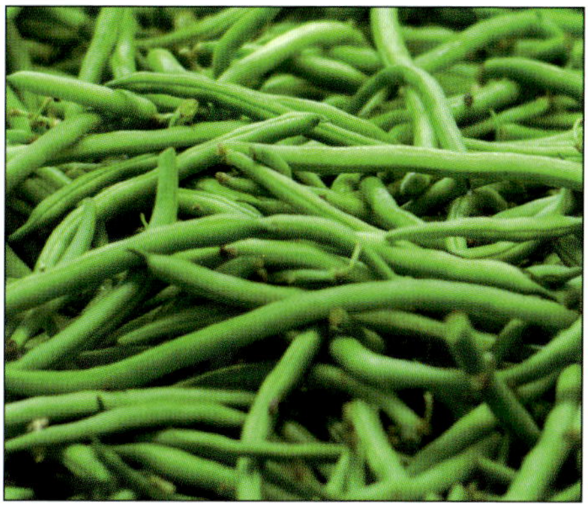

Familie:

Fabaceae

Pflanzenteile:

Schoten

Humorale Qualität:

kühlend 1°, wärmend 1–2°, trocknend 2°, befeuchtend/nährend 1°

Geschmack:

süss

TEN-Wirkungen mit Prioritäten und Indikationen

1 **Befeuchten/nähren und wärmen**

Nierensteine, Gicht (5g oder 1,5–2 EL pro Tasse Bohnenschalen mit heissem Wasser übergiessen), Spermienbildung reduziert, Anämie, Blutmangel, Hyperglykämie, Diabetes mellitus, Libidomangel

2 **Trocknen und wärmen**

Durchfall, Diarrhö, Ödem, Ausfluss, Leukorrhö

3 **Befeuchten/nähren und kühlen**

Durst, Trockenheit, Säftemangel

Quellen B.L.2000, E.I.2002, H.R.2006, L.U.1996, P.R.(HP2)1999, P.R.(N1)1999, P.R.(N2)1999, S.F.2004, S.U.2004, Wikipedia, W.B./E-U/48(2001)12

Erbsen, frisch

Pisum sativum

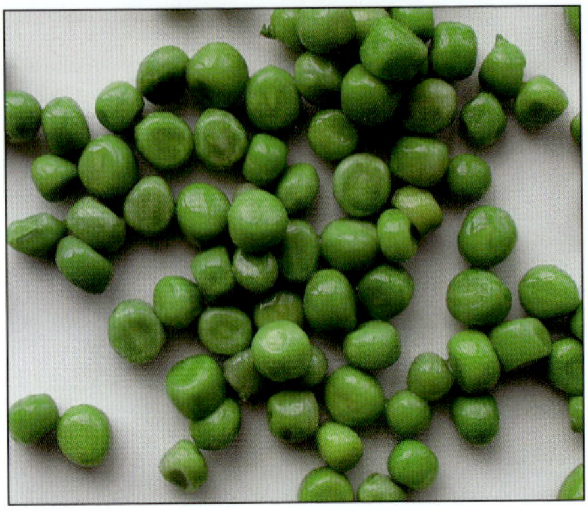

Familie:

Fabaceae

Pflanzenteile:

Samen

Humorale Qualität:

kühlend 1°, wärmend 2–3°, trocknend 1°, befeuchtend/nährend 2–3°

Geschmack:

süss

TEN-Wirkungen mit Prioritäten und Indikationen

1 **Befeuchten/nähren und wärmen**

Appetitlosigkeit, Müdigkeit, Abgeschlagenheit, Energiemangel, Erschöpfung, Schluckauf, Verdauungsstörung, Spasmen, Verstopfung, Depression, Milchstau, Diabetes mellitus, Übelkeit, Aufstossen, Durchfall

2 **Trocknen und wärmen**

Ödeme, Wasseransammlung, Cholesterinwerte erhöht

2 **Befeuchten/nähren und kühlen**

Rachentrockenheit, Mundtrockenheit, Durst, Unruhe, Nervosität, Reizbarkeit, Schlaflosigkeit, Insomnia

3 **Schärfen ausleiten und kühlen**

Furunkel, Karbunkel

Quellen B.L.2000, C.N.1999, E.U.1997, F.B.1992, H.R.2006, J.B.2000, P.M.1997, P.P.1993, P.P.2002, P.R.(N1)1999, P.R.(N2)1999, S.F.2004, S.U.2004, Wikipedia, F.S./E-U/49(2002)4, H.U./E-U/46(1999)3, K.S/E-U/50(2003)6, M.C./E-U/48(2001)5, N.T./NHP/4-1998 Sch.H./Nat/3-1993

Fenchel

Foeniculum vulgare

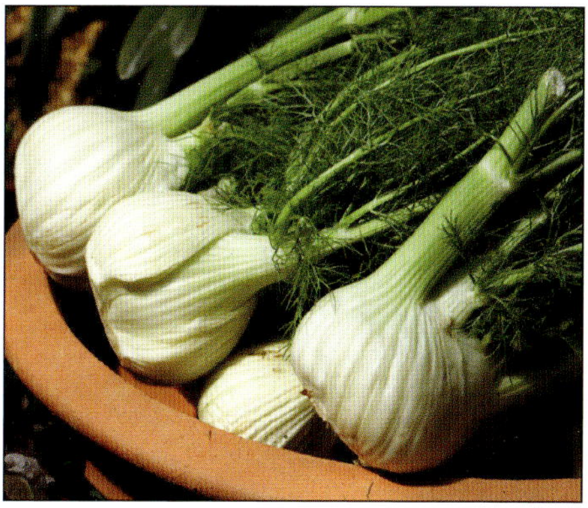

Familie:
Apiaceae

Pflanzenteile:
Knolle, Kraut

Humorale Qualität:
kühlend 0°, wärmend 3°, trocknend 1°, befeuchtend/nährend 2°

Geschmack:
süss, scharf

TEN-Wirkungen mit Prioritäten und Indikationen

1 Befeuchten/nähren und wärmen

Meteorismus, Blähungen ohne Windabgang, Verdauungsschwäche, Appetitlosigkeit, Brechreiz, Muskelkrämpfe, Darmperistaltik verlangsamt, Bauchschmerzen bei Säuglingen und Kleinkindern (ungesüsster Tee mit Fenchelkraut), Dysmenorrhö, Menstruationsbeginn stockend, Unterleibsschmerzen, Ulzera (Dekokt aus Kraut als Kompresse), Gelenkschmerzen (Fenchelknolle), Hernie (innerlich, Saft aus Knolle und Kraut mit heissem Wein mischen), Menstruationsblut klumpig, PMS, Prämenstruelles Syndrom

2 Trocknen und wärmen

Atemwegsverschleimung, Husten mit Schleim

3 Schärfen ausleiten und kühlen

Masern, Exanthembildung fördernd bei Masern (Dekokt aus Kraut)

Quellen E.U.1997, J.B.2000, P.M.1997, P.R.(N2)1999, S.U.2004, Wikipedia, K.K./NZZ/14-4-2004

Frühlingszwiebel

Winterzwiebel, Schnittzwiebel
Allium fistulosum

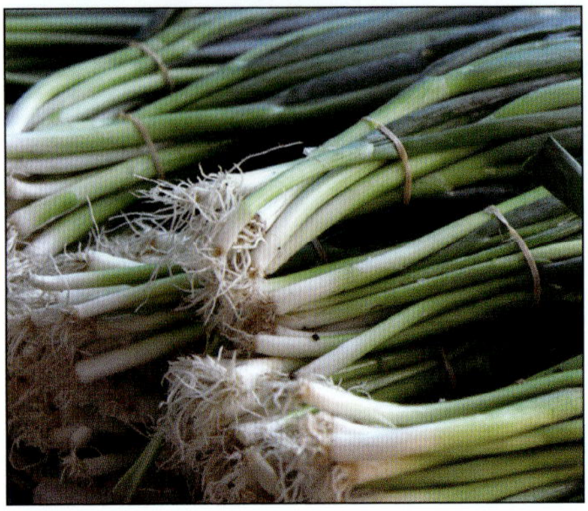

Familie:

Liliaceae

Pflanzenteile:

Zwiebel, Blätter

Humorale Qualität:

kühlend 0°, wärmend 3°, trocknend 1°, befeuchtend/nährend 2°

Geschmack:

roh: scharf, gekocht: süss, scharf

TEN-Wirkungen mit Prioritäten und Indikationen

1 **Schärfen ausleiten und kühlen**

Erkältung fiebrig, Erkältungskopfschmerz, Nase verstopft, Frösteln, Kälteaversion, Schweissbildungsmangel (Frühlingszwiebeln mit frischen Ingwerscheiben kochen und eventuell etwas braunen Zucker beimengen), Masern im 2. Stadium (Exanthembildung; wenn Fieber bereits abgeklungen ist; täglich 3 Tassen Tee), Abszess, Schwellung (3 x täglich äusserlich auflegen)

2 **Befeuchten/nähren und wärmen**

Thoraxschmerzen, Angina pectoris, Brustenge, Herzschmerz, Brustulzeration, Ulzera, Hyperglykämie

2 **Trocknen und wärmen**

Ödem, Gesichtsödem, Cholesterinwerte erhöht (120 g Frühlingszwiebeln auspressen; 2–3 EL Saft mit heissem Wasser einnehmen)

3 **Parasiten eliminieren**

Würmer, Askaridiasis, Spulwürmer (Saft von 30 g Frühlingszwiebeln; 30 g Sesamöl zusammenmischen und auf einmal einnehmen; 2 x täglich nüchtern)

Quellen C.N.1999, E.U.1997, F.B.1995, J.B.2000, K.J.2001, P.M.1997, P.R.(N2)1999, S.U.2004, K.K./NZZ/14-42004

Gurke

Salatgurke
Cucumis sativus

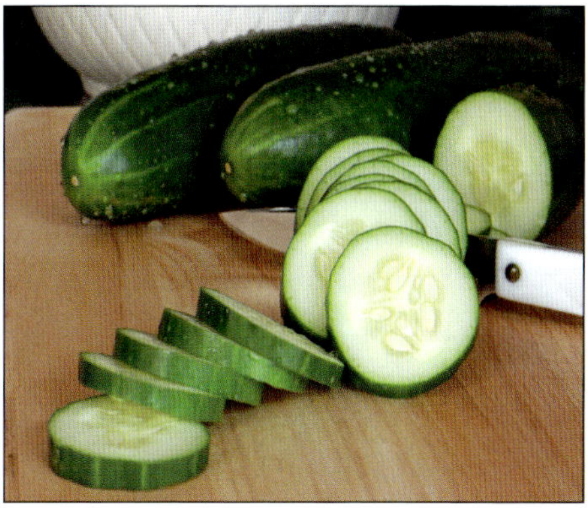

Familie:

Cucurbitaceae

Pflanzenteile:

Frucht

Humorale Qualität:

kühlend 3°, wärmend 1°, trocknend 1°, befeuchtend/nährend 3°

Geschmack:

süss, bitter

TEN-Wirkungen mit Prioritäten und Indikationen

1 **Befeuchten/nähren und kühlen**

Durst, Augenrötung, Augen geschwollen (Saft äusserlich), Akne (roh essen und äusserlich auflegen), Unruhe, Hitzeaversion (roh essen), Sonnenbrand (äusserlich), Lungentrockenheit

2 **Trocknen und wärmen**

Hände geschwollen, Füsse geschwollen, Ödem, Wasseransammlung (Tee aus Gurkenschale), Gedunsenheit des Abdomens (1 Gurke in zwei Hälfte schneiden; eine Hälfte Wasser; die andere in Essig kochen; nüchtern essen oder Saft auspressen und nüchtern trinken)

2 **Schärfen ausleiten und kühlen**

Toxine, Schärfen im Blut, Nierenentzündung, Blasenentzündung, Harnwegsinfekt, Magenschleimhautentzündung, Konjunktivitis, Halsentzündung (Saft 3 x täglich ein Glas), Sommergrippe (120 g Gurke in Honig eintauchen und 2–3 x täglich essen)

Kontraindikationen und sonstige Hinweise

Gurken sind basenreich, harnsäurelösend und wassertreibend. Sie besitzen ein dem Insulin verwandtes Ferment und haben daher auch bei Zuckerkrankheit einen hohen diätetischen Wert.

Quellen C.N.1999, E.U.1997, F.B.1995, J.B.2000, K.J.2001, L.U.1996, P.R.(N2)1999, S.U.2004, K.K./NZZ/14-4-2004

Karotte

Daucus carota

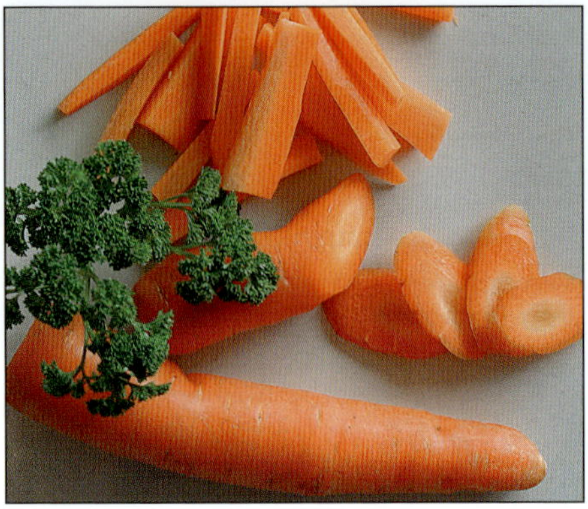

Familie:

Apiaceae

Pflanzenteile:

Wurzel

Humorale Qualität:

kühlend 1°, wärmend 2–3°, trocknend 1°, befeuchtend/nährend 2°

Geschmack:

süss

TEN-Wirkungen mit Prioritäten und Indikationen

1 Befeuchten/nähren und wärmen

Blähungen, Verdauungsstörung (Karotte gekocht; püriert oder als Suppe), Bindegewebeschwäche, Knochenwachstumsstörungen, Zahnzerfall, Knochenschwäche (täglich 160 g roh oder 1–2 Gläser Saft), Abwehrschwäche, Infektanfälligkeit, Immunschwäche, Nachtblindheit, Augen trocken, Milchbildungsmangel, Laktationsmangel, Haut trocken, Schleimhauttrockenheit, Haut dünn, Verhärtung, Gallensteine (Karottensaft), Tumor-Prophylaxe, Krebs-Prophylaxe, Krebstherapie-Unterstützung

2 Schärfen ausleiten und kühlen

Ohrinfektion, Ohrschmerz, Tonsillitis, Mandelentzündung, Schleimhautentzündung, Darmentzündung, Gastritis, Lungenentzündung, Magendarmentzündung, Harnwegsentzündung, Keuchhusten, Halsentzündung, Durchfall, Diarrhö (Karotten mit Reisschleim), Übersäuerung des Körpers, Rheuma, Akne, Abszess, Wunde infiziert (äusserlich gerieben als Brei; Umschlag), Raucherentwöhnung, Masern, Windpocken, Exanthembildung fördernd (Karotten mit Korianderkraut-Tee trinken)

3 Trocknen und wärmen

Bronchitis chronisch

3 Parasiten eliminieren

Madenwürmer (Karotten roh; gerieben)

Quellen B.L.2000, C.N.1999, E.U.1997, F.B.1992, J.B.2000, L.U.1996, P.P.1993, P.R.(HP1)1998, P.R.(N2)1999, P.W.1988, S.U.2004, Y.S.2003, AG-D/NL/1-2005a, A.J./N&H/11-1997, K.K./NZZ/14-4-2004, W.B./EU/48(2001)2

Kartoffel

Erdapfel
Solanum tuberosum

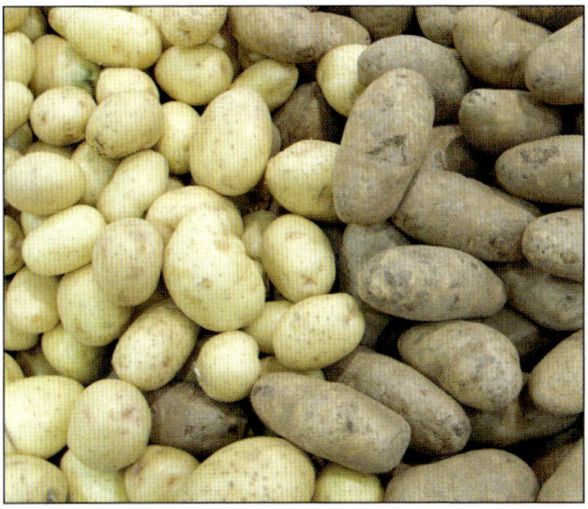

Familie:

Solanaceae

Pflanzenteile:

Knolle/ unterirdischer Speichertrieb

Humorale Qualität:

kühlend 2°, wärmend 1°, trocknend 0°, befeuchtend/nährend 2°

Geschmack:

süss

TEN-Wirkungen mit Prioritäten und Indikationen

1 **Befeuchten/nähren und kühlen**

Magengeschwür, Zwölffingerdarmgeschwür (1/2 Tasse rohen Kartoffelsaft 2–3x täglich zwischen den Mahlzeiten), Bluthochdruck, Hypertonie (roher Saft), Verbrennung (äusserlich geriebene rohe Kartoffeln auflegen oder den Saft aufträufeln), Augenrötung, Augen geschwollen, Augenschmerzen (Wickel mit rohen Kartoffeln), Magenübersäuerung (roher Saft)

1 **Schärfen ausleiten und kühlen**

Übersäuerung des Körpers, Harnsäurewerte erhöht (roher Saft), Abszess, Brustabszess, Furunkel, Karbunkel (Wickel mit geriebenen rohen Kartoffeln zum Herausziehen von Eiter), Entzündung (äusserlich geriebene rohe Kartoffeln auflegen oder den Saft aufträufeln), Mumps, Parotitis, Ohrspeicheldrüsenentzündung (Kartoffelsaft-Essig-Kompresse)

2 **Befeuchten/nähren und wärmen**

Rheuma, Arthritis (Wickel mit gekochten Kartoffeln)

Quellen C.N.1999, E.U.1997, F.B.1992, F.B.1995, J.B.2000, P.P.1993, P.R.(N2)1999, S.U.2004, Wikipedia, C.M./EU/50(2003)2, H.H./E-U/47(2000)10, H.U./E-U/46(1999)3, J.G./E-U/49(2002)1, K.K./NZZ/14-4-2004, W.B./E-U/48(2001)10, W.E./E-U/47(2000)1

Kohl, Blumenkohl

Romanesco, grüner Blumenkohl
Brassica oleracea var. botrytis

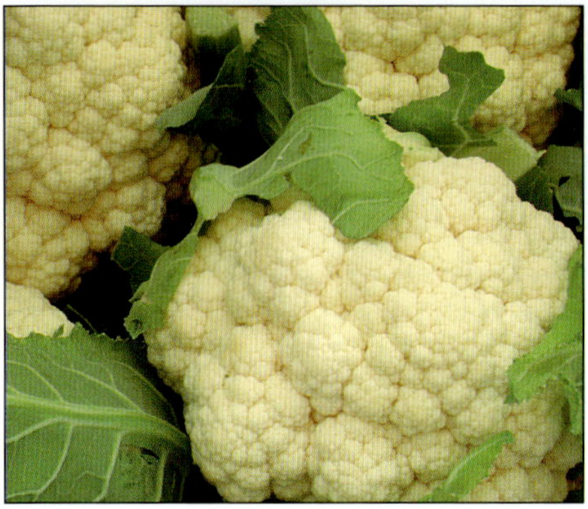

Familie:

Brassicaceae

Pflanzenteile:

unreifer Blütenstand

Humorale Qualität:

kühlend 1°, wärmend 1–2°, trocknend 1°, befeuchtend/nährend 2°

Geschmack:

süss, scharf

TEN-Wirkungen mit Prioritäten und Indikationen

1 **Befeuchten/nähren und wärmen**

Darmperistaltik verlangsamt, Verstopfung, Obstipation, Abdominalschmerz, Bauchschmerz, Divertikulose, Dickdarmkrebs-Prophylaxe, Tumor-Prophylaxe, Krebs-Prophylaxe, Verdauungsschwäche, Dyspepsie, Asthma, Abwehrschwäche, Nierensteine, Niereninsuffizienz, Nierenschwäche, Oligurie, Urinieren vermindert, Gicht

2 **Trocknen und wärmen**

Diarrhö, Durchfall, Ödem, Bluthochdruck, Hypertonie, Tumor

2 **Befeuchten/nähren und kühlen**

Magenschleimhautentzündung, Magengeschwür, Husten trocken, Arthritis

3 **Schärfen ausleiten und kühlen**

Lungenschleim gelb, Husten mit gelbem Schleim, Husten mit grün-blutigem Schleim, Bronchitis, Sinusitis, Keuchhusten, Dickdarmentzündung

---

Quellen M.I.2005, O.K.2005, P.P.1993, P.R.(N1)1999, P.R.(N2)1999, S.U.2004, K.K./NZZ/14-4-2004, S.G./EU/48(2001)8, W.B/E-U/48(2001)10

Kohl, Brokkoli

Broccoli
Brassica oleracea var. italic

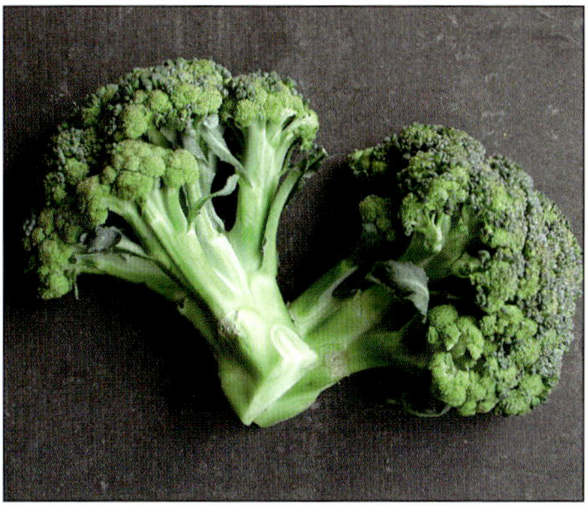

Familie:

Brassicaceae

Pflanzenteile:

Blütenstand

Humorale Qualität:

kühlend 1°, wärmend 1°, trocknend 1°, befeuchtend/nährend 2°

Geschmack:

süss, scharf, bitter

TEN-Wirkungen mit Prioritäten und Indikationen

1 **Befeuchten/nähren und wärmen**

Anämie, Blutmangel, Haut trocken, Haut rau, Kurzsichtigkeit, Krebs-Prophylaxe, Lungenkrebs-Prophylaxe, Dickdarmkrebs-Prophylaxe, Brustkrebs-Prophylaxe, Magenkrebs-Prophylaxe, Muskeltonus herabgesetzt, Verdauungsschwäche, Darmperistaltik verlangsamt, Nahrungsstau

2 **Trocknen und wärmen**

Wasseransammlung, Ödem, Bluthochdruck, Hypertonie

3 **Befeuchten/nähren und kühlen**

Augenrötung, Augenschmerzen

3 **Schärfen ausleiten und kühlen**

Helicobacter pylori, Magengeschwür

Quellen B.L.2000, J.B.2000, N.I.1999, P.M.1997, P.R.(N1)1999, P.W.1988, Wikipedia, K.K./NZZ/14-4-2004, S.G./EU/48(2001)8, W.B/E-U/48(2001)2, W.B/E-U/48(2001)8, W.B./E-U/48(2000)12, Zz/H-M/6-2002

Kohl, Chinakohl

Brassica rapa (syn. B. chinensis)

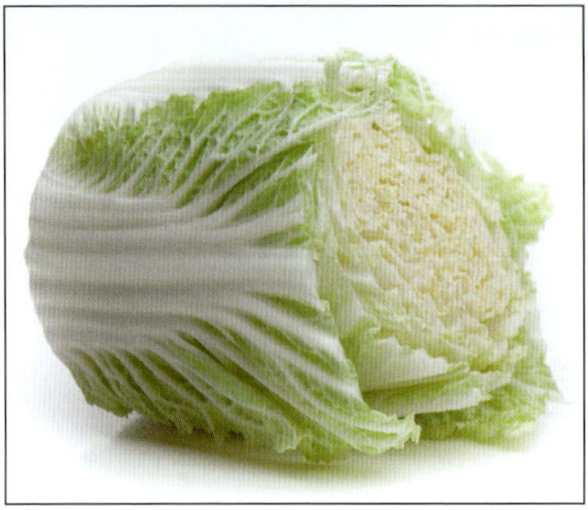

Familie:

Brassicaseae

Pflanzenteile:

Blätter

Humorale Qualität:

kühlend 2°, wärmend 1°, trocknend 1–2°, befeuchtend/nährend 1–2°

Geschmack:

süss, scharf

TEN-Wirkungen mit Prioritäten und Indikationen

1 **Schärfen ausleiten und kühlen**

Erkältung fiebrig, Husten (Chinakohlsaft mit Honig vermischt einnehmen oder 120g Chinakohl mit Wurzeln in Streifen schneiden; 10g frischer Ingwer; 10g Frühlingszwiebel in Wasser kochen und Tee trinken)

2 **Trocknen und Kühlen**

Dysurie, Urinieren erschwert, Strangurie, Harndrang schmerzhaft, Ausfluss gelb (250g Chinakohl in feinen Streifen schneiden, weich kochen und mit Sesamöl und Salz abschmecken)

2 **Befeuchten/nähren und kühlen**

Unruhe, Säftemangel, Trockenheit, Verstopfung

3 **Befeuchten/nähren und wärmen**

Dickdarmkrebs-Prophylaxe, Darmperistaltik verlangsamt

Quellen B.L.2000, E.U.1997, F.W.1997, J.B. 2000, M.E.2003, N.I.1999, P.M.1997, P.R.(N2)1999, P.W.1988, K.K./NZZ/14-4-2004, S.G./E-U/48(2001)8, W.B./E-U/48(2001)8

Kohl, Federkohl

Grünkohl, Krauskohl, Winterkohl
Brassica oleracea var. sabellica

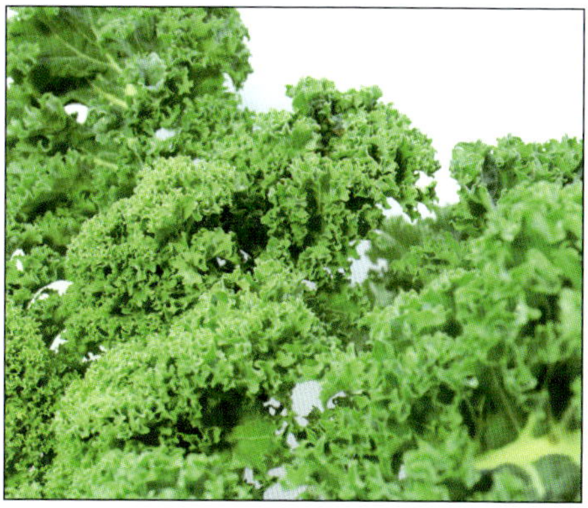

Familie:

Brassicaceae

Pflanzenteile:

Blätter

Humorale Qualität:

kühlend 1°, wärmend 2°, trocknend 0°, befeuchtend/nährend 2°

Geschmack:

süss, bitter, scharf

TEN-Wirkungen mit Prioritäten und Indikationen

1 **Befeuchten/nähren und wärmen**

Anämie, Blutmangel, Haut rau, Sehschwäche, Spannung im Brustbereich, Muskeltonus herabgesetzt, Verdauungsschwäche, Nahrungsstau, Darmperistaltik verlangsamt, Krebs-Prophylaxe, Lungenkrebs-Prophylaxe, Dickdarmkrebs-Prophylaxe

2 **Befeuchten/nähren und kühlen**

Magengeschwür, Zwölffingerdarmgeschwür (Saft)

Quellen B.L.2000, E.U.1997, M.E.2003, N.I.1999, P.M.1997, P.R.(N2)1999, P.W.1988, Wikipedia, H.H./EU/47(2000)10, K.K./NZZ/14-4-2004, S.G./E-U/48(2001)8, W.B./E-U/48(2001)2, W.B./E-U/48(2001)8, W.B./E-U/48(2001)12

Kohl, Pak-Choi

Chinesischer Senfkohl, Paksoi
Brassica rapa (syn. B. chinensis)

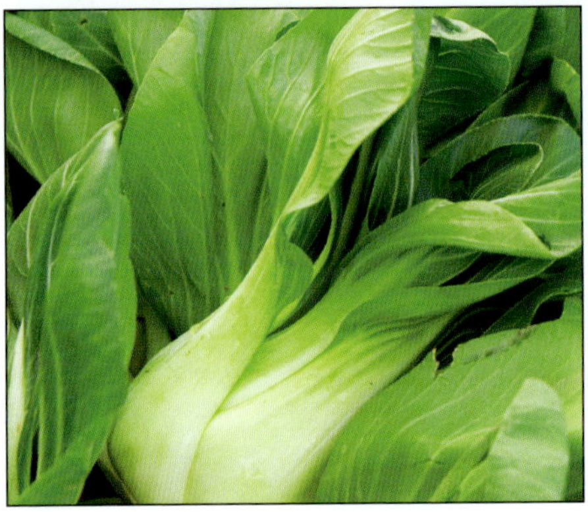

Familie:

Brassicaceae

Pflanzenteile:

Blätter

Humorale Qualität:

kühlend 0–1°, wärmend 2°, trocknend 1–2°, befeuchtend/nährend 2°

Geschmack:

scharf

TEN-Wirkungen mit Prioritäten und Indikationen

1 **Befeuchten/nähren und wärmen**

Muskeltonus herabgesetzt, Verdauungsschwäche, Darmperistaltik verlangsamt, Schwäche der Kochung, Nahrungsstau, Krebs-Prophylaxe, Lungenkrebs-Prophylaxe, Dickdarmkrebs-Prophylaxe, Brustenge, Verletzung, Prellung, Zerrung, Quetschung (Kohlblätter gequetscht auflegen)

2 **Schäfen ausleiten und kühlen**

Husten mit klarem Auswurf, Erkältung beginnend (Kohlblätter gequetscht auflegen)

Quellen B.L.2000, F.B.1995, F.W.1997, P.M.1997, N.I.1999, P.R.(N2)1999, P.W.1988, Wikipedia, S.G./EU/48(2001)8, W.B/E-U/48(2001)8

Kohl, Rosenkohl

Sprossenkohl
Brassica oleracea var. gemmifera

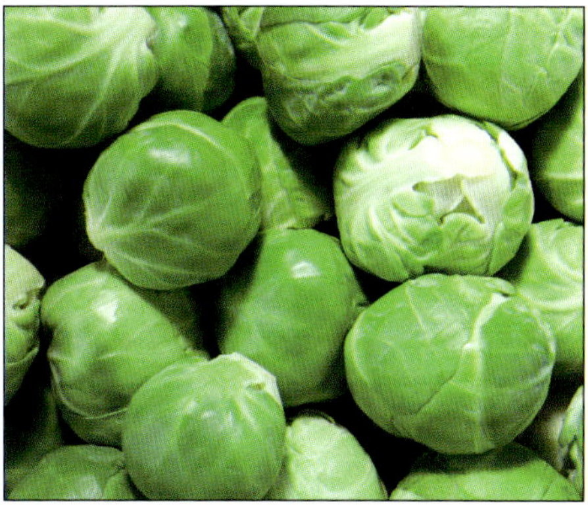

Familie:

Brassicaceae

Pflanzenteile:

Blätter

Humorale Qualität:

kühlend 1°, wärmend 2°, trocknend 1°, befeuchtend/nährend 1–2°

Geschmack:

süss, bitter

TEN-Wirkungen mit Prioritäten und Indikationen

1 **Befeuchten/nähren und wärmen**

Schwäche der Kochung, Verdauungsschwäche, Darmperistaltik verlangsamt, Konzentrationsschwäche, Müdigkeit, Abgeschlagenheit, Energiemangel, Erschöpfung, Antriebslosigkeit, Bindegewebeschwäche, Lungenkrebs-Prophylaxe, Brustkrebs-Prophylaxe, Dickdarmkrebs-Prophylaxe, Arteriosklerose-Prophylaxe, Anämie, Blutmangel, Haut rau, Haare glanzlos, Nägel brüchig, Nervosität, Unruhe innere

2 **Trocknen und wärmen**

Tumor, Krebs, Übergewicht, Adipositas

3 **Schärfen ausleiten und kühlen**

Übersäuerung des Körpers

Quellen C.L.2001, O.K.2005, P.R.(N1)1999, P.R.(N2)1999, S.F.2004, S.U.2004, AG-D/NL/1-2007, K.K./NZZ/14-42004, S.G./E-U/48(2001)8, W.B./E-U/48(2001)8

Kohl, Rotkohl

Blaukraut, Rotkraut
Brassica oleracea var. capitata

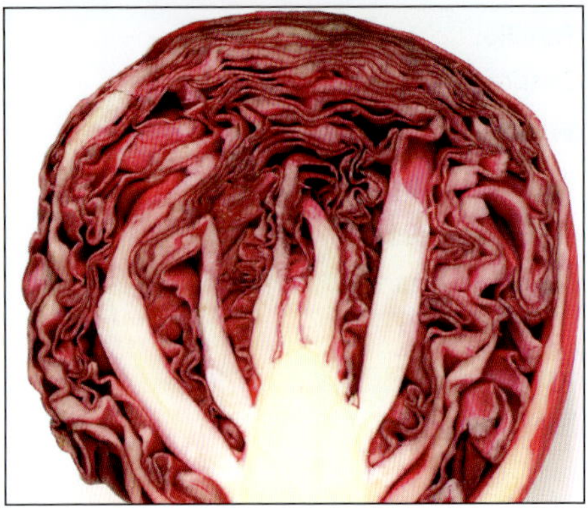

Familie:

Brassicaceae

Pflanzenteile:

Blätter

Humorale Qualität:

kühlend 1–2°, wärmend 2°, trocknend 0°, befeuchtend/nährend 2°

Geschmack:

süss, scharf

TEN-Wirkungen mit Prioritäten und Indikationen

1 **Befeuchten/nähren und wärmen**

Schwäche der Kochung, Nahrungsstau, kalte Füsse, Durchblutungsstörung, Frostbeule (Waschung mit Tee), Varizen, Wunden, Nachtblindheit, Depression, Verdauungsschwäche, Darmperistaltik verlangsamt

1 **Befeuchten/nähren und kühlen**

Magengeschwür, Zwölffingerdarmgeschwür, Reizbarkeit, Arthritis, Ulkus cruris (äusserlich als Wickel)

2 **Schärfe ausleiten und Kühlen**

Schärfen im Blut (zur Blutreinigung 1/2 Tasse frischen Kohlsaft; 2–3 x täglich; falls zu scharf, mit Stangenselleriesaft mischen; mindestens 14 Tage einnehmen), Erkältung, Husten bellend (Suppe oder Tee)

3 **Parasiten eliminieren**

Würmer (Kohl mit Knoblauch mischen)

Quellen K.K./NZZ/14-4-2004, S.G./E-U/48(2001)8, W.B./E-U/48(2001)8, W.B./E-U/49(2002)4

Kohl, Weisskohl

Chabis, Kabis, Kraut
Brassica oleracea var. capitata

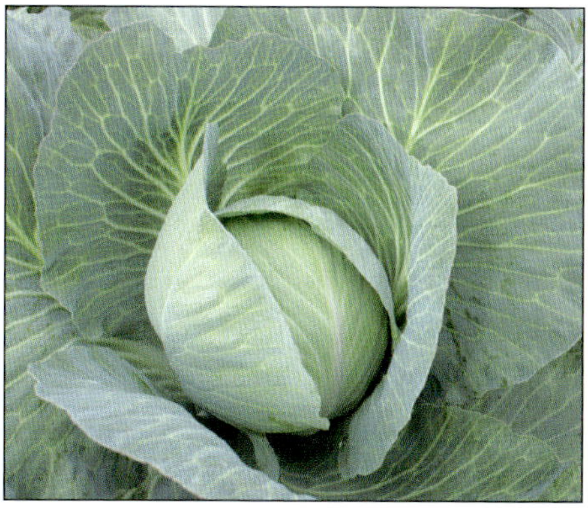

Familie:

Brassicaceae

Pflanzenteile:

Blätter

Humorale Qualität:

kühlend 1–2°, wärmend 1–2°, trocknend 0°, befeuchtend/nährend 2°

Geschmack:

süss, scharf

TEN-Wirkungen mit Prioritäten und Indikationen

1 **Befeuchten/nähren und kühlen**

Magengeschwür, Zwölffingerdarmgeschwür, Magenschmerzen, Colitis ulcerosa (1dl frischen Kohlsaft 1–3x täglich; falls zu scharf mit Stangenselleriesaft mischen, mindestens 14 Tage einnehmen), Arthritis, Gelenkschmerz (äusserlich: rohes gequetschtes Blatt auflegen), Ulkus cruris, Wunde (äusserlich als Wickel)

1 **Befeuchten/nähren und wärmen**

Schwäche der Kochung, Nahrungsstau, Verdauungsschwäche, Verstopfung, Darmperistaltik verlangsamt, Muskeltonus herabgesetzt, Krebs-Prophylaxe, Arterienverengung, Verletzung stumpf (Wickel: rohes gequetschtes Blatt auflegen), Arthrose, Haut trocken, Frostbeulen (Waschungen mit Tee), Wundheilung schlecht

1 **Schärfen ausleiten und kühlen**

Erysipel, Wundrose (äusserlich als Wickel), Erkältung, Husten bellend (Suppe oder Tee), Magenschleimhautentzündung, Darminfekt, Divertikulitis (1dl frischen Kohlsaft 1–3x täglich; falls zu scharf mit Stangenselleriesaft mischen, mindestens 14 Tage einnehmen)

Quellen C.N.1999, E.U.1997, F.B.1992, P.P.1993, P.R.(N11999, P.R.(N2)1999, AG-D/ZTCM/1-2005a, K.K./NZZ/14-4-2004, S.G./E-U/48(2001)8, W.B./E-U/48(2001)8

Kohl, Wirz

Wirsing, Welschkohl
Brassica oleracea var. sabauda

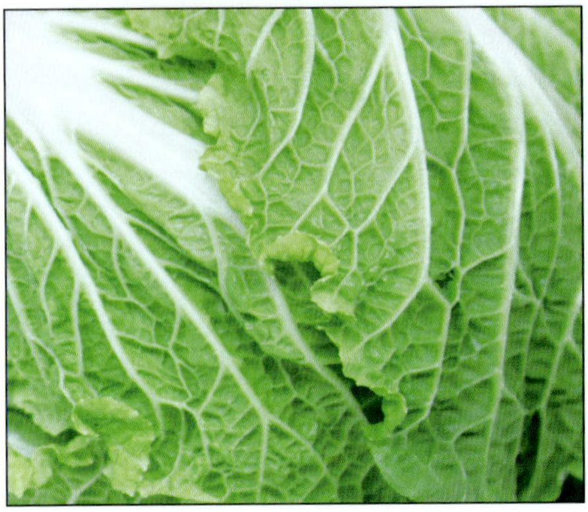

Familie:

Brassicaceae

Pflanzenteile:

Blätter

Humorale Qualität:

kühlend 1–2°, wärmend 1–2°, trocknend 0°, befeuchtend/nährend 2°

Geschmack:

süss, scharf

TEN-Wirkungen mit Prioritäten und Indikationen

1 **Befeuchten/nähren und kühlen**

Magengeschwür, Zwölffingerdarmgeschwür (1dl frischen Kohlsaft 1–3x täglich; falls zu scharf mit Stangenselleriesaft mischen, mindestens 14 Tage einnehmen), Ulkus cruris, Arthritis (äusserlich als Wickel)

1 **Befeuchten/nähren und wärmen**

Schwäche der Kochung, Verstopfung, Obstipation, kalte Füsse chronisch, Frostbeule (Waschung mit Tee), Nachtblindheit, Lichtempfindlichkeit, Depression, Reizbarkeit, Verletzung, Quetschung, Zerrung, Prellung (Blätter auflegen, Varizen, Wunde (äusserlich als Wickel)

1 **Schärfen ausleiten und kühen**

Erkältung, Husten bellend (Suppe oder Tee)

Quellen K.K./NZZ/14-4-2004, S.G./E-U/48(2001)8, W.B./E-U/48(2001)2, W.B./E-U/48(2001)8

Kohlrabi

Brassica oleracea var. gongylodes

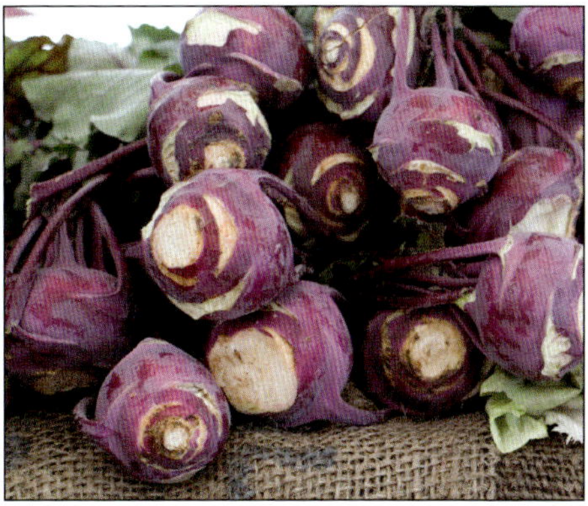

Familie:

Brassicaceae

Pflanzenteile:

verdickter Spross

Humorale Qualität:

kühlend 1–2°, wärmend 1–2°, trocknend 1°, befeuchtend/nährend 2°

Geschmack:

scharf, süss, bitter

TEN-Wirkungen mit Prioritäten und Indikationen

1 **Befeuchten/nähren und wärmen**

Kalte Hände, kalte Füsse, Muskeltonus herabgesetzt, Verdauungsschwäche, Nahrungsstau, Darmperistaltik verlangsamt, Krebs-Prophylaxe, Anämie, Blutmangel, Thrombose-Prophylaxe, Diabetes mellitus, Hypoglykämie, Hyperglykämie, Blutzuckerschwankung

1 **Befeuchten/nähren und kühlen**

Muskelkrämpfe, Migräne (oberste kleine Blätter mitessen)

2 **Trocknen und wärmen**

Dysurie, Harnzwang, Urinieren schmerzhaft, Schwellung, Nebenhöhlenschwellung, Hodenschwellung

3 **Trocknen und kühlen**

Darmblutung, Nasenbluten (Saft)

3 **Schärfen ausleiten und kühlen**

Toxine, Drogenmissbrauch, Alkoholabusus

Quellen B.L.2000, C.N.1999, F.B.1992, J.B.2000, K.J.2001, L.U.1996, N.I.1999, P.M.1997, P.R.(N2)1999, P.W.1988, S.U.2004,K.K./NZZ/14-4-2004, S.G./E-U/48(2001)8, W.B./E-U/48(2001)8

Krautstiel, weiss, rot

Mangold, Schnittmangold
Beta vulgaris var. vulgaris

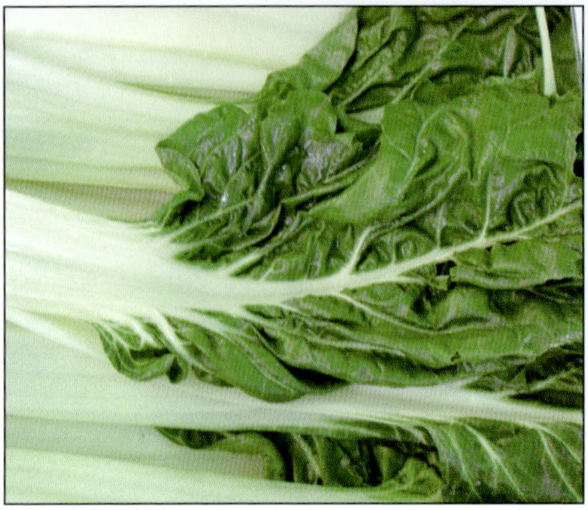

Familie:

Chenopodiaceae

Pflanzenteile:

Blätter

Humorale Qualität:

kühlend 2°, wärmend 1–2°, trocknend 1°, befeuchtend/nährend 1–2°

Geschmack:

süss, bitter

TEN-Wirkungen mit Prioritäten und Indikationen

1 **Befeuchten/nähren und wärmen**

Altershaut empfindliche, Anämie, Blutmangel, Amenorrhö, Nervosität, Sehschwäche, Nachtblindheit, Makuladegeneration-Prophylaxe, Haut trocken, Haare brüchig, Wundheilung schlecht

1 **Befeuchten/nähren und kühlen**

Schleimhautreizung, Schleimhautentzündung, Magenschleimhautentzündung, Darmentzündung, Zahnfleischentzündung

2 **Trocknen und kühlen**

Blutungen, Nasenbluten, Darmblutung

3 **Schärfen ausleiten und kühlen**

Schärfen im Blut, Masern, Exanthembildung fördernd bei Masern

Quellen C.N.1999, E.U.1997, F.B.1995, I.E.2005, P.M.1997, P.P.1993, P.R.(N2)1999, P.W.1988, S.U.2004, K.K./NZZ/14-4-2004

Kürbis Winterkürbisarten

Butterkürbis, Knirps, Moschus, Hokaido
Cucurbita moscata, Cucurbita maxima

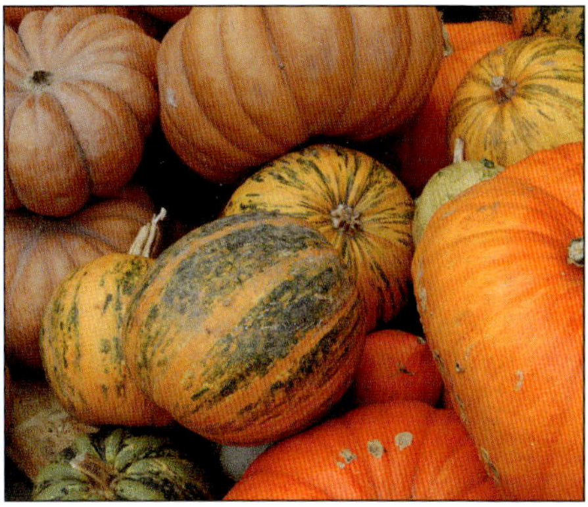

Familie:
Cucurbitaceae

Pflanzenteile:
Frucht

Humorale Qualität:
kühlend 1°, wärmend 2°, trocknend 1°, befeuchtend/nährend 2°

Geschmack:
süss

TEN-Wirkungen mit Prioritäten und Indikationen

1 **Befeuchten / nähren und wärmen**

Blutzuckerschwankung, Sehschwäche, Grauer Star, Katarakt, Augenlinsentrübung, Arteriosklerose-Prophylaxe, Arteriosklerose, Krebs-Prophylaxe, Nephropathie, Nierenerkrankungen, Niereninsuffizienz, Nierenschwäche, Bluthochdruck, Hypertonie

1 **Befeuchten/nähren und kühlen**

Gastritis, Magenschleimhautentzündung, Magenübersäuerung, Sodbrennen Zwölffingerdarmgeschwür, Obstipation, Verstopfung trocken, Stuhl hart, Husten unproduktiv

2 **Trocknen und wärmen**

Lungenschleim, Bronchialsekret zähflüssig, Hals verschleimt, Ödeme, Asthma bronchiale

3 **Schärfen ausleiten und kühlen**

Toxine (roh)

Kontraindikationen und sonstige Hinweise

Grosse Mengen führen zu Nahrungsstau.

Quellen C.N.1999, E.U.1997, F.B.1995, N.I.1999, P.M.1997, P.P.1993, P.R.(N2)1999, S.U.2004, K.K./NZZ/14-42004

Lauch

Porree
Allium porum

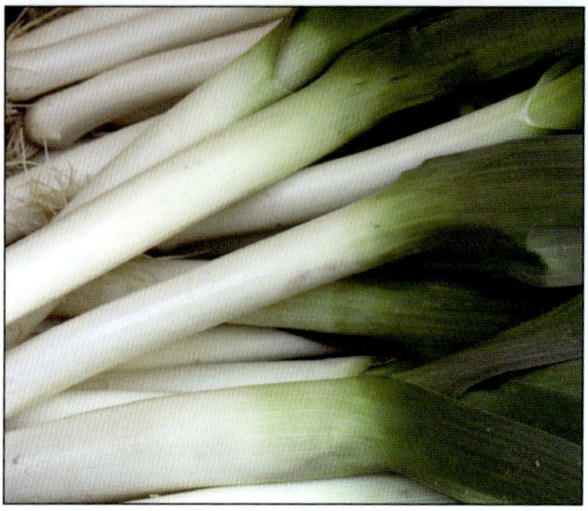

Familie:
Liliaceae

Pflanzenteile:
Blätter

Humorale Qualität:
kühlend 1°, wärmend 3°, trocknend 1°, befeuchtend/nährend 1–2°

Geschmack:
roh: scharf; gekocht: süss, scharf

TEN-Wirkungen mit Prioritäten und Indikationen

1 **Befeuchten / nähren und wärmen**

Niereninsuffizienz, Nierenschwäche, Diarrhö, Durchfall, Libidomangel, Impotenz, Samenerguss vorzeitig, Urinieren unwillkürlich, Harninkontinenz, Rückenschmerzen, Beinschwäche, Kälteaversion, Müdigkeit, Abgeschlagenheit, Energiemangel, Erschöpfung (gekocht), Eisenmangel, Blutmangel, Anämie aus Erythrozytenbildungsmangel (grüne Pflanzenteile)

1 **Schärfen ausleiten und kühlen**

Harnsäurewerte erhöht, Nase verschleimt, Sinusitis, Atemwegsinfekt, Bronchitis, Dysphagie (roher Lauchwickel fein geschnitten), Erkältung (roh fein geschnitten als Suppeneinlage oder Saft)

3 **Trocknen und wärmen**

Ödeme, Blutung (roh)

Kontraindikationen und sonstige Hinweise

Bei Hitzesymptomatiken. Kann Blähungen verursachen. Bei rohem Verzehr ganz fein schneiden.

Quellen C.N.1999, E.I.2005, E.U.1997, F.B.1995, K.J.2001, P.M.1997, P.P.1993, P.R.(N2)2001, P.R.(N2)1999, AGD/ZTCM/1-2006, K.K./NZZ/14-4-2004

Löwenzahn, Gemüse

Taraxacum officinale

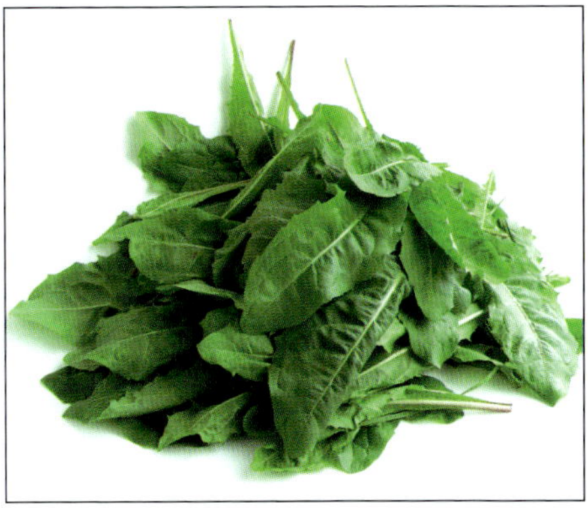

Familie:

Asteraceae

Pflanzenteile:

Blätter

Humorale Qualität:

kühlend 2°, wärmend 1–2°, trocknend 1–2°, befeuchtend/nährend 2°

Geschmack:

bitter, süss

TEN-Wirkungen mit Prioritäten und Indikationen

1 **Befeuchten / nähren und kühlen**

Augenrötung (60 bis 120 g frischen Löwenzahn in Wasser kochen; trinken und äusserlich zur Waschung der Augen), Magengeschwür, Zwölffingerdarmgeschwür, Gastritis chronisch, Obstipation, Verstopfung (Tee aus 60 g Löwenzahnblätter 60 g Maisgriffel 600 ml Wasser zu einer konzentrierten Flüssigkeit kochen; 3 x täglich 1 Tasse trinken), Halsentzündung akut, Kopfschmerzen, Migräne

1 **Befeuchten / nähren und wärmen**

Krebs-Prophylaxe, Tumor-Prophylaxe, Pfortaderstau, Hämorrhoiden, PMS, Prämenstruelles Syndrom, Brustspannen, Müdigkeit, Abgeschlagenheit, Energiemangel, Erschöpfung, Depressionen, Gallenflussstau, Leberverhärtung, Hypertonie, Bluthochdruck

1 **Schärfen ausleiten und kühlen**

Akne, Karbunkel, Furunkel, Schärfen im Blut, Mastitis, Brustdrüsenentzündung, Hepatitis, Ikterus, Gelbsucht, Entzündung, Halsdrüsenschwellung

2 **Trocknen und wärmen**

Ödeme, Schwellung, Urin trüb

Kontraindikationen und sonstige Hinweise

Bei Kochungsschwäche mit Durchfallneigung. Freiland-Löwenzahn verwenden, der im April-Mai auf ungedüngten Wiesen geerntet wird.

Quellen B.K.2000, C.N.1999, E.U.1997, K.J.2001, S.U.2004, AG-D/NL/2-2007, K.K./NZZ/14-4-2004

Mais, Zuckermais

Zea mays

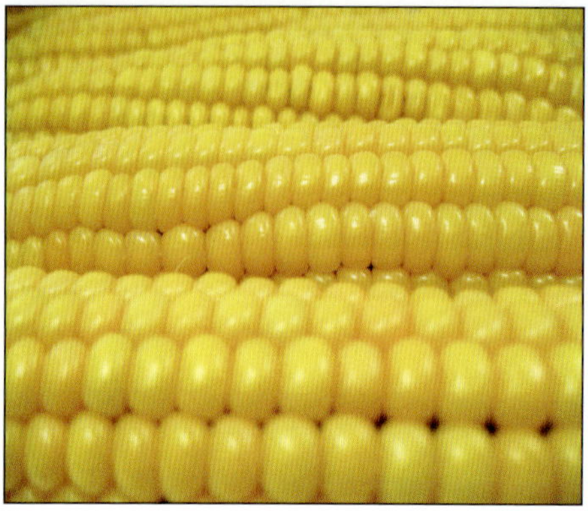

Familie:

Poaceae

Pflanzenteile:

Samen

Humorale Qualität:

kühlend 1°, wärmend 1–2°, trocknend 1°, befeuchtend/nährend 2°

Geschmack:

süss

TEN-Wirkungen mit Prioritäten und Indikationen

1 **Befeuchten / nähren und wärmen**

Schwäche der Kochung, Appetitlosigkeit, Untergewicht, Hypoglykämie, Unterzuckerung, Hyperglykämie, Dyspepsie, schwache Sexualität, Libidomangel, Zahnzerfall

1 **Befeuchten / nähren und kühlen**

Hyperthyreose, Schilddrüsenüberfunktion, Nephritis, Nierenentzündung, Zöliakie, Darmschleimhautreizung, Reizdarm

2 **Trocknen und wärmen**

Cholesterinwerte erhöht, Triglyzeridwert erhöht, Ödeme, Gedunsenheit

Kontraindikationen und sonstige Hinweise

Ausschliessliche Ernährung von Mais kann zu einem Niacin-Mangel führen. Dies führt zu Encephalopathien, krankhaften und entzündlichen Hirnveränderungen. Daher Mais mit Hülsenfrüchten kombinieren. Gut kauen, da die Maiskörner sonst nur schwer vom Verdauungstrakt aufschliessbar sind. Mais nimmt aus dem Boden nicht nur intensiv Mineralien, sondern auch Düngemittel, Pestizide und andere Schadstoffe auf. Daher Bio-Mais verwenden.

Quellen E.U.1997, F.B.1997, P.M.1997, P.R.(N2)1999, S.U.2004

Pastinake

Pastinaca sativa

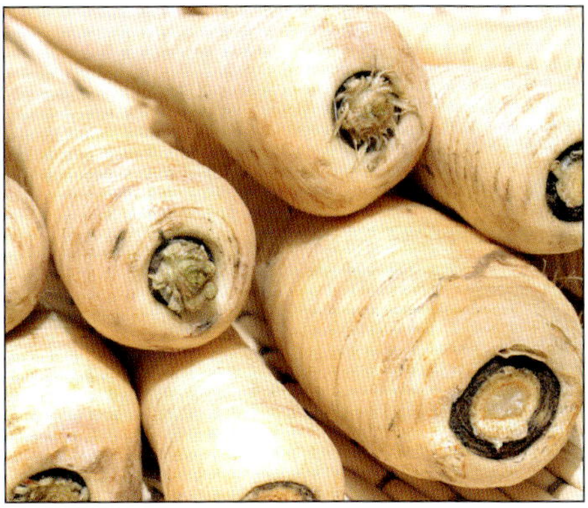

Familie:

Apiaceae

Pflanzenteile:

Wurzel

Humorale Qualität:

kühlend 1°, wärmend 2°, trocknend 0°, befeuchtend/nährend 2°

Geschmack:

süss, scharf

TEN-Wirkungen mit Prioritäten und Indikationen

1 **Befeuchten / nähren und wärmen**

Kurzatmigkeit, Abwehrschwäche, Infektanfälligkeit, Immunschwäche, Schwindel, Nachtblindheit, Augentrockenheit, Laktationsmangel, Milchbildungsmangel, Haut trocken, Schleimhauttrockenheit, Altershaut dünne, Nephrolithiasis, Nierensteine, Gallensteine, Gallenflussstau, Kopfschmerzen, Rheuma, Arthritis

2 **Befeuchten / nähren und kühlen**

Stuhl hart, Obstipation, Verstopfung trocken, Insomnia, Schlaflosigkeit

Kontraindikationen und sonstige Hinweise

Die Blätter sind giftig.

Quellen J.B.2001, P.P.1993, P.R.(N1)1999, S.U.2004, Wikipedia, B.M./Nat/11-1997, K.K./NZZ/14-4-2004

Peperoni, gelb, rot, grün

Paprika, Paprikaschote

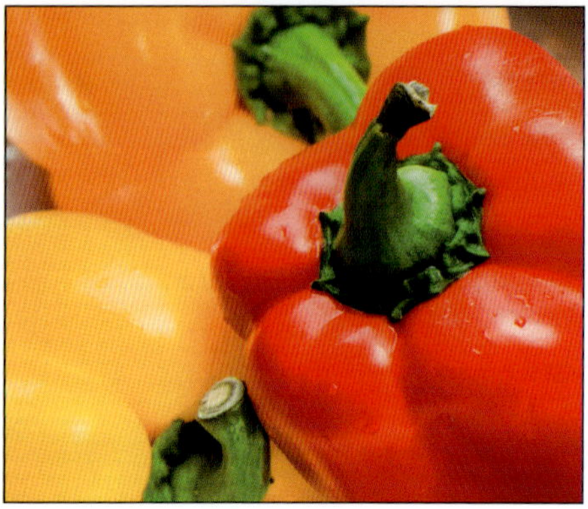

Familie:

Solanaceae

Pflanzenteile:

Frucht

Humorale Qualität:

kühlend 1°, wärmend 1°, trocknend 0–1°, befeuchtend/nährend 2°

Geschmack:

süss, bitter, scharf

TEN-Wirkungen mit Prioritäten und Indikationen

1 **Befeuchten / nähren und wärmen**

Arteriosklerose, Cholesterin-Ablagerung im Gefässsystem, Krebs-Prophylaxe, Magenkrebs-Prophylaxe, Dickdarmkrebs-Prophylaxe, Appetitlosigkeit, Magensäuremangel, Verdauungsschwäche

2 **Trocknen und wärmen**

Cholesterinwerte erhöht

Kontraindikationen und sonstige Hinweise

Bei Schwäche der Kochung.

Quellen E.U.1997, J.B.2000, P.R.(N2)1999, S.U.2004, Wikipedia, K.K./NZZ/14-4-2004, W.B./E-U/48(2001)2, W.B./E-U/48(2001)12

Radieschen, Rettich weiss

Raphanus sativus var. sativus

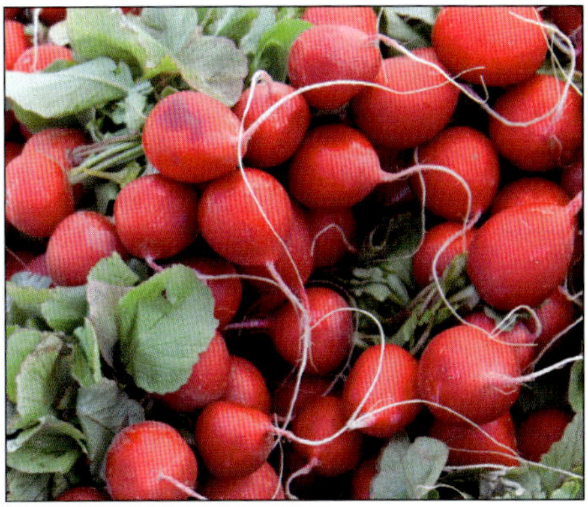

Familie:

Brassicaceae

Pflanzenteile:

Wurzel

Humorale Qualität:

kühlend 1°, wärmend 2°, trocknend 1°, befeuchtend/nährend 2–3°

Geschmack:

scharf, süss

TEN-Wirkungen mit Prioritäten und Indikationen

1 **Befeuchten / nähren und wärmen**

Verdauungsblockade (gegart), Magenschmerzen, Spannungsgefühl, Übelkeit, Brechreiz, Erbrechen, Flatulenz, Blähungen (Radieschen garen zu Brei oder als Gemüse oder Radieschensaft mit in heissem Wasser aufgelöstem Kandiszucker vermischen; vor dem Schlafengehen einnehmen; 3 bis 5 Abende wiederholen), Appetitlosigkeit, Abwehrschwäche, Infektanfälligkeit, Immunschwäche, Nephrolithiasis, Nierensteine (täglich 1 Esslöffel geraffelten Radieschen während mehreren Wochen einnehmen), Gallensteine, Krebs-Prophylaxe, Gallenproduktion in der Leber vermindert (roh), Säftemangel (roh), Lungentrockenheit, Leberzirrhose begleitend

1 **Trocknen und wärmen**

Schleim (roh), Schleim zäh, Nebenhöhlenverschleimung, Wasseransammlungen, Ödeme (roh), Leberverfettung

2 **Trocknen und kühlen**

Blut im Sputum, Nasenbluten, Darmblutung

2 **Befeuchten / nähren und kühlen**

Heiserkeit, Stimmverlust, Halsschmerzen (Radieschen mit Vollrohrzucker ansetzen und Saft ziehen lassen oder Saft aus 350 g Radieschen; 30 g frischen Ingwer auspressen; mehrmals täglich trinken)

2 **Schärfen ausleiten und kühlen**

Toxine, Stoffwechselschlacken infolge Fleischkonsum, Leberentzündung, Hepatitis (roh)

Kontraindikationen und sonstige Hinweise

Bei Schwäche der Kochung. Bei Aufstossen (roh).

Quellen C.N.1999, E.U.1997, F.B.1995, J.B.2000, P.P.1993, P.R.(N2)1999, P.R.(HPI)1999, S.U.2004, K.K./NZZ/144-2004, S.G./E-U/48(2001)8, W.B/E-U/48(2001)8, Zz/NHP/8-1996

Rande

Rote Beete
Beta vulgaris var. vulgaris

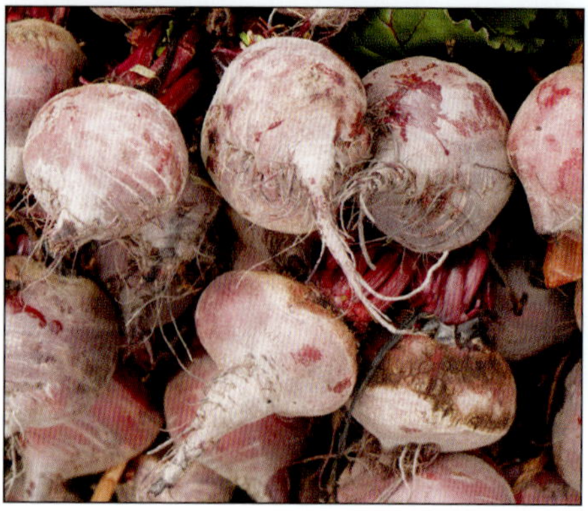

Familie:

Chenopodiaceae

Pflanzenteile:

knollenartige Wurzel

Humorale Qualität:

kühlend 0°, wärmend 2°, trocknend 1°, befeuchtend/nährend 2°

Geschmack:

süss, bitter

TEN-Wirkungen mit Prioritäten und Indikationen

1 **Befeuchten / nähren und wärmen**

Unruhe geistig, Nervosität, Chemotherapie begleitend, Radiotherapie begleitend (roher Saft), Anämie aus Blutbildungsmangel im Knochenmark, Blutmangel, Obstipation, Verstopfung trocken (roh Saft), Darmperistaltik verlangsamt (gekocht), Brustenge, Menstruationsblutung unregelmässig, Appetitlosigkeit, Magensäuremangel, Geschwulst (täglich 250 g gerieben roh oder 300-500 ml Saft roh)

2 **Trocknen und wärmen**

Cholesterinwerte erhöht

3 **Parasiten eliminieren**

Darmparasiten

Kontraindikationen und sonstige Hinweise

Bei Morbus Crohn. Bei Nierensteinen, Oxalsäure, Calcium-Oxalat-Steine. Wegen dem hohen Oxalsäuregehalt in der Schale sollte die Rande nur geschält verzehrt werden.

Quellen F.B.1992, I.E. 2005, J.B.2000, P.M.1997, P.P.1993, P.R.(N2)1999, P.W.1988, Wikipedia, K.K./NZZ/14-42004

Salat, Brunnenkresse

Wasserkresse
Nasturtium officinalis

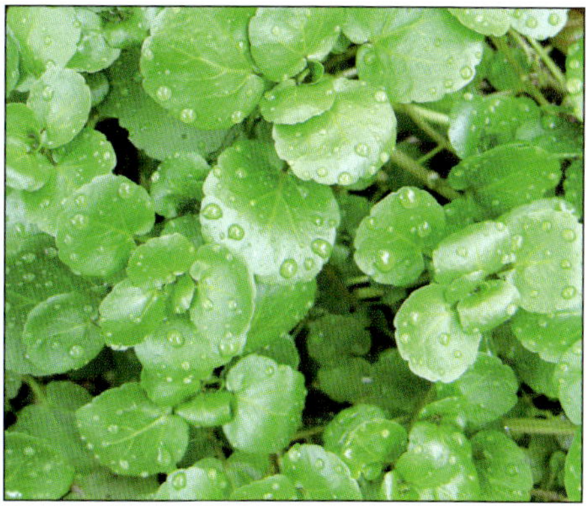

Familie:

Brassicaceae

Pflanzenteile:

Blätter

Humorale Qualität:

kühlend 1°, wärmend 2–3°, trocknend 2°, befeuchtend/nährend 2°

Geschmack:

scharf, bitter

TEN-Wirkungen mit Prioritäten und Indikationen

1 **Befeuchten/nähren und wärmen**

Durchblutungsstörungen, Anämie, Blutmangel, Blässe, Appetitlosigkeit, Stoffwechselschwäche, Müdigkeit, Abgeschlagenheit, Energiemangel, Erschöpfung, Diabetes mellitus, Verdauungsschwäche, Magenschwäche, Gallenflussstau, Gallensteine, Ikterus, Gelbsucht, Nephrolithiasis, Nierensteine, Gicht, Oligurie, Urinieren vermindert, Krebs-Prophylaxe

1 **Schärfen ausleiten und kühlen**

Ekzem, Skrofeln, Hautausschlag, Toxine, Husten, Bronchitis, Erkältung, Heiserkeit

2 **Trocknen und wärmen**

Bronchialsekret zähflüssig, Schleim zäh, Lungenemphysem, Ödeme, Ausfluss, Leukorrhö, Adipositas, Übergewicht, Lymphflussstau

Kontraindikationen und sonstige Hinweise

Bei Salicylsäureunverträglichkeit. Vorsicht in der Schwangerschaft wegen blutbewegender Eigenschaft.

Quellen P.M.1997, P.P.1993, P.R.(HPI)1999, S.F.2004, Wikipedia, K.K./NZZ/14-4-2004

Salat, Brüsseler

Brüsseler Chicorée
Cichorium intybus

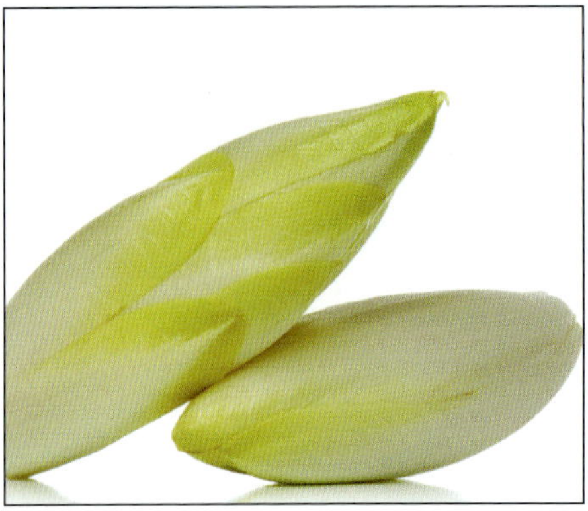

Familie:

Asteraceae

Pflanzenteile:

Blätter

Humorale Qualität:

kühlend 1°, wärmend 1–2°, trocknend 0°, befeuchtend/nährend 2°

Geschmack:

süss, bitter

TEN-Wirkungen mit Prioritäten und Indikationen

1 **Befeuchten / nähren und wärmen**

Gallenflussstau, Gallenausschüttung vermindert, Fettverdauungsschwäche, Gallensteine, Appetitlosigkeit, Verdauungsschwäche, Gallenproduktion in der Leber vermindert, Diabetes mellitus, Hypoglykämie, Unterzuckerung (Chicorée zusammen mit anderen Nahrungsmitteln essen; verlangsamt den Anstieg des Blutzuckerspiegels), Lichtempfindlichkeit, Sicht verschwommen, Augenschmerzen, Haare spröde, Haare glanzlos, Haarausfall

Kontraindikationen und sonstige Hinweise

Schwäche der Kochung.

Quellen E.I.2005, J.B.2000, K.J. 2001, S.U.2004, Wikipedia, AG-D/NL/2-2005b, K.K./NZZ/14-4-2004

Salat, Cicorino rosso / verde

Cichorium intybus

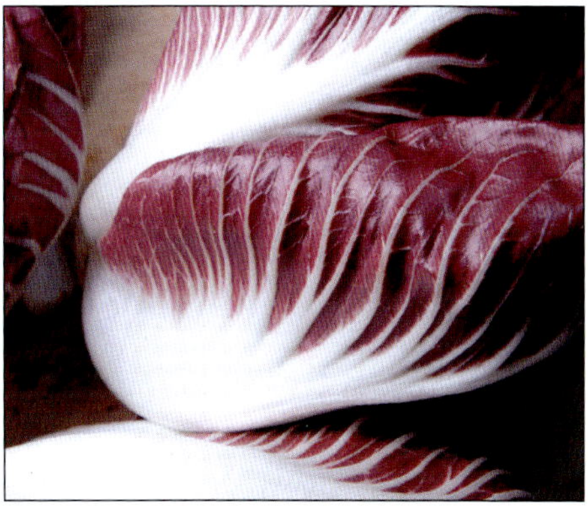

Familie:

Asteraceae

Pflanzenteile:

Blätter

Humorale Qualität:

kühlend 1°, wärmend 1–2°, trocknend 1°, befeuchtend/nährend 2°

Geschmack:

bitter, süss

TEN-Wirkungen mit Prioritäten und Indikationen

1 **Befeuchten/nähren und wärmen**

Appetitlosigkeit, Verdauungsschwäche, Gallenblasenträgheit, Gallenproduktion in der Leber vermindert, Venenschwäche, Veneninsuffizienz, Anämie, Blutmangel, Arteriosklerose

1 **Trocknen und wärmen**

Cholesterinwerte erhöht

Quellen E.I.2005, P.M.1997, P.R.(N1)1999, R.C.1998, S.U.2004, Wikipedia, K.K./NZZ/14-4-2004

Salat, Eisberg

Krachsalat, Eisbergsalat
Lactuca sativa

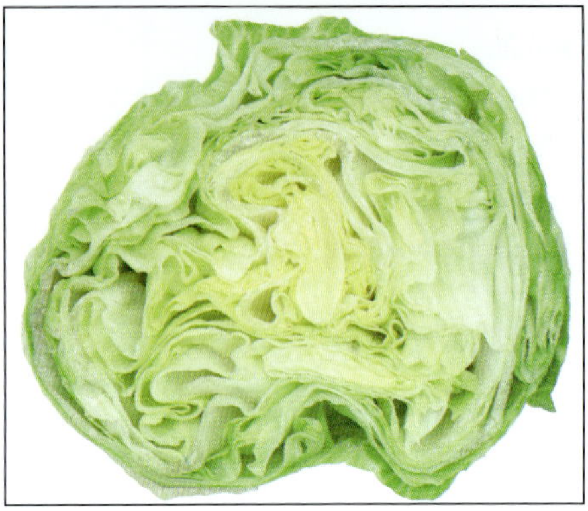

Familie:

Asteraceae

Pflanzenteile:

Blätter

Humorale Qualität:

kühlend 2°, wärmend 1°, trocknend 1°, befeuchtend/nährend 2°

Geschmack:

süss, bitter

TEN-Wirkungen mit Prioritäten und Indikationen

1 **Befeuchten/nähren und kühlen**

Nervosität, Anspannung psychisch, Unruhe

1 **Befeuchten/nähren und wärmen**

Laktationsmangel, Milchbildungsmangel, Anämie, Blutmangel, Darmflorastörungen, Hämorrhoiden

2 **Trocknen und kühlen**

Hämaturie, Blut im Urin, Urinieren schmerzhaft

Kontraindikationen und sonstige Hinweise

Übermässiger roher Konsum schwächt die Kochung.

Quellen E.I.2005, P.M.1997, P.R.(N2)1999, R.C.1998, S.U.2004, Wikipedia, K.K./NZZ/14-4-2004

Salat, Endivie glatt und gekraust

Cichorium intybus

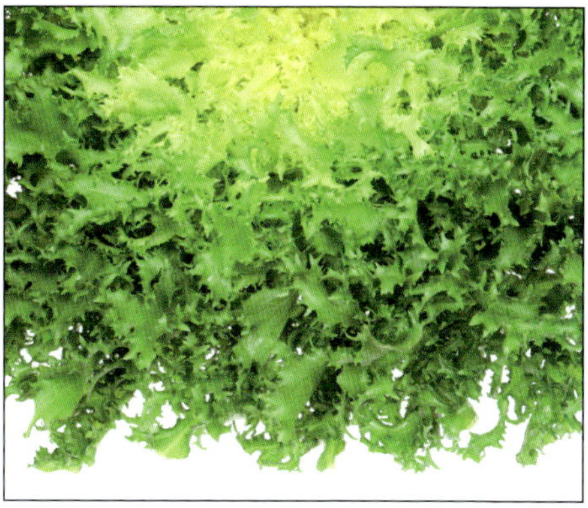

Familie:

Asteraceae

Pflanzenteile:

Blätter

Humorale Qualität:

kühlend 1–2°, wärmend 1°, trocknend 1°, befeuchtend/nährend 1–2°

Geschmack:

bitter, süss

TEN-Wirkungen mit Prioritäten und Indikationen

1 **Befeuchten/nähren und wärmen**

Appetitlosigkeit, Verdauungsschwäche, Anämie, Blutmangel, Gallenflussstau, Gallenausschüttung vermindert

1 **Befeuchten/nähren und kühlen**

Unruhe, Insomnia, Schlaflosigkeit

2 **Trocknen und wärmen**

Wasseransammlungen, Ödeme

Quellen E.I.2005, P.M.1997, P.R.(N1)1999, R.C.1998, S.F.2004, S.U.2004, K.K./NZZ/14-4-2004, W.B./EU/48(2001)10, W.B./E-U/48(2001)12

Salat, Feldsalat

Rapunzel, Ackersalat, Nüsslisalat, Vogerlsalat
Valeriana locusta

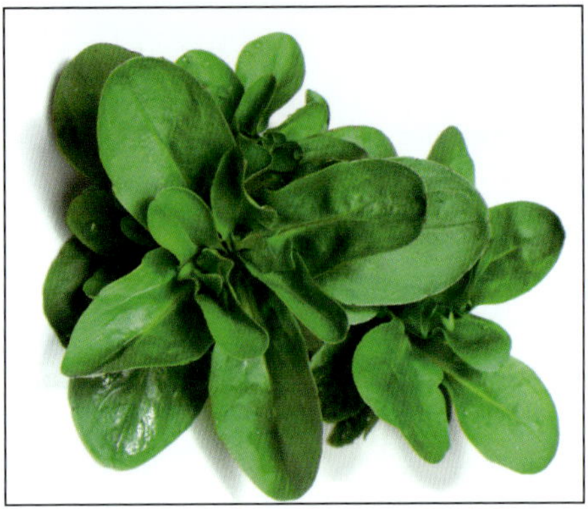

Familie:

Valerianaceae

Pflanzenteile:

Blätter

Humorale Qualität:

kühlend 0°, wärmend 1°, trocknend 0°, befeuchtend/nährend 1–2°

Geschmack:

süss, bitter

TEN-Wirkungen mit Prioritäten und Indikationen

1 **Befeuchten/nähren und wärmen**

Obstipation, Verstopfung, Anämie, Blutmangel, Sehschwäche

Quellen E.I.2005, J.B.2000, P.R.(N2)1999, S.F.2004, S.U.2004, K.K./NZZ/14-4-2004

Salat, Kopfsalat

Grüner Salat, Häuptelsalat
Lactuca sativa

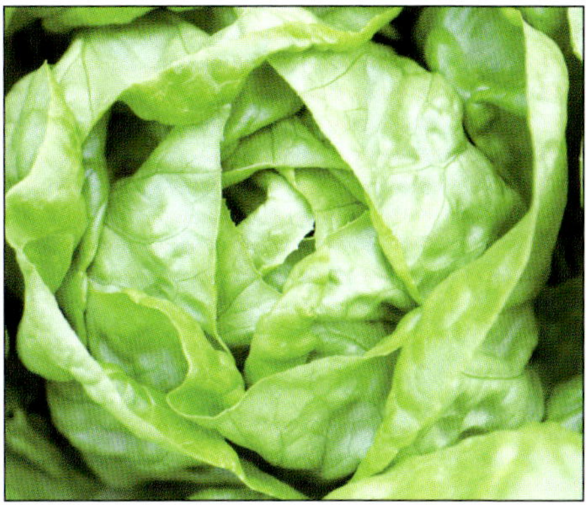

Familie:

Asteraceae

Pflanzenteile:

Blätter

Humorale Qualität:

kühlend 2°, wärmend 1°, trocknend 1°, befeuchtend/nährend 2°

Geschmack:

süss, bitter

TEN-Wirkungen mit Prioritäten und Indikationen

1 **Befeuchten/nähren und kühlen**

Nervosität, Anspannung psychisch, Unruhe

1 **Befeuchten/nähren und wärmen**

Laktationsmangel, Milchbildungsmangel, Anämie, Blutmangel, Appetitlosigkeit, Verdauungsschwäche, Hämorrhoiden, Oligurie, Urinieren vermindert, Urin dunkel, Darmflorastörungen

2 **Schärfen ausleiten und kühlen**

Blasenentzündung, Zystitis, Hämaturie, Blut im Urin, Urinieren schmerzhaft

3 **Trocknen und wärmen**

Wasseransammlungen

Kontraindikationen und sonstige Hinweise

Übermässiger roher Konsum schwächt die Kochung.

Quellen E.I.2005, F.B.1998, K.J.2001, P.M.1997, P.R.(N1)1999, R.C.1998, S.U.2004, Wikipedia, AG-D/NL/3-2006, K.K./Nzz/14-4-2004, W.B./E-U/48(2001)10, W.B./E-U/48(2001)12

Salat, Lattich

Lactuca sativa

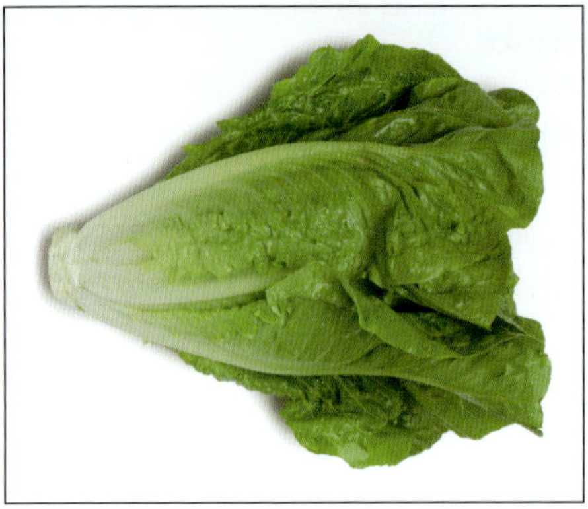

Familie:

Asteraceae

Pflanzenteile:

Blätter

Humorale Qualität:

kühlend 1°, wärmend 1–2°, trocknend 1°, befeuchtend/nährend 1–2°

Geschmack:

bitter, süss

TEN-Wirkungen mit Prioritäten und Indikationen

1 **Befeuchten/nähren und wärmen**

Oligurie, Urinieren vermindert, Laktationsmangel, Milchbildungsmangel

1 **Befeuchten/nähren und kühlen**

Nervosität, Unruhe, Anspannung psychisch, Schlafstörungen

2 **Schärfen ausleiten und kühlen**

Candida albicans

3 **Trocknen und wärmen**

Ödeme

Kontraindikationen und sonstige Hinweise

Bei Schwäche der Kochung.

Quellen E.U.1997, K.J.2001, P.M.1997, P.R.(N1)1999, R.C.1998, Wikipedia, K.K./Nzz/14-4-2004, W.B./EU/48(2001)10, W.B./E-U/(2001)12

Salat, Winterportulak

Portulak
Montia perfoliata

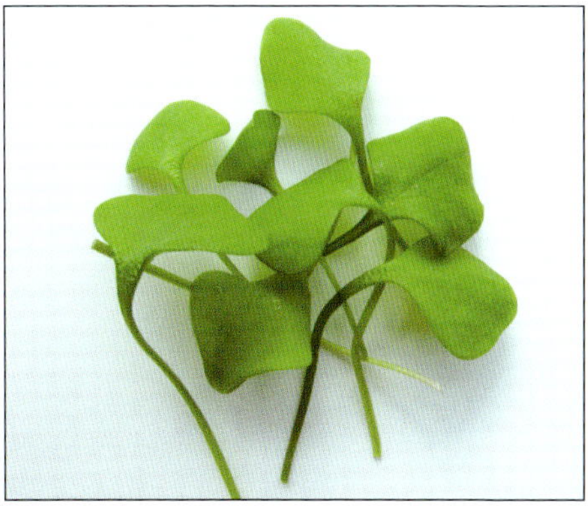

Familie:

Portulacaceae

Pflanzenteile:

Blätter

Humorale Qualität:

kühlend 1°, wärmend 2°, trocknend 1°, befeuchtend/nährend 2°

Geschmack:

süss, sauer

TEN-Wirkungen mit Prioritäten und Indikationen

1 **Befeuchten/nähren und wärmen**

Stuhltrockenheit, Obstipation, Verstopfung, Darmperistaltik verlangsamt, Stuhl hart, Anämie, Blutmangel

2 **Befeuchten/nähren und kühlen**

Unruhe, Nervosität

3 **Trocknen und wärmen**

Cholesterinwerte erhöht

Quellen E.I.2005, R.C.1998, S.F.2004, W.F.1997, K.K./NZZ/14-4-2004

Salat, Zuckerhut

Cichorium intybus

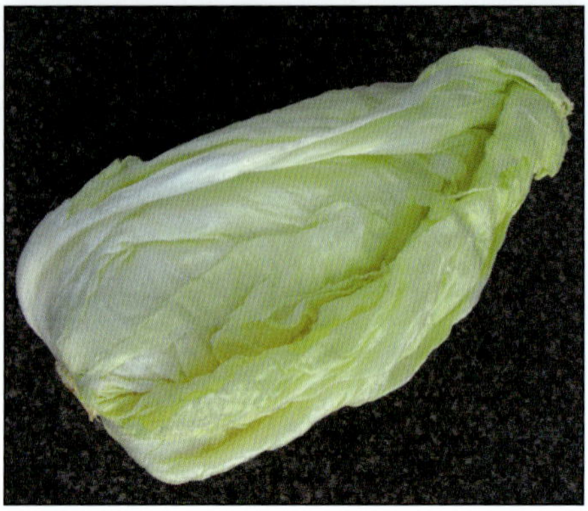

Familie:

Asteraceae

Pflanzenteile:

Blätter

Humorale Qualität:

kühlend 0°, wärmend 1–2°, trocknend 1°, befeuchtend/nährend 1–2°

Geschmack:

bitter, süss

TEN-Wirkungen mit Prioritäten und Indikationen

1 **Befeuchten/nähren und wärmen**

Appetitlosigkeit, Verdauungsschwäche, Venenschwäche, Veneninsuffizienz, Gallenblasenträgheit, Gallenproduktion in der Leber vermindert, Arteriosklerose, Anämie, Blutmangel

1 **Trocknen und wärmen**

Cholesterinwerte erhöht

Quellen E.I.2005, P.M.1997, P.R.(N1)1999, R.C.1998, S.U.2004, Wikipedia, K.K./NZZ/14-4-2004

Sauerkraut, roh

Sauerkohl

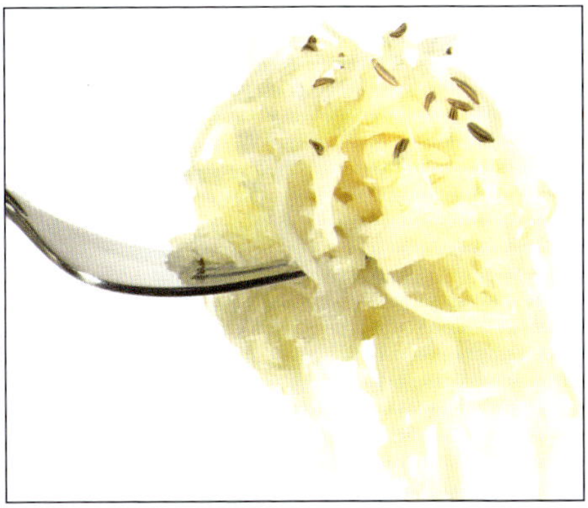

Familie:

Brassicaceae

Pflanzenteile:

Weisskohlblätter

Humorale Qualität:

kühlend 2°, wärmend 2–3°, trocknend 1°, befeuchtend/nährend 3°

Geschmack:

sauer, süss

TEN-Wirkungen mit Prioritäten und Indikationen

1 **Schärfen ausleiten und kühlen**

Helicobacter pylori (1 dl Sauerkrautsaft oder 2 Gabeln Sauerkraut 3 mal täglich essen; mindestens über 3 Monate), Darmbakterien pathogen, Salmonelleninfektion, Lebensmittelvergiftung, Staphylokokkeninfektion, Diarrhö, Durchfall, Candida albicans, Vaginalpilz

1 **Befeuchten/nähren und wärmen**

Darmflorastörungen, Verdauungsstörungen, Abwehrschwäche, Immunschwäche, Infektanfälligkeit, Müdigkeit, Abgeschlagenheit, Energiemangel, Erschöpfung, Schwäche, Obstipation, Verstopfung, Darmperistaltik verlangsamt, Krebs-Prophylaxe, Dickdarmkrebs-Prophylaxe, Anämie, Blutmangel, Völlegefühl, Magensäuremangel

1 **Befeuchten/nähren und kühlen**

Aufstossen saures, Magenübersäuerung (1 dl Sauerkrautsaft roh oder 2 Gabeln Sauerkraut 3 mal täglich essen)

2 **Trocknen und wärmen**

Cholesterinwerte erhöht, Bluthochdruck, Hypertonie

3 **Parasiten eliminieren**

Madenwürmer

Quellen J.B.2000, K.P./BC/2002, P.R.(N2)1999, S.A.1984, S.U.2004, Wikipedia, AG-D/ZTCM/1-2005b, K.K./NZZ/14-4-2004

Schwarzwurzel

Winterspargel
Scorconera hispanica

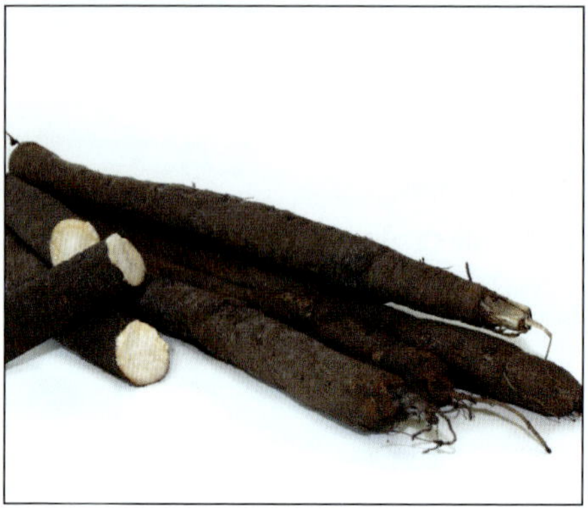

Familie:

Asteraceae

Pflanzenteile:

Wurzel

Humorale Qualität:

kühlend 1°, wärmend 1–2°, trocknend 0°, befeuchtend/nährend 1–2°

Geschmack:

süss, bitter

TEN-Wirkungen mit Prioritäten und Indikationen

1 **Befeuchten/nähren und wärmen**

Anämie, Blutmangel, Diabetes mellitus, Magenempfindlichkeit

2 **Schärfen ausleiten und kühlen**

Übersäuerung des Körpers

Kontraindikationen und sonstige Hinweise

Bei Schwäche der Kochung. Schwarzwurzeln können Blähungen auslösen, durch schwer verdauliche Polysaccharide (Kombualge mitkochen zur Verbesserung der Verdaulichkeit).

Quellen J.B.2000, Wikipedia, B.M./Nat/11-1997, K.K./NZZ/14-4-2004, W.E./E-U/49(2002)12

Spargel, grün

Asparagus officinalis

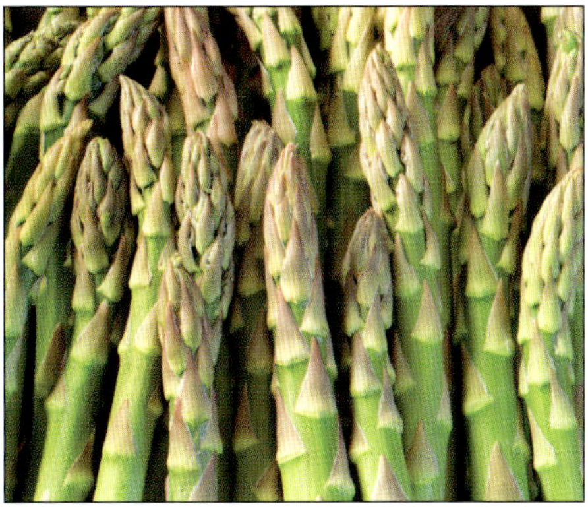

Familie:

Asparagaceae

Pflanzenteile:

Sprossen

Humorale Qualität:

kühlend 1°, wärmend 1°, trocknend 1–2°, befeuchtend/nährend 1°

Geschmack:

süss, bitter

TEN-Wirkungen mit Prioritäten und Indikationen

1 **Trocknen und wärmen**

Ödeme, Cholesterinwerte erhöht, Adipositas, Bluthochdruck, Hypertonie, Übergewicht

1 **Befeuchten/nähren und wärmen**

Obstipation, Verstopfung, Arteriosklerose

2 **Schärfen ausleiten und kühlen**

Harnverhalten, Blasenentzündung, Zystitis

Kontraindikationen und sonstige Hinweise

Bei Entzündungen der Nieren, Nierensteine, Gicht. Bei Schwangerschaft zu stark entwässernd.

Quellen F.B.1995, F.W.1997, P.M.1997, P.P.1993, P.W.1988, S.U.2004, K.K./NZZ/14-4-2004, W.B/E-U/48(2001)6, V.B./Nat./12-1996

Spargel, weiss

Asparagus officinalis

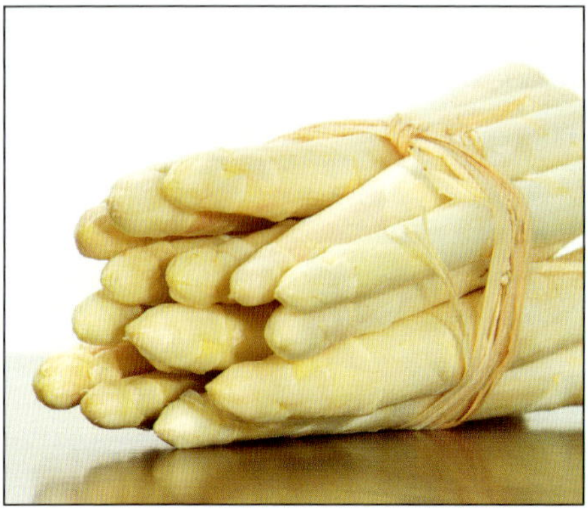

Familie:

Asparagaceae

Pflanzenteile:

Sprossen

Humorale Qualität:

kühlend 1°, wärmend 1°, trocknend 2°, befeuchtend/nährend 1–2°

Geschmack:

süss, bitter

TEN-Wirkungen mit Prioritäten und Indikationen

1 **Trocknen und wärmen**

Bronchitis chronisch, Ödeme, Bluthochdruck, Hypertonie, Adipositas, Übergewicht

1 **Befeuchten/nähren und wärmen**

Säftemangel, Trockenheit, Lungentrockenheit, Trockenheit bei Diabetes mellitus, Obstipation, Verstopfung

2 **Schärfen ausleiten und kühlen**

Tuberkulose, Harnverhalten, Blasenentzündung, Zystitis

Kontraindikationen und sonstige Hinweise

Bei Entzündungen der Nieren, Nierensteine, Gicht. Bei Schwangerschaft zu stark entwässernd.

Quellen C.J.1997, F.B.1995, F.W.1997, P.M.1997, P.P.1993, P.R.(N2)1999, P.W.1988, S.U.2004, AG-D/NL/2-2006, K.K./NZZ/14-4-2004, W.B/E-U/48(2001)6

Spinat

Gemüsespinat, Gartenspinat
Spinacia oleracea

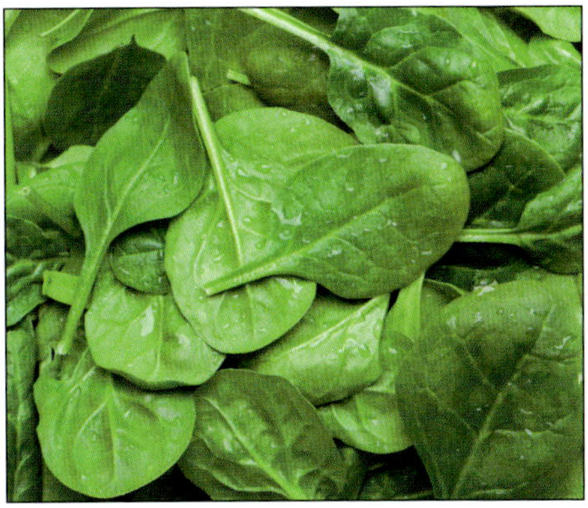

Familie:

Chenopodiaceae

Pflanzenteile:

Blätter

Humorale Qualität:

kühlend 2°, wärmend 1°, trocknend 0°, befeuchtend/nährend 2–3°

Geschmack:

bitter, süss

TEN-Wirkungen mit Prioritäten und Indikationen

1 **Befeuchten/nähren und wärmen**

Nachtblindheit, Makuladegeneration-Prophylaxe, Diabetes mellitus, Trockenheit, Durst, Säftemangel, Pankreasfunktionsschwäche, Zellbildung vermindert, Neuralrohrdefekt-Prophylaxe des Ungeborenen

1 **Befeuchten/nähren und kühlen**

Schwindel, Kopfschmerzen, Unruhe, Augenrötung, Obstipation, Verstopfung trocken, Stuhl hart, Ekzem

2 **Trocknen kühlen**

Hämorrhoiden blutend, Darmblutung, Nasenbluten

3 **Schärfen ausleiten und kühlen**

Herpes simplex, Analfisteln

Kontraindikationen und sonstige Hinweise

Bei Schwäche der Kochung mit Durchfallneigung. Bei Entzündungen der Niere (Oxalsäure kann die Niere irritieren).

Quellen C.N.1999, E.U.1997, F.B.1995, F.W.1997, I.E.2005, J.B.2000, K.J.2001, J.S.1998, P.M.1997, P.P.1993, P.P.2002, P.R.(N2)1999, P.W.1988, S.U.2004, Wikipedia, H.H./E-U/47(2000)10, H.U./E-U/46(1999)3, K.K./NZZ/14-4-2004, Sch.H./Nat/3-2003, W.B/E-U/48(2001)2, W.B/E-U/48(2001)6

Stangensellerie

Apium graveolens

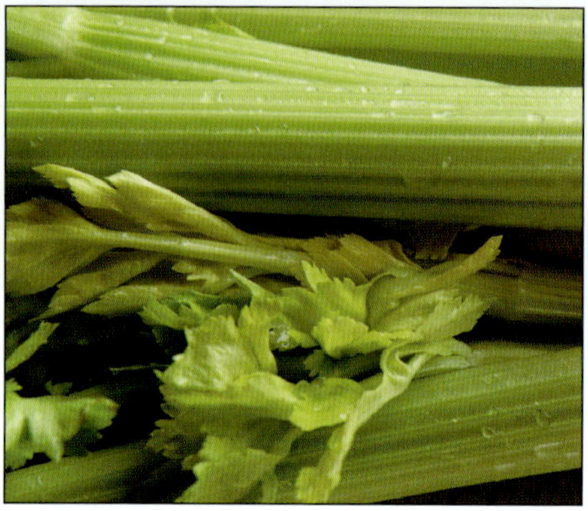

Familie:

Apiaceae

Pflanzenteile:

oberirdische Teile, Stängel und Blätter

Humorale Qualität:

kühlend 2–3°, wärmend 1–2°, trocknend 1°, befeuchtend/nährend 1–2°

Geschmack:

süss, scharf

TEN-Wirkungen mit Prioritäten und Indikationen

1 **Befeuchten/nähren und kühlen**

Kopfschmerzen, Bluthochdruck, Hypertonie, Gesichtsrötung, Kopf heiss, Schwindel, Zunge gerötet, Reizbarkeit, Unruhe, Aphte, Gastritis, Heisshunger (zu jeder Mahlzeit und zwischendurch rohen Stangensellerie essen), Menstruationsblutung verfrüht

1 **Befeuchten/nähren und wärmen**

Diabetes mellitus (Stangenselleriesaft mit etwas Zitronensaft 2 bis 4 Tassen täglich), Appetitlosigkeit, Hyperglykämie, Blutzuckerspiegel erhöht, Nephrolithiasis-Prophylaxe, Nierenstein-Prophylaxe, Aufstossen

2 **Trocknen und wärmen**

Übelkeit, Brechreiz, Erbrechen, Ausfluss, Ödeme

2 **Schärfen ausleiten und kühlen**

Erkältung fiebrig, Augenentzündung, Akne, Psoriasis, Schuppenflechte, Entzündung, Gicht, Rheuma, Arthritis, Nervenentzündung (Stangensellerie und Knollenselleriesaft 2 bis 4 Tassen täglich), Strangurie, Harndrang schmerzhaft, Dysurie, Urinieren erschwert, Blut im Urin, Hämaturie, Urinieren schmerzhaft, Urin trüb, Harnsäurewerte erhöht

Kontraindikationen und sonstige Hinweise

Bei Schwäche der Kochung. Während der Schwangerschaft, kann Gebärmutterkontraktionen auslösen.

Quellen E.U.1997, F.B.1995, F.W.1997, P.M.1997, P.P.1993, P.R.(N2)1999, P.W.1988, S.U.2004, Wikipedia, K.K./NZZ/14-4-2004, W.B./E-U/48(2001)12

Süsskartoffel

Ipomoea batatas

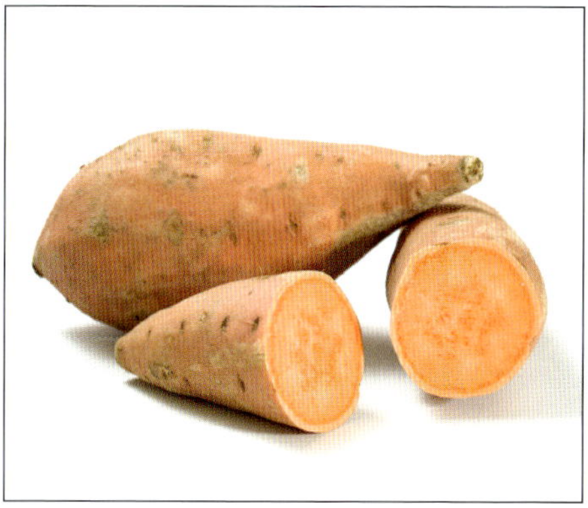

Familie:

Convolvulaceae

Pflanzenteile:

Knolle

Humorale Qualität:

kühlend 2°, wärmend 2°, trocknend 1°, befeuchtend/nährend 1–2°

Geschmack:

süss

TEN-Wirkungen mit Prioritäten und Indikationen

1 Befeuchten/nähren und wärmen

Kurzatmigkeit, Säftemangel, Durst (roh), Anorexie, Magersucht, Gewichtsverlust, Auszehrung (gekocht), Unruhe (roh), Haut trocken, Schleimhauttrockenheit, Anämie, Blutmangel, Laktationsmangel, Milchbildungsmangel, Stillzeit, Nachtblindheit (Süsskartoffelsuppe), Arteriosklerose-Prophylaxe, Schlaganfall, Apoplex, Hypertonie, Bluthochdruck, Krebs-Prophylaxe, Obstipation, Verstopfung trocken, Stuhl hart

2 Schärfen ausleiten und kühlen

Hepatitis infektiöse, Ikterus, Gelbsucht (500 g Süsskartoffeln; 60 g Sucanat mit beliebiger Menge Wasser gar kochen; Süsskartoffel essen und Wasser trinken), Diarrhö, Durchfall

Kontraindikationen und sonstige Hinweise

Bei Nahrungsretention. In grossen Mengen gegessen entsteht Völlegefühl im Abdomen.

Quellen B.L.2000, C.J.1997, F.B.1995, E.U.1997, J.B.2000, K.J.2001, N.I.1999, P.M.1997, P.R.(N1)1999, P.W.1988, S.U.2004, K.K./NZZ/14-4-2004

Tomate

Paradeiser
Lycopersicum esculentum

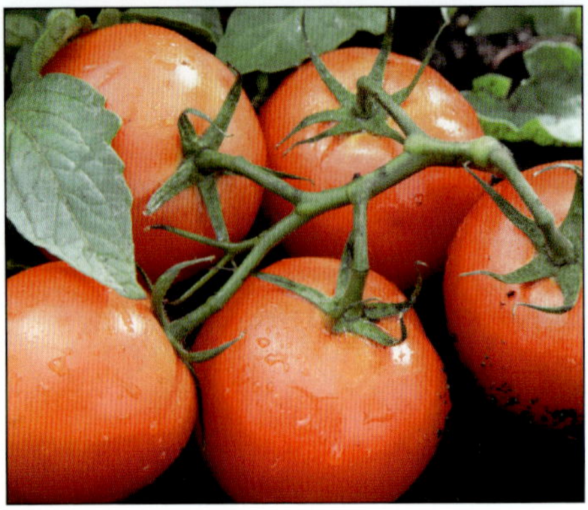

Familie:
Solanaceae

Pflanzenteile:
Frucht

Humorale Qualität:
kühlend 3°, wärmend 1–2°, trocknend 1°, befeuchtend/nährend 3°

Geschmack:
süss, sauer

TEN-Wirkungen mit Prioritäten und Indikationen

1 **Befeuchten/nähren und kühlen**

Augenrötung, Kopfschmerzen, Durst, Halstrockenheit, Säftemangel, Unruhe, Nervosität, Obstipation, Verstopfung trocken, Augentrockenheit (2x täglich 1 bis 2 rohe Tomaten essen)

1 **Befeuchten/nähren und wärmen**

Bluthochdruck, Hypertonie (gekocht), mangelnde Wärme der ersten Kochung, Anorexie, Magersucht, Nachtblindheit, Sicht verschwommen (roh essen oder mit Schweinsleber gekocht als Suppe), Krebs-Prophylaxe, Prostatakrebs-Prophylaxe, Mundhöhlenkrebs-Prophylaxe, Speiseröhrenkrebs-Prophylaxe, Magenkrebs-Prophylaxe, Dickdarmkrebs-Prophylaxe

2 **Trocknen und kühlen**

Nasenbluten, Zahnfleischbluten (Tomaten roh essen oder als Saft einnehmen)

3 **Trocknen und wärmen**

Cholesterinwerte erhöht

Kontraindikationen und sonstige Hinweise

Bei Schwäche der Kochung. Bei Salicylsäureempfindlichkeit. Bei Pseudoallergien.

Quellen E.U.1997, F.B.1995, F.W.1997, K.J.2001, P.M.1997, P.P.1993, P.R(N2)1999, S.E.2004, Y.S.2003, AG-D/NL/5-2005a, K.K./NZZ/14-4-2004, W.B./E-U/48(2001)2, W.B./E-U/48(2001)10, W.B./E-U/48(2001)12, Zz/H-M/2-1998, Zz/NHP/6-1998, Zz/PULS/12-2003b

Zucchetti, Kürbis Sommerkürbisarten

Patisson, Spaghettikürbis, Ölkürbis „Lady Godiva", Rondini
Cucurbita pepo

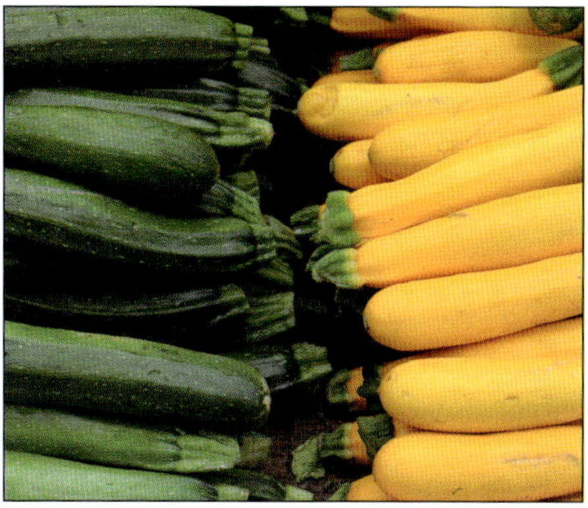

Familie:

Cucurbitaceae

Pflanzenteile:

Frucht

Humorale Qualität:

kühlend 2°, wärmend 1°, trocknend 1°, befeuchtend/nährend 2°

Geschmack:

süss, bitter

TEN-Wirkungen mit Prioritäten und Indikationen

1 **Befeuchten/nähren und kühlen**

Stuhltrockenheit, Obstipation, Verstopfung trocken, Stuhl hart, Magenübersäuerung

1 **Befeuchten/nähren und wärmen**

Blutzuckerschwankung, Diabetes mellitus, Hypoglykämie, Unterzuckerung, Darmperistaltik verlangsamt, Darmflorastörungen, Arteriosklerose, Herzkranzgefässerkrankungen, Glomerulonephritis

2 **Trocknen und kühlen**

Bluthochdruck, Hypertonie

2 **Schärfen ausleiten und kühlen**

Nephritis, Nierenentzündung, Gastritis, Magenschleimhautentzündung, Darmentzündung, Schleim eitrig, Bronchialasthma

3 **Trocknen und wärmen**

Ödeme

Quellen B.S.2001, C.N.1999, J.B.2000, P.R.(N2)1999, S.H.1991, AG-D/ZTCM/2-2004b, K.K./NZZ/14-4-2004

Zwiebel

Allium cepa

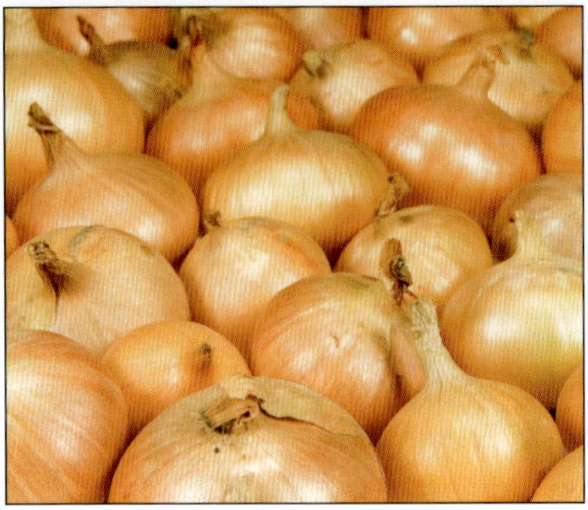

Familie:

Liliaceae

Pflanzenteile:

Zwiebel

Humorale Qualität:

kühlend 1°, wärmend 3°, trocknend 1°, befeuchtend/nährend 2°

Geschmack:

roh: scharf, süss; gekocht: süss

TEN-Wirkungen mit Prioritäten und Indikationen

1 **Schärfen ausleiten und kühlen**

Abszess, Hautentzündung, Akne (innerlich roher Saft und äußerlich Umschläge; Kompressen; Waschungen mit frischem Saft oder gekochten Zwiebeln), Erkältung, Bronchitis, Nase verschleimt, Sinusitis (äußerlich Zwiebelwickel oder Zwiebeltee mit etwas Honig), Toxine, Atemwegsinfekt (Zwiebelsirup oder Zwiebelscheiben in wenig Wasser kochen; brauner Zucker dazugeben; löffelweise einnehmen oder Gurgeln mit gekochter Zwiebelbrühe)

1 **Befeuchten/nähren und wärmen**

Nephrolithiasis, Nierensteine, Asthma allergisches, Allergie durch Insektenstich, Allergie (aufgeschnittene Zwiebel inhalieren auf den Nachttisch legen), Bronchienenge (roh), Appetitlosigkeit, Hyperglykämie, Blutzuckerspiegel erhöht, Abwehrschwäche, Infektanfälligkeit, Immunschwäche, Niereninsuffizienz, Nierenschwäche, Gallenflussstau, Thrombose-Prophylaxe, Durchblutungsstörungen, Herzerkrankungen koronare, Bluthochdruck, Hypertonie (täglich 120 g Zwiebel in Olivenöl rösten mit Salz; Sojasauce; Zucker und Essig essen oder Zwiebelwasser: zerteilte Zwiebel in kaltes Wasser einige Stunden einlegen und trinken), Ikterus, Gelbsucht, Krebs-Prophylaxe, Dickdarmkrebs-Prophylaxe

2 **Trocknen und wärmen**

Cholesterinwerte erhöht, Triglyzeridwert erhöht, Blutfettwerte erhöht, Gesichtsödem

Kontraindikationen und sonstige Hinweise

Bei starkem, übelriechendem Schwitzen, gelbem Zungenbelag, gelbem Schleim, Fieber, Aversion gegen Hitze, viel Durst. Im Übermass genossen kann es zu Schwindel und verschwommener Sicht kommen.

Quellen E.U.1997, F.C.2000, F.G.1983, K.J. 2001, P.M.1997, P.P.1993, P.R.(HP1)1998, P.R.(N2)1999, P.W.1988, S.U.2004, K.K./NZZ/14-4-2004, K.S/E-U/50(2003)6, W.E./E-U/49(2002)12

Früchte

Botanisch gesehen entstehen Früchte aus den Blüten einer Pflanze, meistens umhüllen sie mit ihrem Fruchtfleisch den Samen bis zu seiner Reife. Früchte wachsen meist auf mehrjährigen, verholzten Gewächsen. Sie sind das Ergebnis uralter Kultur und wurden vor allem durch Züchtung und Auslese entwickelt.

Früchte bestehen überwiegend aus Wasser (80– 93%), enthalten viel Zucker und Ballaststoffe, vor allem Pektin und Hemizellulose. Sie sind wichtige Quellen für Vitalstoffe wie Vitamine, organische Säuren, Mineralstoffe und diverse sekundäre Pflanzenwirkstoffe, wie Flavonoide und Karotinoide.

Bei den Vitaminen ist der Gehalt an Vitamin C hervorzuheben. Der Gehalt dieser ernährungsphysiologisch wertvollen Stoffe schwankt je nach Anbaubedingungen und Witterung und entwickelt sich vor allem im Endstadium der Reife.

Früchte, die einen weiten Transport vor sich haben, müssen in unreifem Zustand (Pflückreife) geerntet werden. Das Nachreifen zur Erntereife ist nur bei sogenannten klimakterischen Früchten möglich. Zu den nichtklimakterischen Früchten gehören Ananas, Brombeere, Erdbeere, Himbeere, Kirsche, Weintraube, Wassermelone, Zitrusfrüchte.

Die Konzentration aller bioaktiven Stoffe ist in und direkt unter der Schale am grössten. Nicht nur, damit auch die Schale mitgegessen werden kann, sollten biologisch gezogenen Früchten der Vorrang gegeben werden, sie sind auch deutlich geringer mit Pestiziden und Schwermetallen behaftet.

Die meisten Früchte haben einen süssen und/oder sauren Geschmack. Die einheimischen Früchte, Beeren-, Kern- und Steinobst sind tendenziell wärmer als die Südfrüchte.

Früchte haben ein breites Wirkungsspektrum. Ihre Wirkungen sind selten auf nur einen Inhaltsstoff zurückzuführen, sondern auf das additive und synergistische Zusammenwirken aller Inhaltstoffe, das niemals durch die isolierte Zufuhr einzelner Nährstoffe zu erreichen ist.

Früchte werden üblicherweise frisch und roh verzehrt. Um das kühle Temperaturverhalten auszugleichen, können Früchte gekocht oder gedünstet und als Kompott genossen werden. Trockenfrüchte sind in ihrem Temperaturverhalten wärmer. Sie sind als Konzentrat zu betrachten. Als Faustregel gilt: soviel davon essen, wie man frische Früchte essen würde. Von geschwefelten Früchten ist abzuraten, sie können Schärfen erzeugen oder verschlechtern.

Ananas

Ananas cosmosus

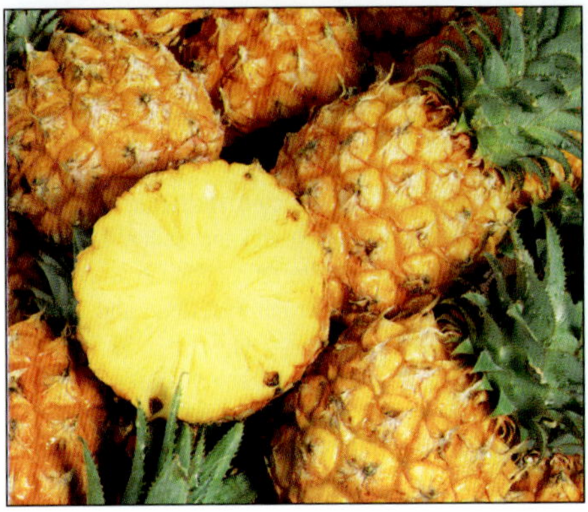

Familie:

Bromeliaceae

Pflanzenteile:

Frucht

Humorale Qualität:

Frische Ananas: kühlend 3°, wärmend 1°, trocknend 0°, befeuchtend/nährend 2–3°
Ananaskapsel: kühlend 0°, wärmend 2–3°, trocknend 2°, befeuchtend/nährend 0°

Geschmack:

süss, sauer

TEN-Wirkungen mit Prioritäten und Indikationen

1 **Befeuchten / nähren und kühlen**

Appetitlosigkeit verursacht durch Hitze der Leber, Arthritis, Gastritis, Magenschleimhautentzündung chronisch; Hypertonie, Bluthochdruck (frische Ananas), Fieber, Insomnia, Schlaflosigkeit, Unruhe, Nervosität, Durst, Sonnenstich (1/3 Ananassaft mit 2/3 kaltem Wasser einnehmen), Trockenheit, Halstrockenheit, Mundtrockenheit

2 **Befeuchten / nähren und wärmen**

Magenkrebs-Prophylaxe, Untergewicht (frische Ananas), Magenatonie, Gastroptose, Magensenkung, Krebstherapie-Unterstützung, Thrombose, Verletzung, Wundheilung schlecht, nach chirurgischen Eingriffen, Durchblutungsstörungen, Angina pectoris

2 **Trocknen und wärmen**

Eiweissverdauungsschwäche (Ananaskapsel), Verdauungsblockade, Verdauung verlangsamt, Appetitlosigkeit, Übelkeit, Brechreiz, Adipositas, Übergewicht, Ödeme, Gedunsenheit

3 **Schärfen ausleiten und kühlen**

Arthritis, Entzündung, Entzündung akut, Diarrhö, Durchfall (Ananaskapsel oder frische Ananas)

Kontraindikationen und sonstige Hinweise

Bei Ekzemen. Bei Hautgeschwüren. Bei Furunkeln. Bei akutem Zwölffingerdarmgeschwür. Bei Ulkus duodeni. Wegen der austreibenden Wirkung, wird in der Gravidität / Schwangerschaft vom Verzehr grösserer Mengen Ananas und deren Saft abgeraten.

Quellen B.A.1994, B.L.2000, C.N.1999, E.U.1997, F.B.1995, H.R.2006, J.B.2000, K.J.2001, P.M.1997, P.P.2002, P.R.(HP2)1999, P.R.(N2)1999, S.U.2004, Wikipedia, Zz/Ern-R/4-03, A.M./N&H/4-1997, M.D./EU/48(2001)1, S.B./N&H/9-1998, Sch.H./Nat/2-1997

Apfel

Malus domestica

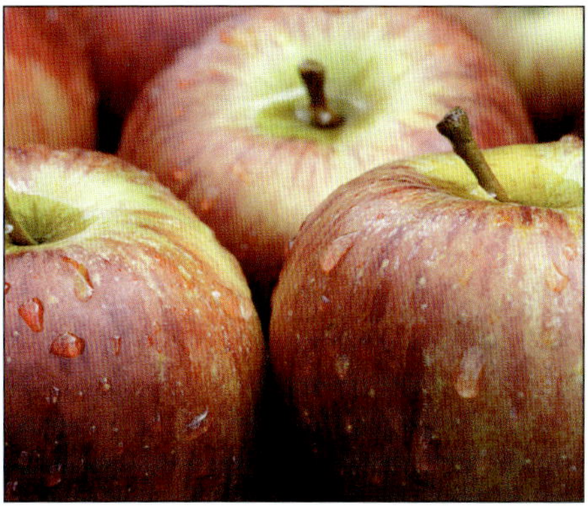

Familie:

Rosaceae

Pflanzenteile:

Frucht

Humorale Qualität:

kühlend 1°, wärmend 1°, trocknend 1°, befeuchtend/nährend 2°

Geschmack:

süss, sauer

TEN-Wirkungen mit Prioritäten und Indikationen

1 Befeuchten / nähren und kühlen

Trockenheit, Durst, Lungentrockenheit, Magentrockenheit, Unruhe, Hustenreiz, Trockenheit im Atemtrakt, Schleim zäh, Atemwegsverschleimung, Raucherhusten, Haut faltig, Haut welk, Colitis ulcerosa, Morbus Crohn (sehr fein geriebener Apfel braun oxidiert; roh essen), Augenrötung und Schwellung (äusserlich 20 Minuten Packung mit geriebenen Äpfeln)

1 Befeuchten / nähren und wärmen

Diabetes mellitus, Schmerzen rheumatisch, Gicht, Dickdarmkrebs-Prophylaxe, Darmperistaltik verlangsamt, Obstipation, Verstopfung (frischer Apfel morgens nüchtern essen; Apfel getrocknet; Apfelsaft), Kraftlosigkeit, Schwäche, Kranke die keine feste Nahrung vertragen (2 Äpfel in kleine Stücke schneiden; 1/2 Std. in 1 Liter Wasser kochen; Tee trinken), Anorexie, Magersucht, Appetitlosigkeit, Hypoglykämie, Unterzuckerung, Abwehrschwäche, Infektanfälligkeit, Immunschwäche, Husten kraftlos (getrockneter Apfel), Insomnia, Schlaflosigkeit (Apfelmus), Galleneindickung, Gallenstein-Prophylaxe (Frucht und Saft), Arteriosklerose-Prophylaxe, Krebs-Prophylaxe, Bluthochdruck, Hypertonie

2 Schärfen ausleiten und kühlen

Gastroenteritis, Darminfekt, Durchfall (sehr fein geriebener Apfel braun oxidiert; roh essen), Erkältung mit Fieber (Tee aus frischen Früchten oder Apfelschalen aufgiessen; temperiert trinken), Gastritis, Toxine, Schwermetallbelastung, Bleibelastung, Quecksilberbelastung, radioaktive Belastung, Ruhr, Paratyphus (Apfeldiät: täglich 1.5 kg Apfel mit Schale und Kerne essen)

3 Trocknen und wärmen

Cholesterinwerte erhöht, Ödeme, Aszites, Bauchwassersucht

▶

◄

Kontraindikationen und sonstige Hinweise

Der übermässige Genuss von rohen Äpfeln kann zu Blähungen führen. Bei Schwäche der Kochung sollten rohe Äpfel gemieden werden. Bei Durchfall Äpfel schälen und kochen oder gedörrte Äpfel zu sich nehmen. Geschwefelte Dörrfrüchte können Neurodermitis auslösen oder verschlimmern.

Quellen B.A.1994, C.N.1999, E.U.1997, F.B.1992, F.W.1997, J.B.2000, K.J.2001, P.M.1997, P.R.(N1)1999, P.R.(HP2)1999, P.P.1993, S.U.2004, W.B.1995, Wikipedia, B.J./E-U/47(2000)11, N.T./NHP/4-1998, Sch.H./E-U/50(2003)1, V.B./Nat/4-1995 W.B./E-U/48(2001)10, W.B./E-U/48(2001)12, W.H./ N&H/9-1995, Sch.H./Nat/2-1997, Zz/N&H/1-1998

Aprikose

Marille
Prunus armeniaca

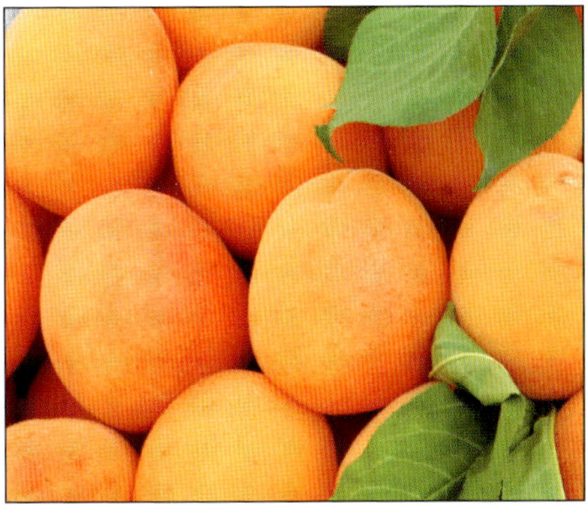

Familie:

Rosaceae

Pflanzenteile:

Frucht

Humorale Qualität:

kühlend 0°, wärmend 2°, trocknend 0°, befeuchtend/nährend 1–2°

Geschmack:

süss, sauer

TEN-Wirkungen mit Prioritäten und Indikationen

1 **Befeuchten / nähren und wärmen**

Anämie, Blutmangel (täglich 2 halb getrocknete ungeschwefelte Aprikosen essen), Schwäche, Darmträgheit, Obstipation, Verstopfung aus Blutmangel (getrocknete Aprikosen), Haut trocken, Halstrockenheit, Rachentrockenheit, Durst (roh oder als Trockenfrüchte langsam essen), Lungentrockenheit, Asthma (roh eingenommen oder mit Honig zu Sirup eingekocht), Halsentzündung chronisch, Nasenentzündung chronisch

Kontraindikationen und sonstige Hinweise

Bei Durchfall. Geschwefelte Dörrfrüchte können Neurodermitis auslösen oder verschlimmern. Da Aprikosenkerne den Blausäure abspaltenden Stoff Amygdalin enthalten, dürfen sie nur für therapeutische Zwecke und kurze Zeit eingesetzt werden.

Quellen B.A.1994, C.N.1999, E.U.1997, F.W.1997, J.B.2000, K.J.2001, P.M.1997, P.P.1993, P.R.(N1)1999, P.R.(N2)1999, S.F.2004, S.U.2004, Wikipedia, W.B./E-U/48(2001)12

Banane

Dessertbanane, Kochbanane
Musa paradisiaca

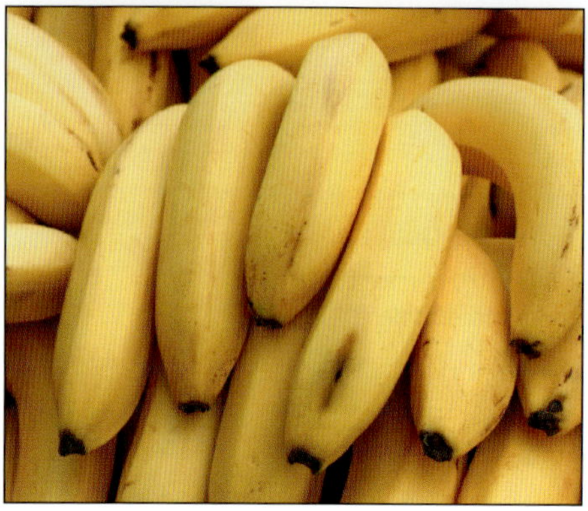

Familie:

Musaceae

Pflanzenteile:

Frucht, Schale

Humorale Qualität:

kühlend 2°, wärmend 1°, trocknend 1°, befeuchtend/nährend 2°

Geschmack:

süss

TEN-Wirkungen mit Prioritäten und Indikationen

1 **Befeuchten / nähren und kühlen**

Obstipation trocken, Verstopfung trocken, Trockenheit, Lungentrockenheit, Husten trocken (geschnitten und zu dicker Suppe verkocht), Magenübersäuerung, Magenschleimhautreizung, Colitis ulcerosa, Bluthochdruck, Hypertonie, Insomnia, Schlaflosigkeit, Stress, Unruhe nervlich, Nervosität, depressive Verstimmung, Gicht

1 **Befeuchten / nähren und wärmen**

Diarrhö, Durchfall, Zöliakie, Sprue, Herzinsuffizienz, Herzrhythmusstörungen, Konzentrationsstörungen, Cholesterin HDL zu tief (Kochbanane), Rheuma

2 **Trocknen und wärmen**

Cholesterinwerte erhöht, Ödeme, Hämorrhoiden blutende (die teilweise gereifte Bio-Banane mit der Schale oder Kochbanane mit Schale sehr weich kochen und 2 Mal täglich mit der Schale auf leeren Magen essen)

3 **Schärfen ausleiten und kühlen**

Toxine, Drogenentzug, Alkoholabusus, Geschwür, Warzen (Bananenschale auflegen), Dickdarmentzündung (Kochbanane oder gekochte Dessertbanane)

Kontraindikationen und sonstige Hinweise

Bei Schwäche der Kochung insbesondere bei Kleinkindern wird der Verzehr von Bananen nur in kleinen Mengen empfohlen. Speziell in halb ausgereiften Bananen, wie auch in Kochbananen, befindet sich viel schwer verdauliche Stärke. Wegen der Pestizidbelastung im konventionellen Anbau ist bei Verwendung der Schale Bio-Qualität ein Muss.

Quellen B.A.1994, B.L.2000, C.N.1999, E.U.1997, F.B.1995, H.R.2006, J.B.2000, K.J.2001, L.U.1996, P.M.1997, P.P.2002, P.R.(HP2)1999, P.R.(N2)1999, S.U.2004, Wikipedia, A.M./N&H/4-1997, V.B./Nat/1-2002

Birne

Pyrrus communis

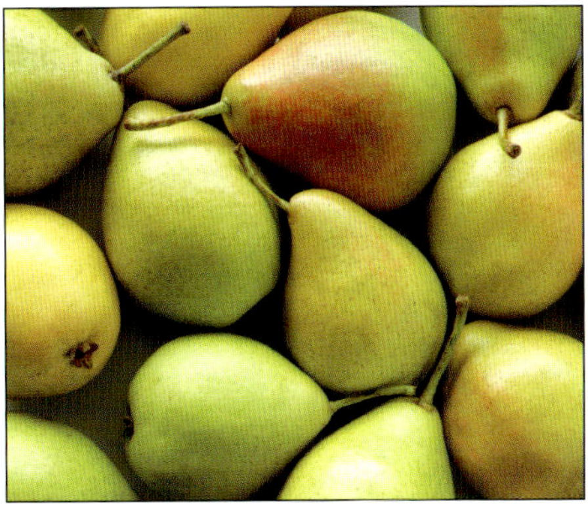

Familie:

Rosaceae

Pflanzenteile:

Frucht

Humorale Qualität:

kühlend 2°, wärmend 1°, trocknend 1°, befeuchtend/nährend 2°

Geschmack:

süss, sauer

TEN-Wirkungen mit Prioritäten und Indikationen

1 **Befeuchten / nähren und kühlen**

Trockenheit, Durst, Lungentrockenheit, Halstrockenheit, Husten trocken, Stimmverlust, Schleim zäh (Birnensaft mit Zitronensaft mischen täglich 200–700 ml trinken), Obstipation trocken, Verstopfung trocken, Stuhl hart, Unruhe, Insomnia, Schlaflosigkeit, Nervosität, erhöhte Humorale Qualität, Bluthochdruck, Hypertonie

2 **Befeuchten / nähren und wärmen**

Anämie, Blutmangel (ganze Dörrbirnen in Rotwein), Gallenflussstau, Darmflorastörungen

2 **Schärfen ausleiten und kühlen**

Harnsäurewerte erhöht, Urikämie, Gallenblasenentzündung, Dickdarmentzündung, Bronchitis, Sinusitis (Birnensaft mit Zitronensaft mischen täglich 200–700 ml trinken), Dyspepsie, Alkoholabusus

3 **Trocknen und wärmen**

Ödeme

Kontraindikationen und sonstige Hinweise

Bei Schwäche der Kochung mit Durchfall. Bei Husten aufgrund von Kälte in der Lunge. Geschwefelte Dörrfrüchte können Neurodermitis auslösen oder verschlimmern.

Quellen E.U.1997, C.N.1999, F.W.1997, H.R.2006, J.B.2000, K.J.2001, P.P.1993, P.R.(N1)1999, P.R.(N2)1999, S.U.2004, Wikipedia, V.B./Nat/4-1995, Sch.H./Nat/10-1991, N.T./NHP/4-1998

Brombeere

Rubus fructicosus (Sammelart)

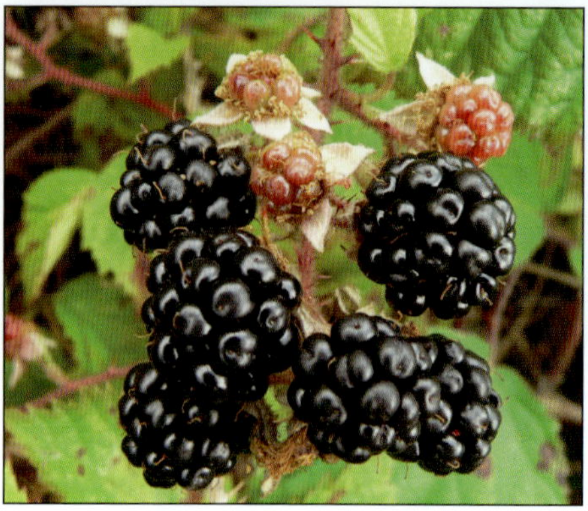

Familie:

Rosaceae

Pflanzenteile:

Frucht

Humorale Qualität:

kühlend 1°, wärmend 1°, trocknend 1°, befeuchtend/nährend 2°

Geschmack:

sauer, süss

TEN-Wirkungen mit Prioritäten und Indikationen

1 Befeuchten / nähren und wärmen

Unfruchtbarkeit (reife Früchte und Saft), Anämie, Blutmangel, Sehschwäche (reife Früchte und Saft), Säftemangel, Harninkontinenz, Blasenschwäche, Bettnässen, Albuminurie, Eiweiss im Urin, Spermatorrhö, Ejakulation vorzeitig, Herzerkrankungs-Prophylaxe, Kreislauferkrankungs-Prophylaxe, Krebs-Prophylaxe (reife Früchte und Saft)

1 Befeuchten / nähren und kühlen

Trockenheit, Fieber, Erkrankungen fiebrige, Aphte, Zahnfleischentzündung, Gingivitis, Stomatitis, Mundschleimhautentzündung, Angina tonsillaris, Tonsillitis, Mandelentzündung, Pharyngitis, Rachenentzündung (reife Früchte und Saft), Dysenterie, Gastritis, Magenschleimhautentzündung, Darmentzündung, Colitis ulcerosa

2 Trocknen und kühlen

Uterusblutung, Diarrhö, Durchfall, Ausfluss, Leukorrhö gelb, Hyperhidrosis, Schwitzen übermässig (Waldbrombeere oder etwas unreife Brombeere)

3 Trocknen und wärmen

Ausfluss, Leukorrhö weiss, Ödeme

Quellen C.N.1999, E.U.1997, J.B.2000, L.K.2001, P.R.(N1)1999, P.R.(N2)1999, S.U.2004, Wikipedia, V.B./Nat/51995

Datteln

Phoenix dactylifera

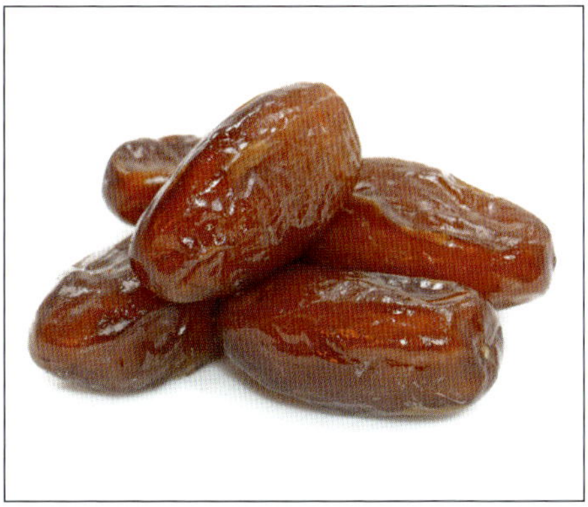

Familie:

Arecaceae

Pflanzenteile:

Frucht getrocknet

Humorale Qualität:

kühlend 1°, wärmend 1–2°, trocknend 0°, befeuchtend/nährend 2–3°

Geschmack:

süss

TEN-Wirkungen mit Prioritäten und Indikationen

1 **Befeuchten / nähren und wärmen**

Anämie, Blutmangel (je zu gleichen Teilen entkernte Datteln; Sesam; Zucker zermörsern und Pillen formen; nach den Mahlzeiten 6–9 g davon einnehmen), Erschöpfung, Schwäche, Untergewicht, Belastung körperlich, Schwangerschaft, Abwehrschwäche, Infektanfälligkeit, Immunschwäche (Dattelkerne werden ca. 15 Minuten im Mund bewegt; so löst der Speichel wertvolle antibakterielle Stoffe heraus), Obstipation, Verstopfung, Darmentzündungs-Prophylaxe

2 **Befeuchten / nähren und kühlen**

Lungentrockenheit, Husten trocken, Schleim zäh

Kontraindikationen und sonstige Hinweise

In grossen Mengen genossen produzieren Datteln übermässige Feuchtigkeit und schwächen die Kochung. Bei Diabetes mellitus.

Quellen B.A.1994, B.L.2000, C.N.1999, J.B.2000, P.M.1997, P.R.(N2)1999, S.U.2004, Wikipedia, A.M./N&H/41997, Sch.H./Nat/1-1996

Erdbeere

Fragaria spec.

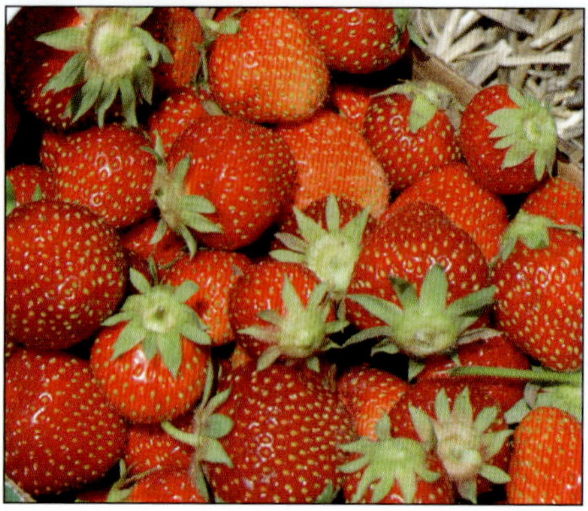

Familie:

Rosaceae

Pflanzenteile:

Frucht

Humorale Qualität:

kühlend 1–2°, wärmend 1–2°, trocknend 1°, befeuchtend/nährend 2°

Geschmack:

süss, sauer

TEN-Wirkungen mit Prioritäten und Indikationen

1 **Befeuchten / nähren und wärmen**

Arteriosklerose-Prophylaxe, Zahnzerfall, Appetitlosigkeit, Verdauungsschwäche, Parodontose, Bindegewebeschwäche, Hämorrhoiden, Durchblutungsstörungen der Hirnarterien, Durchblutungsstörungen der Beine, Angina pectoris, Gicht, Urikämie, Leberzirrhose begleitend, Anurie, Harnverhalten, Oligurie, Urinieren vermindert

1 **Befeuchten / nähren und kühlen**

Trockenheit, Lungentrockenheit, Heiserkeit, Halsschmerzen, Durst

2 **Trocknen und wärmen**

Cholesterinwerte erhöht, Aszites, Bauchwassersucht

3 **Schärfen ausleiten und kühlen**

Hepatitis, Harnsäurewerte erhöht, Urinieren schmerzhaft

Kontraindikationen und sonstige Hinweise

Kann allergische Reaktionen auslösen. Der hohe Anteil an Oxalsäure kann die Nieren belasten.

Quellen C.N.1999, F.B.1992, J.B.2000, L.K.2001, P.M.1997, P.P.1993, P.R.(N1)1999, P.R.(N2)1999, S.F.2004, S.U.2004, Wikipedia, N.T./NHP/4-1998

Feige

Ficus carica

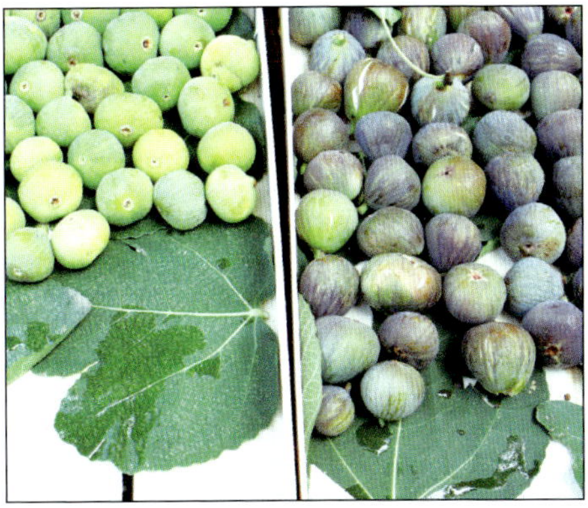

Familie:

Moraceae

Pflanzenteile:

Frucht

Humorale Qualität:

kühlend 1–2°, wärmend 1–2°, trocknend 0°, befeuchtend/nährend 2°

Geschmack:

süss

TEN-Wirkungen mit Prioritäten und Indikationen

1 **Befeuchten / nähren und wärmen**

Appetitlosigkeit, Müdigkeit, Abgeschlagenheit, Energiemangel, Erschöpfung geistig, Darmträgheit, Darmperistaltik verlangsamt, Hämorrhoiden

1 **Befeuchten / nähren und kühlen**

Schleimhautreizung, Lungentrockenheit, Dickdarmtrockenheit, Husten trocken, Reizhusten, Asthma, Halsschmerzen (mehrmals am Tag 1–2 Feigen in einer 1/2 Tasse Feigenwasser leicht kochen; Saft und Feigen verzehren), Obstipation trocken, Verstopfung trocken (getrocknete Feigen über Nacht in Wasser einlegen; morgens nüchtern essen und das Feigenwasser trinken)

2 **Schärfen ausleiten und kühlen**

Bronchitis, Gastritis, Magenschleimhautentzündung (mehrmals am Tag 1–2 Feigen in einer 1/2 Tasse Feigenwasser leicht kochen; Saft und Feigen verzehren), Toxine, Stoffwechselschlacken infolge Fleischkonsums, Akne, Warzen (Milchsaft frisch gebrochener Äste auf die Warzen streichen)

Kontraindikationen und sonstige Hinweise

Bei Diabetes mellitus.

Quellen B.A.1994, B.L.2000, C.N.1999, E.U.1997, F.B.1995, H.R.2006, K.J.2001, P.M.1997, P.P.2002, P.R.(HP2)1999, P.R.(N2)1999, S.U.2004, Wikipedia, A.M./N&H/4-1997, Sch.H./Nat/10-1994

Grapefruit

Pampelmuse
Citrus paradis

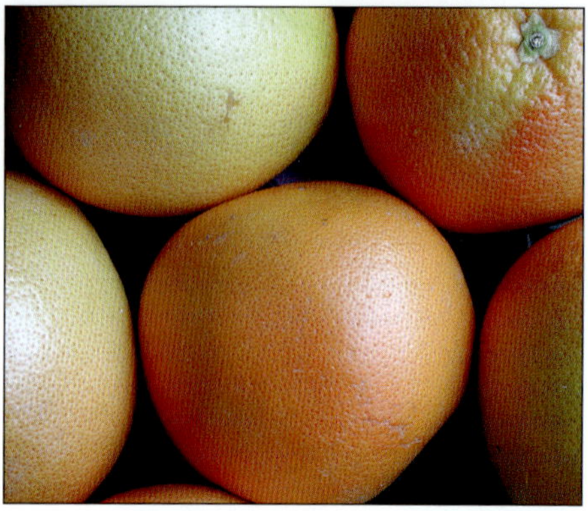

Familie:

Rutaceae

Pflanzenteile:

Fruchtfleisch, Schale

Humorale Qualität:

kühlend 1°, wärmend 2°, trocknend 1°, befeuchtend/nährend 2–3°

Geschmack:

Fruchtfleisch: bitter, sauer, süss, Schale: bitter, scharf

TEN-Wirkungen mit Prioritäten und Indikationen

1 Befeuchten / nähren und wärmen

Abwehrschwäche, Infektanfälligkeit, Immunschwäche, Krebs-Prophylaxe, Nahrungsstau, Flatulenz, Blähungen (biologische Schale getrocknet oder frisch 20 Minuten kochen), Übelkeit, Erbrechen, Magen nervöser, Schwangerschaftsübelkeit, Mundgeschmack schal (frisches Fruchtfleisch und weiße Schale), Nephrolithiasis, Nierensteine, Nierengriess (täglich 1–2 Grapefruits; steigern bis zu 5 Stück; dann wieder täglich um 1 Frucht reduzieren; eine zeitlang täglich 1–2 Früchte beibehalten), Gallensteine, Leberschwäche (Leberreinigungskur mit Grapefruit und Olivenöl), Durchblutungsstörungen, Blutgerinnungsneigung, Hämatokritwert erhöht, Thrombose-Prophylaxe, Durchblutungsstörungen des Gehirns, Durchblutungsstörungen der Herzkranzgefässe, Durchblutungsstörungen der Beine (Fruchtfleisch), Hypertonie, Bluthochdruck, Arteriosklerose (getrocknete oder frische Schale 20 Minuten kochen)

2 Befeuchten / nähren und kühlen

Trockenheit, Mundtrockenheit, Durst (Fruchtfleisch)

2 Schärfen ausleiten und kühlen

Toxine (1 Glas Grapefruitsaft morgens nüchtern während einem Monat), Alkoholkater, Alkoholabusus

Kontraindikationen und sonstige Hinweise

Bei Husten mit klarem Schleim (ganze Grapefruit). Schwangerschaft (Schale meiden). Sekundäre Pflanzenwirkstoffe der Grapefruit, speziell das Naringin, hemmen die Wirkung von Enzymen, die für die Aufnahme bestimmter Medikamente verantwortlich sind. Bis heute ist bekannt, dass bei oraler Einnahme von Kalziumantagonisten (Herzerkrankungen, Bluthochdruck), Schlafmittel und Cyclosporin (Immunsuppressivum) eine Wechselwirkung mit Grapefruit auftritt. Wegen der Pestizidbelastung im konventionellen Anbau ist bei Verwendung der Schale Bio-Qualität ein Muss.

Quellen B.L.2000, E.U.1997, C.N.1999, F.B.1995, H.R.2006, J.B.2000, K.J.2001, L.U.1996, P.M.1997, P.P.2002, P.R.(HP2)1999, P.R.(N2)1999, S.U.2004, Wikipedia, A.M./N&H/4-1997, W.B./E-U/48(2001)12

Heidelbeere

Blaubeere, Waldheidelbeere
Vaccinium myrtillus

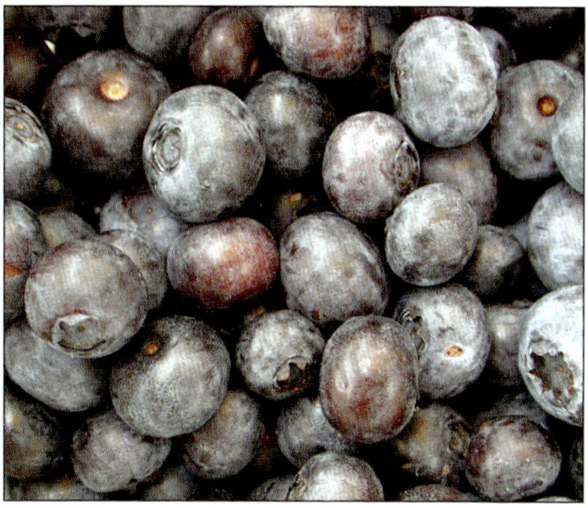

Familie:

Ericaceae

Pflanzenteile:

Frucht

Humorale Qualität:

kühlend 1–2°, wärmend 2°, trocknend 1–2°, befeuchtend/nährend 1–2°

Geschmack:

süss, sauer, bitter

TEN-Wirkungen mit Prioritäten und Indikationen

1 **Befeuchten / nähren und wärmen**

Makuladegeneration, Durchblutungsstörungen bei Diabetikern, Hämorrhoiden, Varizen, Krampfadern, Sehschwäche, Lichtempfindlichkeit, Nachtblindheit, Diabetes mellitus, Obstipation, Verstopfung, Anämie, Blutmangel, Appetitlosigkeit, Blutgefässe brüchig, Angiopathie, Beine schwere, Untergewicht, Erbrechen

1 **Trocknen und kühlen**

Blutung, Diarrhö, Durchfall (getrockneter Fruchttee speziell für Kleinkinder geeignet: 3 gehäufte Esslöffel Beeren mit 500 ml Wasser 10 Minuten kochen)

2 **Schärfen ausleiten und kühlen**

Harnwegsinfekt, Zystitis, Stomatitis, Mundschleimhautentzündung, Pharyngitis, Rachenentzündung, Phlebitis, Venenentzündung, Ulkus cruris, Enteritis

3 **Befeuchten / nähren und kühlen**

Durst

3 **Parasiten eliminieren**

Spulwürmer, Askaridiasis, Madenwürmer (Kur: drei Tage hintereinander ausschliesslich Heidelbeeren essen)

Kontraindikationen und sonstige Hinweise

Der Verzehr der getrockneten Beeren über längere Zeit kann zu Reizungen der Magen-Darm-Schleimhaut führen.

Quellen B.A.1994, B.K.2000, L.K.2001, P.M.2006, P.M.1997, P.R.(N1)1999, P.R.(N2)1999, S.F.2004, Wikipedia, W.B./E-U/48(2001)10, Sch.H./Nat/7-8-1995, Sch.H./Nat/2-1997

Himbeere

Rubus idaeus

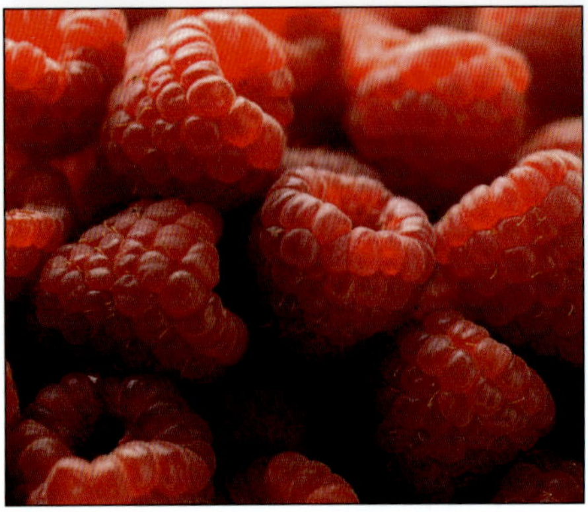

Familie:

Rosaceae

Pflanzenteile:

Frucht

Humorale Qualität:

kühlend 2°, wärmend 1–2°, trocknend 1°, befeuchtend/nährend 1–2°

Geschmack:

süss, sauer

TEN-Wirkungen mit Prioritäten und Indikationen

1 **Befeuchten / nähren und wärmen**

Anämie, Blutmangel, Obstipation (reife Früchte), Verstopfung, Sehschwäche (Tee aus unreifen getrockneten Himbeeren), Appetitlosigkeit, Stoffwechselschwäche, Wehen schwach, Wehenverzögerung, Amenorrhö, Menstruationsblutung ausbleibend, Säftemangel, Impotenz, Ejakulation vorzeitig, Spermatorrhö, Samenverlust

1 **Trocknen und wärmen**

Urinieren exzessiv, Urinieren häufig (Tee aus unreifen getrockneten Himbeeren)

2 **Schärfen ausleiten und kühlen**

Toxine, Infektionskrankheit

Quellen C.N.1999, F.B.1992, J.B.2000, L.K.2001, P.P.1993, P.R.(N1)1999, P.R.(HP2)1999, S.U.2004, Wikipedia, Sch.H./Nat/5-1994, V.B./Nat/7-8-1996

Holunderbeeren, schwarz

Sambucus nigra

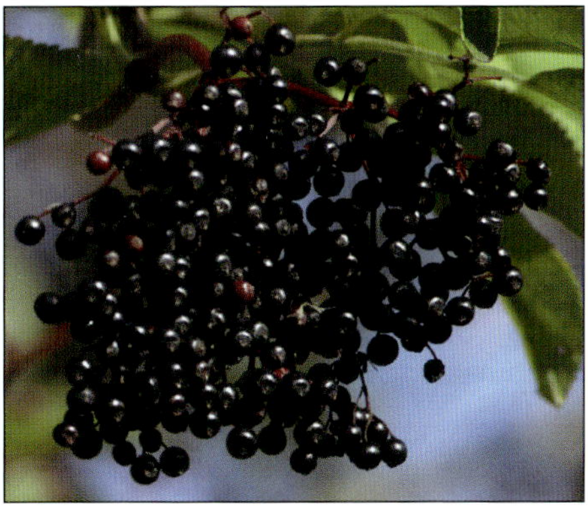

Familie:

Caprifoliaceae

Pflanzenteile:

Frucht

Humorale Qualität:

kühlend 1–2°, wärmend 1–2°, trocknend 0°, befeuchtend/nährend 2°

Geschmack:

süss, bitter, sauer

TEN-Wirkungen mit Prioritäten und Indikationen

1 **Befeuchten / nähren und wärmen**

Müdigkeit, Abgeschlagenheit, Energiemangel, Erschöpfung, Appetitlosigkeit, Bindegewebeschwäche, Cellulite, Abwehrschwäche, Infektanfälligkeit, Immunschwäche, Anämie, Blutmangel, Schwäche, Insomnia, Schlaflosigkeit, Gelenkschmerzen, Myalgie, Muskelschmerzen, Gelenkentzündung, Neuralgie, Ischias, Lumbago, Hexenschuss (Saft), Tuberkulose-Prophylaxe

1 **Befeuchten / nähren und kühlen**

Halsentzündung, Husten trocken, Heiserkeit, Insomnia, Schlaflosigkeit, Obstipation, Verstopfung

2 **Schärfen ausleiten und kühlen**

Husten mit Schleim, Auswurf eitrig, Atmung rasselnd, Atemwegsinfekt, Erkältung, Pneumonie, Lungenentzündung, rheumatisches Fieber

Kontraindikationen und sonstige Hinweise

Die rohen Beeren enthalten den Giftstoff Sambunigrin, der Blausäure bildet. Sambunigrin wird beim Erhitzen zerstört.

Quellen H.H.2001, L.K.2001, P.M.2006, S.F.2004, S.U.2004, W.R.1995, Wikipedia, W.A./Nat/4-2006

Johannisbeere, rot

Ribisel
Ribes rubrum

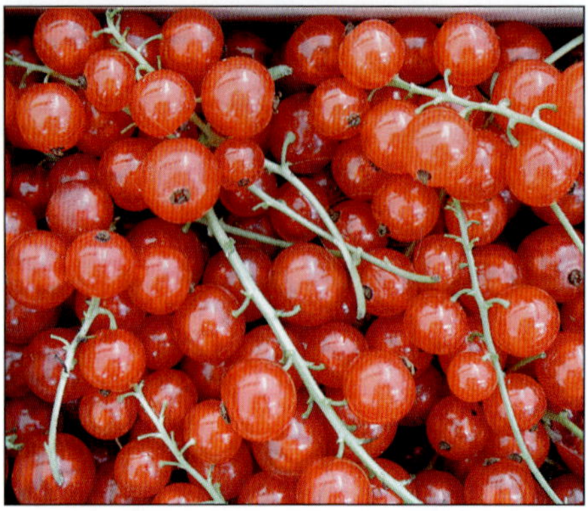

Familie:

Grossulariaceae

Pflanzenteile:

Frucht

Humorale Qualität:

kühlend 2°, wärmend 1°, trocknend 2°, befeuchtend/nährend 1–2°

Geschmack:

sauer, süss

TEN-Wirkungen mit Prioritäten und Indikationen

1 **Befeuchten / nähren und kühlen**

Trockenheit, Durst, Halsentzündung, Husten trocken

1 **Befeuchten / nähren und wärmen**

Parodontose (äusserlich einmassieren), Zungengeschwulst (rohen Saft einwirken lassen), Appetitlosigkeit, Verdauungsschwäche, Verdauungssäftemangel, Rekonvaleszenz, Diabetes mellitus

2 **Trocknen und wärmen**

Durchfall chronisch, Diarrhö

3 **Schärfen ausleiten und kühlen**

Rheuma, Gicht, Fieber, Toxine, Entzündung

Quellen J.B.2000, L.K.2001, P.R.(HP2)1999, S.F.2004, W.R.1995, Wikipedia

Johannisbeere, schwarz

Ribes nigrum, Cassis

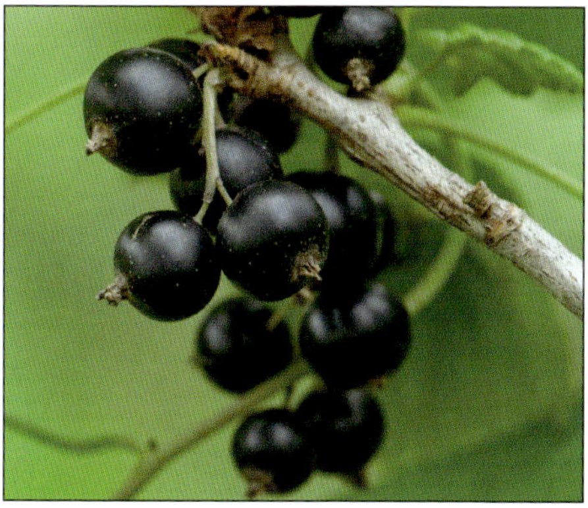

Familie:

Grossulariaceae

Pflanzenteile:

Frucht

Humorale Qualität:

kühlend 2°, wärmend 1–2°, trocknend 1–2°, befeuchtend/nährend 1–2°

Geschmack:

sauer, süss, bitter

TEN-Wirkungen mit Prioritäten und Indikationen

1 **Befeuchten / nähren und wärmen**

Anämie, Blutmangel, Schwäche, Abwehrschwäche, Appetitlosigkeit, Verdauungsschwäche, Verdauungssäftemangel, Diabetes mellitus, Infektanfälligkeit, Immunschwäche, Rekonvaleszenz, Oligurie, Urinieren vermindert, Nephrolithiasis, Nierensteine, Gelenkschmerzen, Rheuma, Gallenkolik

1 **Befeuchten / nähren und kühlen**

Durst, Husten trocken, Halsschmerzen, Heiserkeit, Arthritis, Gelenkentzündung, Gicht, Ikterus, Gelbsucht, Lebererkrankungen

2 **Schärfen ausleiten und kühlen**

Erkältung, Pertussis, Krampfhusten, Keuchhusten, Atemwegsinfekt, Keuchhusten, Diarrhö, Durchfall, Lebensmittelvergiftung, Urinieren schmerzhaft, Entzündung, Laryngitis, Mandeln geschwollen, Harnwegsinfekt

Quellen J.B.2000, L.K.2001, P.M.2006, P.R.(N1)1999, P.R.(N2)1999, P.M.1997, W.R.1995, S.F.2004, Wikipedia

Kaki

Persimone, Sharonfrucht
Diospyros kaki

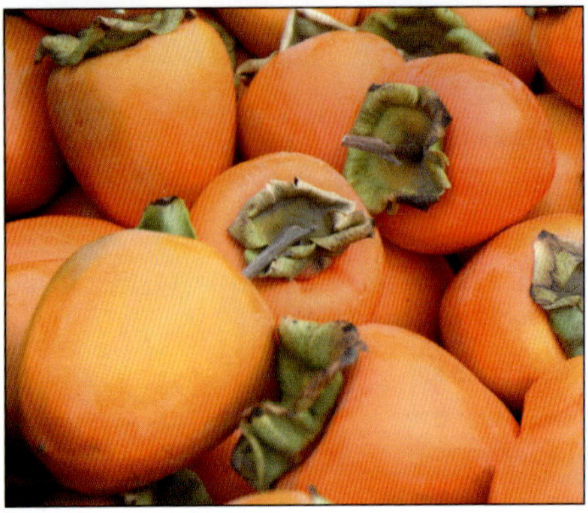

Familie:

Ebenaceae

Pflanzenteile:

Frucht

Humorale Qualität:

kühlend 2°, wärmend 1°, trocknend 1°, befeuchtend/nährend 1°

Geschmack:

süss, sauer

TEN-Wirkungen mit Prioritäten und Indikationen

1 **Befeuchten / nähren und kühlen**

Hitze in den Gedärmen, Schleimhautreizung, Darmschleimhautentzündung, Darmentzündung, Colitis ulcerosa, Mundgeschwür, Aphte, Trockenheit, Säftemangel, Durst, Mundtrockenheit, Schleimhauttrockenheit, Lungentrockenheit, Auswurf zäh, Blut im Sputum, Unruhe, Husten trocken, Hypertonie, Bluthochdruck (frischer Kakisaft: 250 g noch nicht ganz ausgereifte Kaki auspressen; den Saft mit 1–2 dl kochendem Wasser aufgiessen und 2 x täglich einnehmen), Diabetes mellitus, Obstipation, Verstopfung trocken, Stuhl wenig

2 **Trocknen und kühlen**

Diarrhö, Durchfall, Bluterbrechen, Hämorrhoiden blutende (rohe unreife oder getrocknete Früchte verzehren oder einen Dekokt aus Kakifrucht und Blättern)

3 **Schärfen ausleiten und kühlen**

Alkoholabusus

Kontraindikationen und sonstige Hinweise und sonstige Hinweise

Bei Kälte der Kochung. Bei Feuchtigkeit oder Schleimbelastung. Bei Kälte Symptomen. Nach der Geburt. Nicht zusammen mit Krebstieren verzehren.

Quellen B.L.2000, E.U.1997, F.B.1995, H.R.2006, J.B.2000, K.J.2001, P.M.1997, P.P.2002, P.R.(N2)1999, Wikipedia

Kirsche

Prunus avium

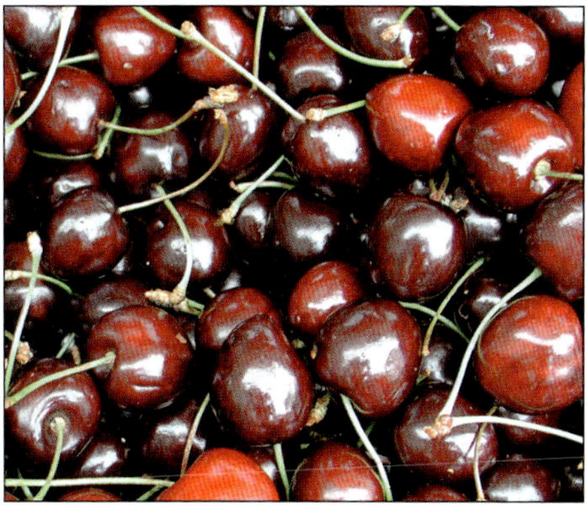

Familie:

Rosaceae

Pflanzenteile:

Frucht

Humorale Qualität:

kühlend 1–2°, wärmend 1–2°, trocknend 1°, befeuchtend/nährend 2°

Geschmack:

süss, sauer

TEN-Wirkungen mit Prioritäten und Indikationen

1 Befeuchten / nähren und wärmen

Anämie, Blutmangel, Taubheitsgefühl der Extremitäten, Schwindel, Insomnia, Schlaflosigkeit, Haut trocken (40 g getrocknete Kirschen in 1 Liter Rotwein ansetzen), Appetitlosigkeit, Müdigkeit, Abgeschlagenheit, Energiemangel, Erschöpfung, Ejakulation vorzeitig, kalter unterer Rücken (Kirschsteinsäckchen), Muskelschwäche, Sehnenschwäche, Knochenschwäche, Hüftschmerzen, Knieschmerzen, Gliederschwäche, Bewegungseinschränkung, Taubheit, Paralyse, Lähmung der Extremitäten (250 g Kirschen in 1 Liter klarem Branntwein 1–2 Wochen einlegen; täglich 1/2 Tasse auf 2–3 Portionen verteilt einnehmen), Gicht, Rheuma, Arthritis

2 Befeuchten / nähren und kühlen

Palpitationen, Herzklopfen, Mundtrockenheit, Zungentrockenheit

3 Trocknen und wärmen

Cholesterinwerte erhöht

3 Schärfen ausleiten und kühlen

Übersäuerung des Körpers, Harnwegsentzündung (Tee aus Kirschenstielen)

Kontraindikationen und sonstige Hinweise und sonstige Hinweise

Bei Hitzesymptomatik. Rohe Kirschen mit Wasser zusammen eingenommen, geben massive Koliken.

Quellen C.N.1999, E.U.1997, F.B.1992, J.B.2000, K.J.2001, L.K.2001, P.M.1997, P.P.1993, P.R.(N1)1999, P.R.(N2)1999, S.U.2004, Wikipedia, N.T./NHP/4-1998, V.B./Nat/5-1993

Kiwi

Actinidia chinensis

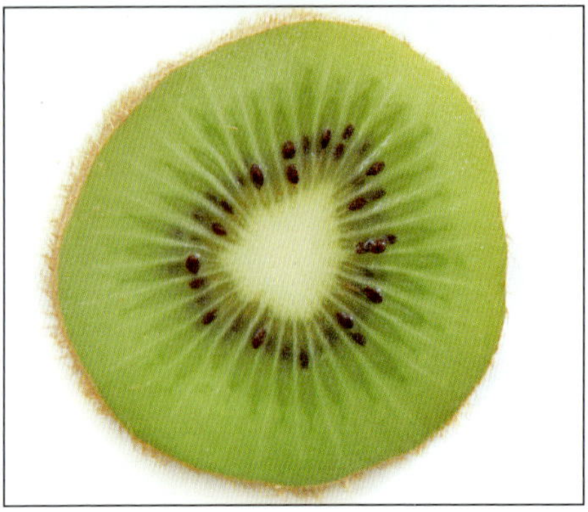

Familie:

Actinidiaceae

Pflanzenteile:

Frucht

Humorale Qualität:

kühlend 3°, wärmend 1°, trocknend 1°, befeuchtend/nährend 2°

Geschmack:

sauer, süss

TEN-Wirkungen mit Prioritäten und Indikationen

1 **Befeuchten / nähren und kühlen**

Fieber, Pharyngitis, Rachenentzündung trocken, Säftemangel, Trockenheit, Ikterus, Gelbsucht

1 **Befeuchten / nähren und wärmen**

Oligurie, Urinieren vermindert, Urinieren schmerzhaft, Spannungsgefühl, Magendruck, Schmerzen im Epigastrium, Übelkeit, Brechreiz, Erbrechen, Appetitlosigkeit, Verdauung verlangsamt, Eiweissverdauungsschwäche (180 g Kiwi; 30 g frischen Ingwer getrennt auspressen; zusammenmischen und auf 3 Portionen verteilt einnehmen), Anämie, Blutmangel

2 **Trocknen und kühlen**

Hämorrhoiden blutende

3 **Schärfen ausleiten und kühlen**

Infektionskrankheit, Urinieren schmerzhaft

Kontraindikationen und sonstige Hinweise und sonstige Hinweise

Bei Kälte der Kochung. Rohe Kiwis vertragen sich nicht mit Milchprodukten. Die Speise wird nach wenigen Minuten bitter, weil das Enzym Actinidin das Milcheiweiss spaltet.

Quellen B.L.2000, C.N.1999, E.U.1997, F.B.1995, H.R.2006, J.B.2000, K.J.2001, P.M.1997, P.R.(N2)1999, S.U.2004, Wikipedia, A.M./N&H/4-1997, Sch.H./Nat/2-1992

Mandarine

Citrus reticulata

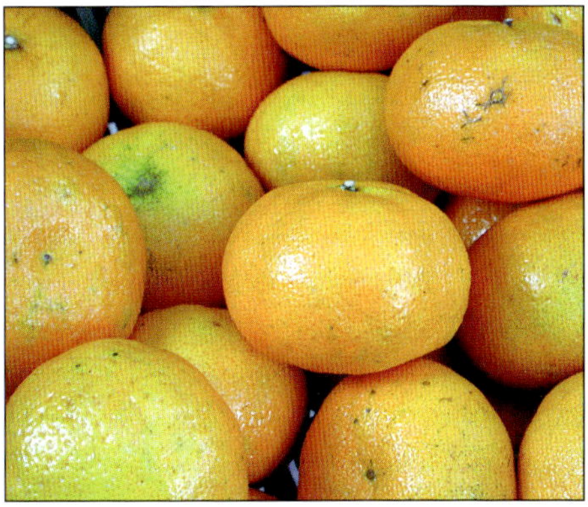

Familie:

Rutaceae

Pflanzenteile:

Frucht

Humorale Qualität:

kühlend 1°, wärmend 2°, trocknend 1°, befeuchtend/nährend 2°

Geschmack:

süss, sauer

TEN-Wirkungen mit Prioritäten und Indikationen

1 **Befeuchten/nähren und wärmen**

Säftemangel, Trockenheit, Lungentrockenheit, Husten trocken (mit Schale in Stücke schneiden und kochen Honig zugeben und essen), Appetitlosigkeit, Mundtrockenheit, Oberbauchschmerzen, Flatulenz, Blähungen (Fruchtfleisch und Schale), Brechreiz, Erbrechen, Übelkeit, Aufstossen (Mandarine mit Schale in Stücke schneiden und in Wasser abkochen und essen), Diabetes mellitus, Durchblutungsstörungen, Blutgerinnungsneigung, Krebs-Prophylaxe, Thrombose-Prophylaxe (Fruchtfleisch mit Schale)

2 **Befeuchten/nähren und kühlen**

Durst (Fruchtfleisch roh oder als Saft), Fieber, Unruhe

2 **Trocknen und wärmen**

Blutfettwerte erhöht, Hyperlipidämie, Bluthochdruck, Hypertonie (Fruchtfleisch und Saft), Husten, Schleim zäh (Schale)

3 **Schärfen ausleiten und kühlen**

Blut reinigend (Fruchtfleisch), Entzündung

Kontraindikationen und sonstige Hinweise

Bei infektionsbedingtem Husten. Übermässiger Genuss des Fruchtfleisches kann Schleim erzeugen. Wegen der Pestizidbelastung im konventionellen Anbau ist bei Verwendung der Schale Bio-Qualität zu bevorzugen.

Quellen B.L.2000, E.U.1997, C.N.1999, F.B.1995, F.C.2000, H.R.2006, J.B.2000, K.J.2001, L.U.1996, P.M.1997, P.R.(N2)1999, S.U.2004, Wikipedia, H.H./E-U/49(2002)2

Mango

Mangifera indica

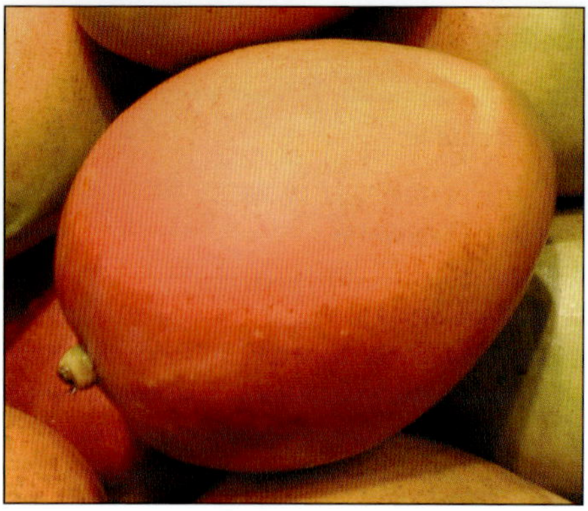

Familie:

Anacardiaceae

Pflanzenteile:

Frucht

Humorale Qualität:

kühlend 1–2°, wärmend 2°, trocknend 1°, befeuchtend/nährend 2–3°

Geschmack:

süss, sauer

TEN-Wirkungen mit Prioritäten und Indikationen

1 **Befeuchten/nähren und wärmen**

Übelkeit, Brechreiz, Erbrechen, Stoffwechselschwäche, Konzentrationsstörungen, Schwäche, Kraftlosigkeit, Müdigkeit, Abgeschlagenheit, Energiemangel, Erschöpfung, Rekonvaleszenz, Blutmangel, Anämie, Arteriosklerose, Durchblutungsstörungen der Arme und Beine, Angina pectoris, Durchblutungsstörungen bei Diabetikern, Reiseübelkeit, Verspannung, Muskeltonus erhöht, Muskelkrämpfe, Dysmenorrhö, Menstruationsblutung schmerzhaft, Netzhauterkrankung, Nachtblindheit, Sehnervatrophie, Apoplex-Prophylaxe, Herzinfarkt-Prophylaxe, Krebs-Prophylaxe

1 **Befeuchten/nähren und kühlen**

Durst, Säftemangel, Trockenheit, Mundtrockenheit, Husten trocken, Haut trocken, Haut schuppig, Schleimhautreizung, Ekzem, Dermatose, Hautalterung vorzeitig (roh; Saft; Kompott), Nervosität, Schwindel drehend

3 **Trocknen und wärmen**

Ödeme, Schleim zäh

3 **Trocknen und kühlen**

Schleim grün, Schleim gelb

Kontraindikationen und sonstige Hinweise

Bei Erkältungen. Bei Allergieneigung. Ca. 6% der Bevölkerung sind auf Mango allergisch, insbesondere Kreuzallergien z.B. mit Sellerie, Birkenpollen oder Beifuss. Erzeugt zusammen mit scharfen Lebensmitteln wie Knoblauch, Zwiebel etc. oder nach schwerer Mahlzeit Übelkeit und Erbrechen.

Quellen B.E.2006, B.L.2000, C.N.1999, E.U.1997, F.B.1995, F.C.2000, H.R.2006, J.B.2000, K.J.2001, P.M.1997, P.R.(N2)1999, S.U.2004, Wikipedia, A.M./N&H/4-1997, S.B./N&H/1-2000

Melone Wassermelone

Citrullus lanatus

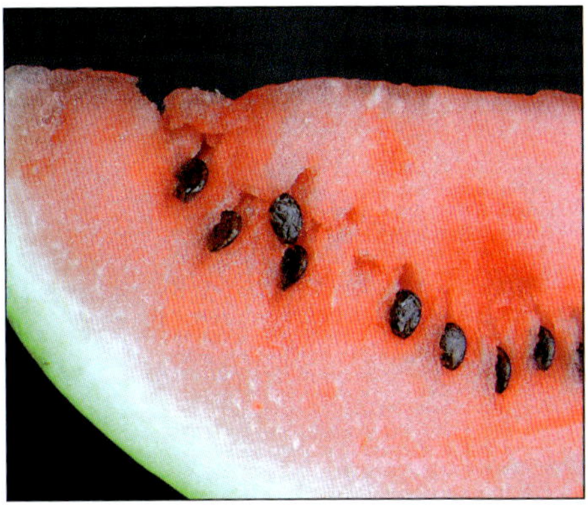

Familie:

Cucurbitaceae

Pflanzenteile:

Frucht

Humorale Qualität:

kühlend 3°, wärmend 0–1°, trocknend 0°, befeuchtend/nährend 3–4°

Geschmack:

süss

TEN-Wirkungen mit Prioritäten und Indikationen

1 **Befeuchten/nähren und kühlen**

Säftemangel, Trockenheit, Durst, Dickdarmtrockenheit, Obstipation, Verstopfung, Zungentrockenheit, Heiserkeit (Saft nach und nach einnehmen), Depressionen, Strangurie, Harndrang schmerzhaft, Dysurie, Urinieren erschwert, Oligurie, Urinieren vermindert, Urin rötlich, Nephritis, akut, Nephritis chronisch, Nierenentzündung, Urethritis, Harnwegsentzündung, Zystitis, Blasenentzündung (innere Frucht oder Schale oder Samen essen oder Tee aus frischer oder getrockneter Schale oder Samen 2–3 x täglich trinken oder Melonensaft und Tomatensaft mischen und trinken), Halsentzündung, Halsschmerzen, Unruhe, Schlafstörungen, Sommergrippe, Fieber (Saft), Hypertonie, Bluthochdruck, Appetitlosigkeit (Melonensaft und Tomatensaft mischen und trinken), Ikterus, Gelbsucht, Mundgeschmack bitter, Mundgeschwür, Aphte

2 **Befeuchten/nähren und wärmen**

Diabetes mellitus (Fruchtfleisch essen oder Tee aus frischer oder getrockneter Schale 2–3 x täglich trinken), Desorientiertheit, Niereninsuffizienz, Nierenschwäche

Kontraindikationen und sonstige Hinweise

Bei Kälte in Milz, Magen und Niere und starkem pathogenem Phlegma. Bei Durchfall, Polyurie, Anämie.

Quellen E.U.1997, F.B.1995, C.N.1999, H.R.2006, J.B.2000, K.J.2001, P.P.2002, P.R.(N2)1999, S.U.2004, Wikipedia, A.M./N&H/4-1997, Zz/NHP/10-1998, Sch.H./Nat/5-1996

Melone Zuckermelone

Netzmelone, Honigmelone
Cucumis melo

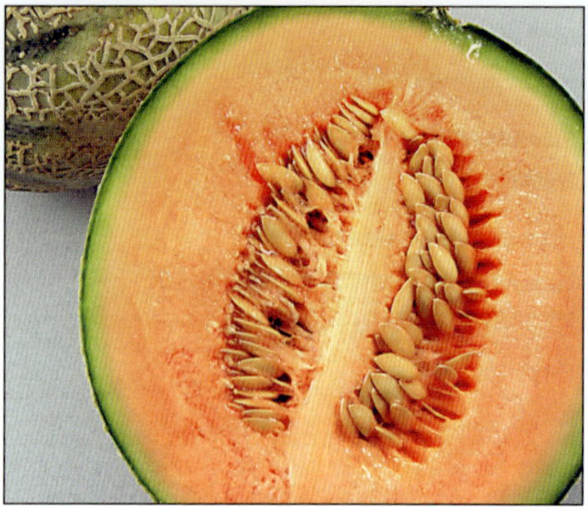

Familie:
Cucurbitaceae

Pflanzenteile:
Frucht

Humorale Qualität:
kühlend 2–3°, wärmend 0–1°, trocknend 0°, befeuchtend/nährend 2–3°

Geschmack:
süss

TEN-Wirkungen mit Prioritäten und Indikationen

1 **Befeuchten/nähren und kühlen**

Darmträgheit, Obstipation, Verstopfung trocken chronisch, Unruhe, Durst, Halsschmerzen chronisch (roh essen), Darmgeschwür, Nasengeschwür, Mundgeschwür, Aphte, Zahnfleischentzündung, Harnsäurewerte erhöht

2 **Befeuchten/nähren und wärmen**

Nephrolithiasis-Prophylaxe, Nierenstein-Prophylaxe

3 **Schärfen ausleiten und kühlen**

Toxine

Kontraindikationen und sonstige Hinweise

Bei Kälte der Kochung mit Durchfall und Blähungen.

Quellen E.U.1997, H.R.2006, P.R.(N2)1999, S.U.2004, Wikipedia

Orange

Apfelsine
Citrus sinensis

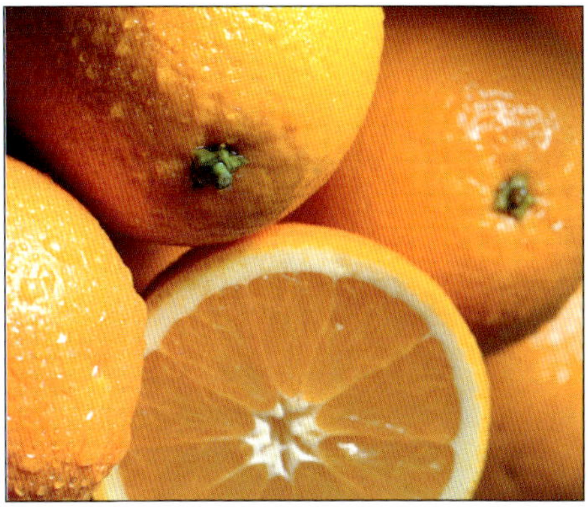

Familie:

Rutaceae

Pflanzenteile:

Frucht

Humorale Qualität:

kühlend 2°, wärmend 1–2°, trocknend 0–1°, befeuchtend/nährend 2–3°

Geschmack:

sauer, süss

TEN-Wirkungen mit Prioritäten und Indikationen

1 **Befeuchten/nähren und kühlen**

Lungentrockenheit, Mundtrockenheit, Säftemangel, Durst (2 geschälte Orangen und beliebig Salz und Honig abkochen; in gegartem Zustand einnehmen), Unruhe

1 **Befeuchten/nähren und wärmen**

Brechreiz, Erbrechen, Appetitlosigkeit, Durchblutungsstörungen in den Kapillaren (Fruchtfleisch), Darmträgheit, Darmperistaltik verlangsamt, Obstipation, Verstopfung, Blutgerinnungsneigung, Hämorrhoiden (Fruchtfleisch), Netzhauterkrankung, Makuladegeneration (Fruchtfleisch), Thrombose-Prophylaxe, Krebs-Prophylaxe (Fruchtfleisch)

3 **Schärfen ausleiten und kühlen**

Alkoholkater, Alkoholabusus (roh oder als Saft), Infektionskrankheit

Kontraindikationen und sonstige Hinweise

Bei Erkältungen und Schleim. Bei Magenulkus, gereizten Magenschleimhäuten. Wegen der Pestizidbelastung im konventionellen Anbau ist bei Verwendung der Schale Bio-Qualität zu bevorzugen.

Quellen B.L.2000, C.N.1999, E.U.1997, H.R.2006, J.B.2000, P.M.1997, P.P.2002, P.R.(N2)1999, S.U.2004, Wikipedia, A.M./N&H/4-1997, Sch.H./Nat/2-1997

Papaya

Carica papaya

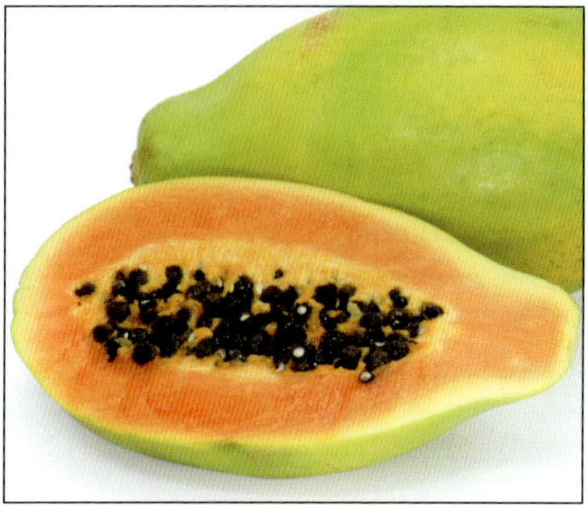

Familie:

Caricaceae

Pflanzenteile:

Frucht, Samen

Humorale Qualität:

kühlend 2°, wärmend 2–3°, trocknend 0–1°, befeuchtend/nährend 2–3°

Fruchtfleisch: neutral, Samen: Geschmack:

Fruchtfleisch: süss, bitter, Samen: scharf

TEN-Wirkungen mit Prioritäten und Indikationen

1 **Befeuchten/nähren und wärmen**

Stoffwechselschwäche, Verdauungsschwäche, Eiweissverdauungsschwäche, Fettverdauungsschwäche, Kohlehydratverdauungsschwäche, Pankreasentzündung chronisch, Ulkus duodeni, Zwölffingerdarmgeschwür, Eiweissschlacken im Darm, Darmflorastörungen, Adipositas, Übergewicht, Obstipation, Verstopfung, Diarrhö, Durchfall, Hautalterung vorzeitig, Flatulenz, Blähungen, Magensenkung, Gastroptose, Magenverstimmung, Sodbrennen, Dyspepsie, Depressionen, Blutgerinnungsneigung, Krebs-Prophylaxe, Thrombose-Prophylaxe

2 **Befeuchten/nähren und kühlen**

Säftemangel, Trockenheit, Durst, Mundtrockenheit, Husten trocken, Haut trocken, Haut schuppig, Ekzem, Dermatose, Schleimhautreizung, Nervosität

2 **Schärfen ausleiten und kühlen**

Wunde infiziert (äusserlich: Brei aus Fruchtfleisch und zerstossenen Samen), Wundheilung schlecht, Wunde entzündet, Verletzung entzündet, Schnittwunde, Rheuma, Schmerzen rheumatisch, Arthritis, Gastritis, Magenschleimhautentzündung, Magengeschwür, Pankreasentzündung

3 **Parasiten eliminieren**

Würmer, Darmparasiten

Kontraindikationen und sonstige Hinweise

Bei Allergieneigung. Bei Nesselfieber. Bei Gravidität / Schwangerschaft

---

Quellen B.A.1994, C.N.1999, F.B.1992, J.B.2000, P.R.(N2)1999, S.F.2004, S.U.2004, Wikipedia, A.M./N&H/41997, S.B./N&H/2-1998

Pfirsich

Prunus persica

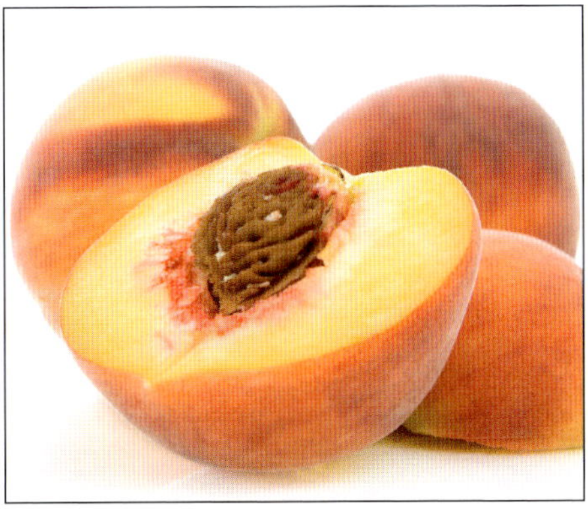

Familie:

Rosaceae

Pflanzenteile:

Frucht

Humorale Qualität:

kühlend 1–2°, wärmend 2–3°, trocknend 1°, befeuchtend/nährend 2°

Geschmack:

süss, sauer

TEN-Wirkungen mit Prioritäten und Indikationen

1 **Befeuchten/nähren und wärmen**

Verstopfung chronisch, Verstopfung akut, Stuhl hart (roh oder gedünstet), Durchblutungsstörungen, Angina pectoris, Dysmenorrhö, Menstruationsblutung schmerzhaft, Amenorrhö, Menstruationsblutung ausbleibend (das Innere der Steine zu Tee kochen; 1 Teelöffel auf 1 Tasse Wasser), Herzklappenfehler, Herzmuskelerkrankungen, Herzinsuffizienz, Herzinfarkt-Prophylaxe

1 **Befeuchten/nähren und kühlen**

Säftemangel, Trockenheit, Durst, Mundtrockenheit, Rachentrockenheit, Lungentrockenheit, Husten trocken (roh; Saft; Kompott), Dickdarmtrockenheit, Obstipation trocken (roh oder gedünstet essen)

2 **Trocknen und wärmen**

Verhärtung, Zyste, Myom, Tumore (das Innere der Steine zu Tee kochen 1 Teelöffel auf 1 Tasse Wasser)

3 **Schärfen ausleiten und kühlen**

Gastroenteritis, Gastritis, Magenschleimhautentzündung, Darmentzündung (Pfirsich kochen und pürieren)

Kontraindikationen und sonstige Hinweise

Übermässiger Konsum kann innere Hitze erzeugen. Da Pfirsichkerne den Blausäure abspaltenden Stoff Amygdalin enthalten, dürfen sie nur für therapeutische Zwecke und kurze Zeit eingesetzt werden.

Quellen C.N.1999, E.U.1997, F.B.1992, J.B.2000, K.J.2001, L.K.2001, P.P.1993, P.R.(N1)1999, P.R.(N2)1999, S.U.2004, Wikipedia, Sch.H./E-U/50(2003)1, Sch.H./Nat/2-1997

Quitte

Cydonia oblonga

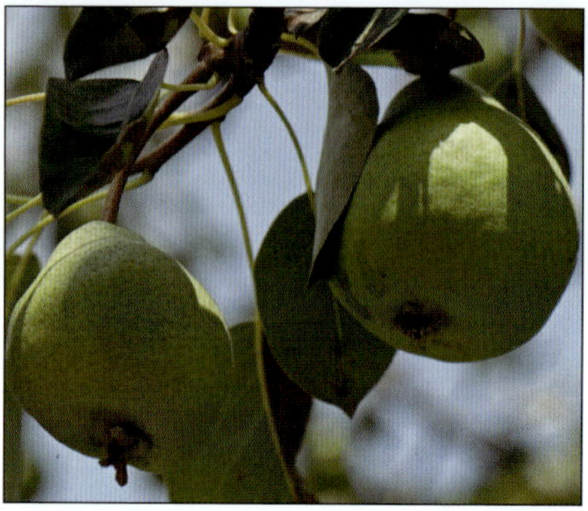

Familie:

Rosaceae

Pflanzenteile:

Frucht, Kerne

Humorale Qualität:

kühlend 2°, wärmend 1°, trocknend 0–1°, befeuchtend/nährend 2–3°

Geschmack:

roh: sauer, adstringierend, gekocht: süss

TEN-Wirkungen mit Prioritäten und Indikationen

1 **Befeuchten/nähren und kühlen**

Schleimhauttrockenheit (Quittenmus), Stimmverlust (Quittenmus; Tee aus Quittenkern), Heiserkeit, Obstipation, Verstopfung, Dysenterie, Hitzegefühle, Hautausschlag, Ekzem (Quittenmus)

1 **Befeuchten/nähren und wärmen**

Darmerschlaffung (Quitte roh), Arteriosklerose (Quittenmus), Durchfall, Hämorrhoiden (Quittenmus)

2 **Schärfen ausleiten und kühlen**

Gastritis, Magenschleimhautentzündung, Darmschleimhautentzündung, Colitis, Dickdarmentzündung (Tee aus Samen), Halsentzündung, Zystitis, Blasenentzündung, Entzündung (Quitte roh), Toxine, Schwermetallbelastung, Bleibelastung, Quecksilberbelastung, radioaktive Belastung (Quittenmus)

3 **Trocknen und wärmen**

Cholesterinwerte erhöht

Quellen L.K.2001, R.L.1997, P.R.(N1+2)1999, S.U.2004, www.wikipedia.de, K.H./Nat/10-2003

Rosinen

Vitis vinifera

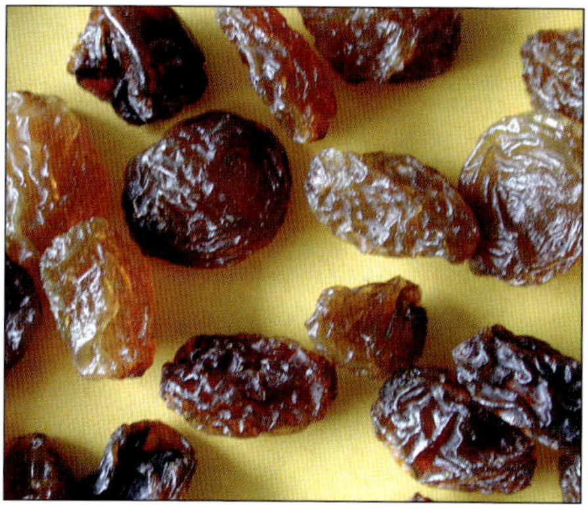

Familie:

Vitaceae

Pflanzenteile:

Frucht

Humorale Qualität:

kühlend 0°, wärmend 3°, trocknend 0–1°, befeuchtend/nährend 2–3°

Geschmack:

süss, sauer

TEN-Wirkungen mit Prioritäten und Indikationen

1 Befeuchten/nähren und wärmen

Trockenheit, Mundtrockenheit, Husten trocken, Säftemangel nach fiebrigen Erkrankungen, Durst, Appetitlosigkeit, Anämie, Blutmangel, Palpitationen, Schwindel, Knochenschwäche, Sehnenschwäche, Gelenkschmerzen, Rückenschmerzen, Hüftschwäche, Hüftschmerzen, Kniegelenkschwäche, Knieschmerzen (80 g Rosinen 20 g getrocknete Ginsengwurzel in 1 Liter Schnaps 2–4 Wochen einlegen; täglich 20 ml trinken), Gallenblasenträgheit, Müdigkeit, Abgeschlagenheit, Energiemangel, Erschöpfung, Unruhe, Oligurie, Urinieren vermindert, Urin dunkel, Niereninsuffizienz, Nierenschwäche, Nephrolithiasis, Nierensteine, Angina pectoris, Arterienverengung, Arteriosklerose, Durchblutungsstörungen, Pfortaderhochdruck, Hämorrhoiden, Thrombose-Prophylaxe

2 Trocknen und wärmen

Ödeme, Schwellung, Gedunsenheit, Nachtschweiss (Tee aus Rosinen und getrockneten Kirschen oder in Rotwein einlegen)

Kontraindikationen und sonstige Hinweise

Diabetes mellitus

Quellen B.A.1994, E.U.1997, F.B.1992, H.R.2006, J.B.2000, K.J.2001, L.K.2001, P.R.(N1)1999, P.R.(N2)1999, Wikipedia, N.T./NHP/4-1998, Sch.H./Nat/2-1997

Sanddorn

Rote Schlehen
Hippophae rhamnoides

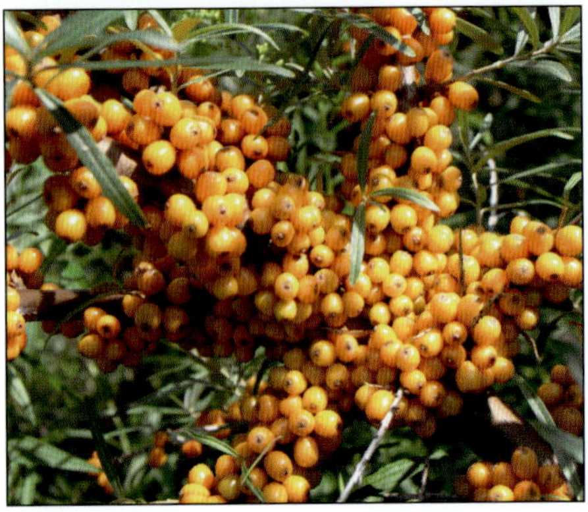

Familie:

Elaeagnaceae

Pflanzenteile:

Beeren

Humorale Qualität:

kühlend 1°, wärmend 2–3°, trocknend 1°, befeuchtend/nährend 2–3°

Geschmack:

sauer

TEN-Wirkungen mit Prioritäten und Indikationen

1 **Befeuchten/nähren und wärmen**

Infektanfälligkeit, Rekonvaleszenz, Müdigkeit, Abgeschlagenheit, Energiemangel, Erschöpfung, Frühjahrsmüdigkeit, Untergewicht, Appetitlosigkeit, Konzentrationsstörungen, Knorpelbildung vermindert, Knochenwachstumsstörungen, Rachitis, Bindegewebeschwäche, Digitalis-Therapie begleitend, Herzschwäche, Kreislaufschwäche, Abwehrschwäche, Immunschwäche, Infekt chronisch, Anämie, Blutmangel, Skorbut, Zahnfleischbluten, Schwäche körperlich, Schwäche geistig, Wachstumsstörungen, Säfteverlust, Alterung vorzeitig, Nachtblindheit, Sehschwäche, Augenlinsentrübung, Grauer Star-Prophylaxe, Katarakt-Prophylaxe, Arteriosklerose-Prophylaxe, Diarrhö, Durchfall

1 **Befeuchten/nähren und kühlen**

Haut trocken, Schleimhauttrockenheit, Reizbarkeit, Jähzorn, Wutanfälle, Migräne, Sommerdiarrhö, Ekzem gerötet, Ekzem juckend, Radiotherapie begleitend (Sanddornöl)

2 **Trocknen und wärmen**

Hyperhidrosis, Schwitzen übermässig, Blutung, Blutfettwerte erhöht, Cholesterinwerte erhöht, Atemwegsverschleimung, Magentumore, Speiseröhrentumore, Hauttumore, Melanome, Sarkome, Krebs

3 **Schärfen ausleiten und kühlen**

Fieber, Magengeschwür, Zwölffingerdarmgeschwür, Gastritis, Ösophagitis, Darmentzündung, Colitis, Entzündung, Furunkel, Karbunkel

Quellen F.B.1991, L.K.2001, P.M.2006, P.R.(HP2)1999, S.F.2004, T.R.2005, W.R.1995, Wikipedia, L.S./N&H/121999, V.B./Nat/11-2002,. Zz/H-M/4-2000

Weintraube

Vitis vinifera

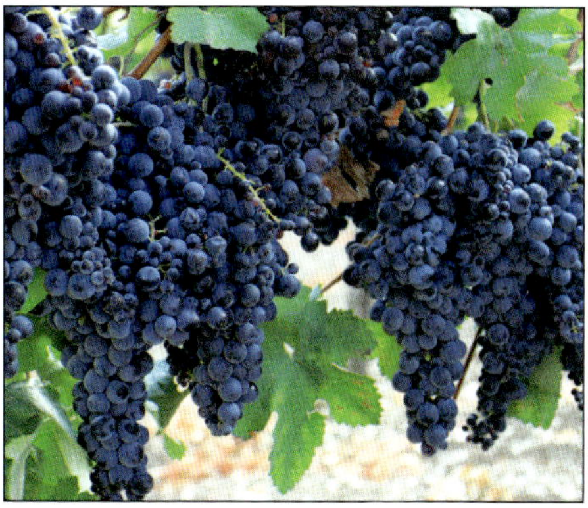

Familie:

Vitaceae

Pflanzenteile:

Frucht

Humorale Qualität:

kühlend 0–1°, wärmend 2°, trocknend 0–1°, befeuchtend/nährend 2–3°

Geschmack:

süss, sauer

TEN-Wirkungen mit Prioritäten und Indikationen

1 **Befeuchten/nähren und wärmen**

Appetitlosigkeit, Knochenschwäche, Sehnenschwäche, Gelenkschmerzen, Rückenschmerzen, Hüftschwäche, Hüftschmerzen, Kniegelenkschwäche, Knieschmerzen, Gallenblasenträgheit, Müdigkeit, Abgeschlagenheit, Energiemangel, Erschöpfung, Anämie, Blutmangel, Palpitationen, Schwindel, Oligurie, Urinieren vermindert, Urin dunkel (500 ml frischen Traubensaft dickflüssig einkochen; Honig zugeben; nochmals kochen lassen; 3 x täglich 1 Esslöffel mit heissem Wasser einnehmen), Niereninsuffizienz, Nierenschwäche, Nephrolithiasis, Nierensteine, Angina pectoris, Arterienverengung, Arteriosklerose, Durchblutungsstörungen, Pfortaderhochdruck, Hämorrhoiden (3 Tage 1–3 kg Weintrauben; als einziges Nahrungsmittel), Thrombose-Prophylaxe

1 **Befeuchten/nähren und kühlen**

Säftemangel, Mundtrockenheit, Husten trocken, Unruhe, Durst, Säftemangel nach fiebrigen Erkrankungen

3 **Trocknen und wärmen**

Ödeme, Schwellung, Gedunsenheit

3 **Trocknen und kühlen**

Nachtschweiss

Kontraindikationen und sonstige Hinweise

Bei Kälte der Kochung. Bei Diabetes mellitus. Bei Überdosierung können Koliken und Durchfall auftreten.

Quellen B.A.1994, E.U.1997, F.B.1992, H.R.2006, J.B.2000, K.J.2001, L.K.2001, P.R.(N1)1999, P.R.(N2)1999, Wikipedia, N.T./NHP/4-1998, Sch.H./Nat/2-1997

Zitrone, Limone

Citrus limon

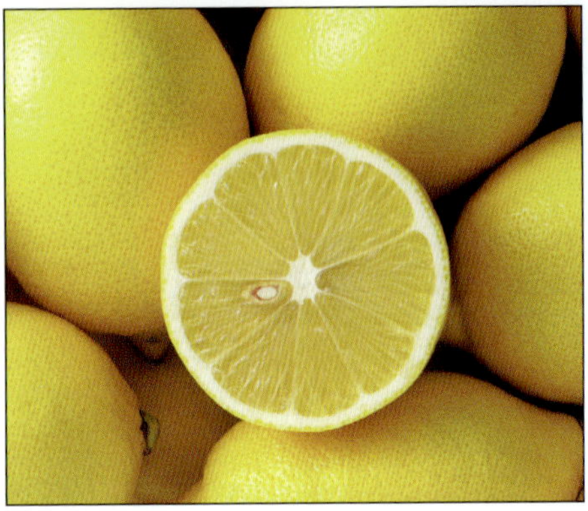

Familie:

Rutaceae

Pflanzenteile:

Frucht

Humorale Qualität:

kühlend 2–3°, wärmend 1–2°, trocknend 1–2°, befeuchtend/nährend 2°

Geschmack:

sauer

TEN-Wirkungen mit Prioritäten und Indikationen

1 **Schärfen ausleiten und kühlen**

Infektionskrankheit, Angina tonsillaris, Tonsillitis, Mandelentzündung, Halsschmerzen (Zitronenscheibe mit Meersalz essen), Erkältung (Saft einer Zitrone; 1 Tl. Honig möglichst heiss trinken), Dysenterie, Magendarmentzündung, Gastritis, Duodenitis, Dickdarmentzündung, Pharyngitis, Rachenentzündung (betupfen mit Saft oder gurgeln), Sommergrippe, Allergie, Toxine, Harnsäurewerte erhöht

1 **Befeuchten/nähren und wärmen**

Frühjahrsmüdigkeit, Müdigkeit, Abgeschlagenheit, Energiemangel, Erschöpfung, Anämie, Blutmangel, Magensäuremangel, Aufstossen, Appetitlosigkeit, Verdauungsschwäche, Darmflorastörungen, Muskelkrämpfe, Diabetes mellitus, Nephrolithiasis, Nierensteine, Uratstein, Oxalatstein, Flatulenz, Blähungen, Augenlinsentrübung, Gallenflussstau, Malabsorptionsstörungen, Angiopathie, Besenreiser, Thrombose-Prophylaxe, Krebs-Prophylaxe, Grauer Star-Prophylaxe, Katarakt-Prophylaxe, Schlafstörungen durch Leberfunktionsschwäche (Saft einer Zitrone trinken)

1 **Befeuchten/nähren und kühlen**

Durst, Säftemangel, Trockenheit, Nervosität, Unruhe, Fetus unruhig, Sonnenbrand, Sonnenstich (Zitronensaft mit Wasser trinken)

2 **Trocknen und wärmen**

Brechreiz, Bluthochdruck, Hypertonie, Hals verschleimt (Zitronenscheibe mit Meersalz essen), Husten mit gelbem Schleim (Zitronensaft mit Birnensaft mischen täglich 200–700 ml trinken), Adipositas, Übergewicht

2 **Trocknen und kühlen**

Diarrhö, Durchfall

Kontraindikationen und sonstige Hinweise

Bei zu viel Magensäure. Bei Magengeschwüren. Bei Ulkus duodeni.

Quellen B.L.2000, C.N.1999, E.U.1997, F.B.1995, H.R.2006, J.B.2000, K.J.2001, L.U.1996, P.M.1997, P.P.2002, P.R.(HP2)1999, P.R.(N2)1999, S.U.2004, Wikipedia, A.M./N&H/4-1997, W.H./N&H/11-1999

Zwetschge

Pflaume
Prunus domestica

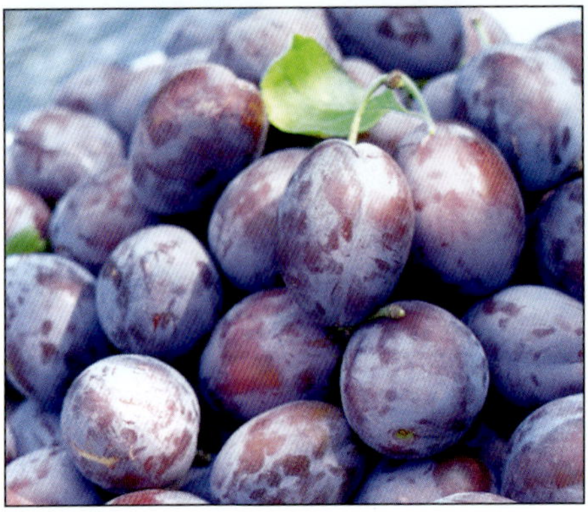

Familie:

Rosaceae

Pflanzenteile:

Frucht

Humorale Qualität:

kühlend 1°, wärmend 1–2°, trocknend 0–1°, befeuchtend/nährend 2°

Geschmack:

süss, sauer

TEN-Wirkungen mit Prioritäten und Indikationen

1 **Befeuchten/nähren und wärmen**

Diabetes mellitus, Obstipation, Verstopfung, Darmerschlaffung, Darmperistaltik verlangsamt (Trockenfrüchte oder frische Früchte), Gicht, Rheuma, Arthrose, Gelenkdegeneration, Leberverhärtung, Leberzirrhose begleitend (100–120 g frische Früchte auspressen; dem Saft Honig beimengen und sofort 3 x täglich einnehmen), Hypochondriumschmerzen (gedämpfte Früchte)

1 **Befeuchten/nähren und kühlen**

Säftemangel, Trockenheit, Durst, Mundtrockenheit (Trockenfrüchte oder 100–120 g frische Früchte auspressen; dem Saft Honig beimengen und sofort einnehmen; 3 x täglich), Unterdrückung emotional, Wutanfälle, Reizbarkeit

2 **Trocknen und wärmen**

Ödeme, Aszites, Bauchwassersucht

Kontraindikationen und sonstige Hinweise

Bei Kälte der Kochung.

Quellen E.U.1997, F.B.1992, J.B.2000, K.J.2001, L.K.2001, P.P.1993, S.U.2004, Wikipedia, Sch.H./E-U/50(2003)1, Sch.H./Nat/2-1997

Algen

Algen werden heute vor allem in Ostasien als Lebensmittel genutzt. Die Verwendung von Algen ist in China seit 4500 Jahren überliefert. Jedoch wussten auch europäische Völker, die am Meer leben, dieses Nahrungsmittel zu nutzen. Kelten und Wikinger schätzten Dulse als nährstoffreiches, kompaktes Nahrungsmittel auf ihren Reisen, während die Briten Nori-Algen in ihre Brote gebacken haben. Unter dem Einfluss der modernen Zivilisation kamen die Menschen immer mehr von ihren traditionellen Ernährungsgewohnheiten ab, und die Algen verschwanden aus den Küchen. Lediglich in Japan und China blieb die Verwendung der Algen für Gerichte und zur Behandlung von Krankheiten weitgehend erhalten.

Heute werden zwischen acht und neun Millionen Tonnen Algen weltweit jährlich geerntet. Der grössere Teil davon wird zu Viehfutter, Dünger und Kosmetika verarbeitet.

Meeresalgen sind reich an Inhaltsstoffen: besonders erwähnenswert ist der hohe Gehalt an Mineralien (7 – 38%) und deren Salze (Alginate), sowie der Gehalt an Spurenelementen, besonders Jod und Fluor. Ernährungsphysiologisch bedeutsam sind auch die darmpflegenden Schleimstoffe.

Die hier besprochenen Algen gehören zu den Familien der Rotalgen (Nori, Dulse, Agar-Agar) und Braunalgen (Kombu, Arame, Hijiki, Wakame). Auf Grund des kühlen Temperaturverhaltens ist Vorsicht geboten bei Kälte der Kochung und bei zuviel pathogener Feuchtigkeit. Sinnvoll ist der regelmässige Konsum kleiner Mengen, kombiniert mit wärmenden Nahrungsmitteln und Kräutern.

Agar-Agar

Geliermittel aus diversen Rotalgen
Gelidium spec., Ahnfeltia plicata, Gracilaria spec.

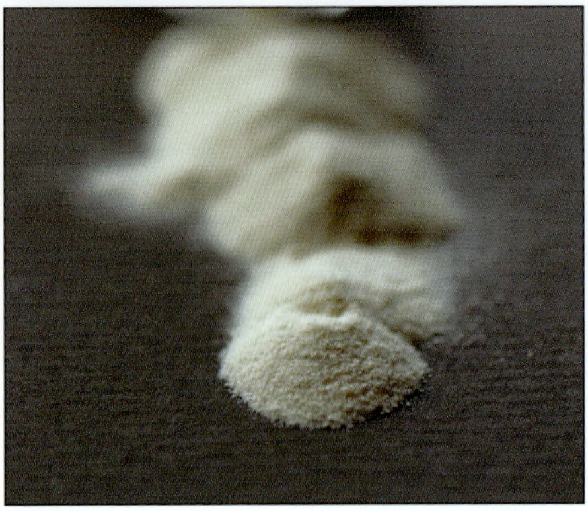

Familie:

Rhodophyceae

Pflanzenteile:

Thallus „Blätter"

Humorale Qualität:

kühlend 2–3°, wärmend 2°, trocknend 1–2°, befeuchtend/nährend 2–3°

Geschmack:

süss, salzig

TEN-Wirkungen mit Prioritäten und Indikationen

1 **Befeuchten/nähren und kühlen**

Trockenheit, Säftemangel, Haut welk, Husten trocken, Schleim zäh, Hauterkrankungen mit Rötung, Obstipation, Verstopfung, Stuhl hart (10–15g = 5 TL Agar Agar in 1 Glas kaltes Wasser geben; abends vor dem Schlafengehen trinken)

2 **Befeuchten/nähren und wärmen**

Zellbildung vermindert, Darmperistaltik verlangsamt, Cellulite, Dickdarmkrebs-Prophylaxe, Hypothyreose, Schilddrüsenunterfunktion, Stoffwechselschwäche, Grundstoffwechsel reduziert

2 **Trocknen und wärmen**

Adipositas, Übergewicht, Ödeme, Hodenschwellung, Cholesterinwerte erhöht, Husten chronisch

2 **Schärfen ausleiten und kühlen**

Magenbrennen, Gastritis, Schleimhautentzündung, Bronchialkatarrh, Pneumonie, Lungenentzündung, Blasenentzündung, Toxine, Schwermetallbelastung, radioaktive Belastung

3 **Trocknen und kühlen**

Hämorrhoiden, Cellulite

Kontraindikationen und sonstige Hinweise

Bei Kälte der Kochung mit Durchfall. Bei Kälte der Kochung müssen Algen mit wärmenden Nahrungsmitteln kombiniert werden. Wegen des relativ hohen Jodgehaltes muss die intensive therapeutische Anwendung von Meeresalgen bei Schilddrüsenerkrankungen kritisch geprüft werden. Bei Jod-Mangel-Krankheiten sind Meeresalgen gut einsetzbar.

Quellen B.A.1994, D.G.1997, F.A.1994, F.B.1992, L.K.1985, M.M.1996, P.P.1997, P.R.(N1)1999, Z.M.1998, Wikipedia, A.O./E-U/50(2003)9, H.H./E-U/46(1999)2, K.H./Nat/4-2001, Zz/E-U/49(2002)S, Zz/H-M/52001

Arame

Eisenia bicyclis

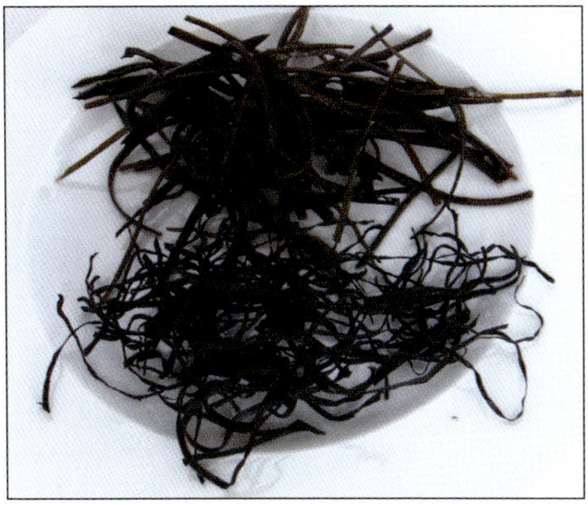

Familie:

Phaeophyceae

Pflanzenteile:

Thallus „Blätter"

Humorale Qualität:

kühlend 1–2°, wärmend 2–3°, trocknend 1–2°, befeuchtend/nährend 3°

Geschmack:

salzig, süss

TEN-Wirkungen mit Prioritäten und Indikationen

1 Befeuchten/nähren und wärmen

Verhärtung, Geschwulst, Kropf, Struma, Arteriosklerose, Bluthochdruck, Hypertonie, Cellulite, Thrombose-Prophylaxe, Krebs-Prophylaxe, Dickdarmkrebs-Prophylaxe, Hypothyreose, Schilddrüsenunterfunktion, Stoffwechselschwäche, Grundstoffwechsel reduziert, Kreislaufschwäche, Verdauungsschwäche, Abwehrschwäche, Infektanfälligkeit, Immunschwäche, Haare glanzlos, Haare spröde, Haarausfall, Nägel brüchig, Zellbildung vermindert, Knochenwachstumsstörungen, Zahnbildungsmangel, Sehnenschwäche, Darmentzündung-Prophylaxe, Darmperistaltik verlangsamt, Blutmangel, Anämie

2 Befeuchten/nähren und kühlen

Trockenheit, Säftemangel, Haut welk, Haut faltig, Haare trocken, Obstipation, Verstopfung, Stuhl hart, Hauterkrankungen mit Rötung

2 Trocknen und wärmen

Adipositas, Übergewicht, Ödeme, Lymphdrüsenschwellung, Hodenschwellung, Cholesterinwerte erhöht, Schleim, Husten chronisch, Tumore, Krebs, Metastasenbildung

2 Schärfen ausleiten und kühlen

Lymphadenitis, Toxine, Schwermetallbelastung, radioaktive Belastung, Magenbrennen, Gastritis

3 Trocknen und kühlen

Cellulite

▶

◀

Kontraindikationen und sonstige Hinweise

Bei Kälte der Kochung mit Durchfall. Bei Kälte der Kochung müssen Algen mit wärmenden Nahrungsmitteln kombiniert werden. Wegen des relativ hohen Jodgehaltes muss die intensive therapeutische Anwendung von Meeresalgen bei Schilddrüsenerkrankungen kritisch geprüft werden. Bei Jod-Mangel-Krankheiten sind Meeresalgen gut einsetzbar.

Quellen B.P.2001, E.U.1997, F.A.1994, F.B.1992, L.K.1985, P.P.1997, P.R.(N1)1999, Z.M.1998, Wikipedia, A.O./EU/50(2003)9, H.H./E-U/46(1999)2, K.H./Nat/4-2001, Zz/E-U/49(2002)S, Zz/H-M/5-2001

Dulse

Palmaria palmata

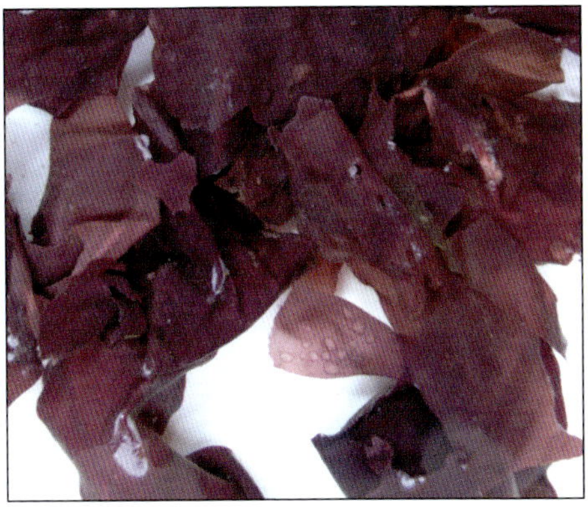

Familie:

Rhodophyceae

Pflanzenteile:

Thallus „Blätter"

Humorale Qualität:

kühlend 1–2°, wärmend 3°, trocknend 1–2°, befeuchtend/nährend 3°

Geschmack:

salzig

TEN-Wirkungen mit Prioritäten und Indikationen

1 **Befeuchten/nähren und wärmen**

Anämie, Blutmangel, Bettlägrigkeit, Nägel brüchig, Blutgefässe brüchig, Zellbildung vermindert, Wundheilung schlecht, Knochenwachstumsstörungen, Zahnausfall, Skorbut, Verhärtung, Geschwulst, Kropf, Struma, Krebs-Prophylaxe, Bluthochdruck, Hypertonie, Thrombose, Cellulite, Dickdarmkrebs-Prophylaxe, Hypothyreose, Schilddrüsenunterfunktion, Stoffwechselschwäche, Grundstoffwechsel reduziert, Darmperistaltik verlangsamt, Seekrankheit, Reiseübelkeit

1 **Befeuchten/nähren und kühlen**

Trockenheit, Säftemangel, Haut welk, Haare trocken, Husten chronisch, Hauterkrankungen mit Rötung, Obstipation, Verstopfung, Stuhl hart

2 **Trocknen und wärmen**

Schleim, Lymphdrüsenschwellung, Hodenschwellung, Adipositas, Übergewicht, Ödeme, Cholesterinwerte erhöht, Tumore, Krebs

2 **Schärfen ausleiten und kühlen**

Lymphadenitis, Herpes zoster, Gürtelrose, Herpes simplex, Toxine, Schwermetallbelastung, radioaktive Belastung, Magenbrennen, Gastritis

3 **Trocknen und kühlen**

Cellulite

▶

◀

Kontraindikationen und sonstige Hinweise

Bei Hyperthyreose. Bei Kälte der Kochung mit Durchfall. Bei Kälte der Kochung müssen Algen mit wärmenden Nahrungsmitteln kombiniert werden. Wegen des relativ hohen Jodgehaltes muss die intensive therapeutische Anwendung von Meeresalgen bei Schilddrüsenerkrankungen kritisch geprüft werden. Bei Jod-Mangel-Krankheiten sind Meeresalgen gut einsetzbar.

Quellen D.G.1997, F.A.1994, F.B.1992, K.B.1997, P.P.1997, L.K.1985, P.R.(N1)1999, Z.M.1998, A.O./EU/50(2003)9, H.H./E-U/46(1999)2, K.H./Nat/4-2001, Zz/E-U/49(2002)S, Zz/H-M/5-2001

Hijiki

Hiziki
Hizikia fusiforme

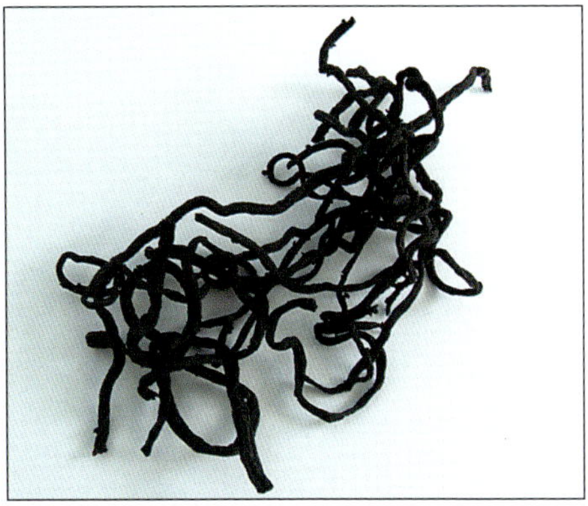

Familie:

Phaeophyceae

Pflanzenteile:

Thallus „Blätter" geschnitten, gekocht

Humorale Qualität:

kühlend 1–2°, wärmend 3°, trocknend 1–2°, befeuchtend/nährend 3°

Geschmack:

salzig, süss

TEN-Wirkungen mit Prioritäten und Indikationen

1 **Befeuchten/nähren und wärmen**

Cellulite, Dickdarmkrebs-Prophylaxe, Haare glanzlos, Haare spröde, Zellbildung vermindert, Osteoporose, Knochenschwund, Sehnenschwäche, Zahnbildungsmangel, Verhärtung, Geschwulst, Struma, Kropf, Krebs-Prophylaxe, Bluthochdruck, Hypertonie, Thrombose, Hypothyreose, Schilddrüsenunterfunktion, Stoffwechselschwäche, Grundstoffwechsel reduziert, Kreislaufschwäche, Verdauungsschwäche, Blutzuckerschwankung, Abwehrschwäche, Infektanfälligkeit, Immunschwäche, Darmperistaltik verlangsamt, Darmentzündung-Prophylaxe, Blutmangel, Anämie, Nägel brüchig

2 **Befeuchten/nähren und kühlen**

Trockenheit, Säftemangel, Haut welk, Haare trocken, Unruhe, Nervosität, Schleim gelb, Schleim grün, Hauterkrankungen mit Rötung, Obstipation, Verstopfung, Stuhl hart

2 **Trocknen und wärmen**

Adipositas, Übergewicht, Ödeme, Cholesterinwerte erhöht, Tumore, Krebs, Hodenschwellung, Lymphdrüsenschwellung, Schleim, Husten chronisch

2 **Schärfen ausleiten und kühlen**

Lymphadenitis, Toxine, Schwermetallbelastung, radioaktive Belastung, Magenbrennen, Gastritis

3 **Trocknen und kühlen**

Cellulite

►

◀

Kontraindikationen und sonstige Hinweise

Bei Hyperthyreose. Bei Kälte der Kochung mit Durchfall. Bei Kälte der Kochung müssen Algen mit wärmenden Nahrungsmitteln kombiniert werden. Wegen des relativ hohen Jodgehaltes muss die intensive therapeutische Anwendung von Meeresalgen bei Schilddrüsenerkrankungen kritisch geprüft werden. Bei Jod-Mangel-Krankheiten sind Meeresalgen gut einsetzbar.

Quellen B.P.2001, D.G.1997, E.U.1997, F.A.1994, F.B.1992, L.K.1985, P.P.1997, P.R.(N1)1999, Z.M.1998, Wikipedia, A.G.-D/ZTCM/2-2005a, A.O./E-U/50(2003)9, H.H./E-U/46(1999)2, K.H./Nat/4-2001, Zz/EU/49(2002)S, Zz/H-M/5-2001

Kelp

Knotentang
Macrosystis pyrifera

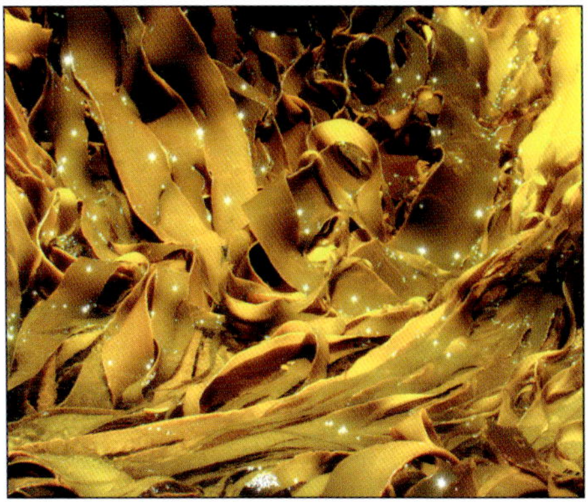

Familie:

Phaeophyceae, Braunalgen

Pflanzenteile:

Thallus

Humorale Qualität:

kühlend 2°, wärmend 3°, trocknend 2–3°, befeuchtend/nährend 3–4°

Geschmack:

salzig

TEN-Wirkungen mit Prioritäten und Indikationen

1 **Befeuchten/nähren und wärmen**

Verhärtung, Knotenbildung, Geschwür, Engegefühl im Hals, Kropf, Struma, Krebs-Prophylaxe, Hypertonie, Bluthochdruck, Thrombose, Unfruchtbarkeit, Cellulite, Dickdarmkrebs-Prophylaxe, Darmperistaltik verlangsamt, Hypothyreose, Schilddrüsenunterfunktion, Stoffwechselschwäche, Grundstoffwechsel reduziert, Kreislaufschwäche, Unfruchtbarkeit des Mannes, Entwicklung mental verlangsamt, Entwicklung physisch verlangsamt, Verdauungsschwäche, Abwehrschwäche, Infektanfälligkeit, Immunschwäche, Anämie, Blutmangel, Haare spröde, Nägel brüchig, Müdigkeit, Abgeschlagenheit, Energiemangel, Erschöpfung, Palpitationen, Herzklopfen, Augenlider blass, Blässe, Haare glanzlos, Zellbildung vermindert, Knochenschwäche, Sehnenschwäche, Diabetes mellitus-Prophylaxe, Angiopathie, arteriosklerotische Veränderungen, Neuropathie, Colitis-Prophylaxe, Enteritis-Prophylaxe, Darmentzündungs-Prophylaxe, Rheuma, Rachitis

1 **Schärfen ausleiten und kühlen**

Rheuma, Lymphadenitis, Toxine, Schwermetallbelastung, radioaktive Belastung, Candida albicans, Pilzerkrankungen, Drüsenentzündung, Ohrentzündung, Zystitis, Blasenentzündung, Urinieren schmerzhaft, Oligurie, Urinieren vermindert, Nephritis, Nierenentzündung akut, Zahnfleischentzündung, Gingivitis, Colitis, Magenbrennen, Gastritis, Magenschleimhautentzündung

1 **Befeuchten/nähren und kühlen**

Trockenheit, Säftemangel, Durst, Haut welk, Haare trocken, Schleim chronisch, Hauterkrankungen mit Rötung, Arthritis, Obstipation, Verstopfung trocken, Ekzem, Dermatitis, Ausschlag, Psoriasis, Schuppenflechte, Menopausensyndrom, Wechseljahrbeschwerden, Klimakterium

2 **Trocknen und wärmen**

Lymphdrüsenschwellung, Hodenschwellung, Husten mit Schleim, Asthma bronchiale keuchend, Husten chronisch, Adipositas, Übergewicht, Ödeme, Cholesterinwerte erhöht, Tumore, Prostataadenom, Prostatahyperplasie, Prostatahypertrophie, Prostatavergrösserung, Brustknoten, Myom, Lipom, Zyste (äusserliche Auflagen und Wickel), Krebs

3 **Trocknen und kühlen**

Cellulite

▶

◄

Kontraindikationen und sonstige Hinweise

Bei Hyperthyreose. Bei Kälte der Kochung mit Durchfall. Bei Kälte der Kochung (mit wärmenden Heilkräutern kombinieren).

Quellen B.P.2001, D.G.1997, E.U.1997, F.A.1994, F.B.1992, L.K.1985, P.P.1997, P.R.(N1)1999, Z.M.1998, Wikipedia, A.G.-D/ZTCM/2-2005a, A.O./E-U/50(2003)9, H.H./E-U/46(1999)2, K.H./Nat/4-2001, Zz/EU/49(2002)S, Zz/H-M/5-2001

Kombu

Laminaria japonica und andere Laminariales

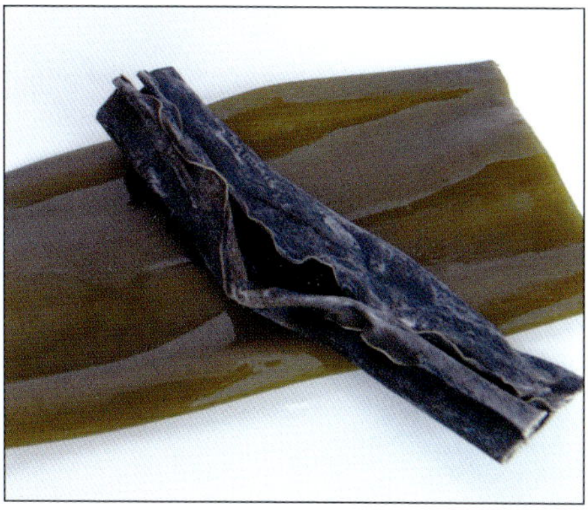

Familie:

Phaeophyceae

Pflanzenteile:

Thallus „Blätter"

Humorale Qualität:

kühlend 2°, wärmend 3°, trocknend 3°, befeuchtend/nährend 3–4°

Geschmack:

salzig

TEN-Wirkungen mit Prioritäten und Indikationen

1 Befeuchten/nähren und wärmen

Verhärtung, Geschwulst, Engegefühl im Hals, Kropf, Struma, Krebs-Prophylaxe, Bluthochdruck, Hypertonie, Thrombose, Unfruchtbarkeit, Cellulite, Dickdarmkrebs-Prophylaxe, Hypothyreose, Schilddrüsenunterfunktion, Stoffwechselschwäche, Grundstoffwechsel reduziert, Kreislaufschwäche, Unfruchtbarkeit des Mannes, Entwicklung mental verlangsamt, Entwicklung physisch verlangsamt, Verdauungsschwäche, Abwehrschwäche, Infektanfälligkeit, Immunschwäche, Haare glanzlos, Haare spröde, Zellbildung vermindert, Knochenschwäche, Sehnenschwäche, Diabetes mellitus-Prophylaxe, Angiopathie, Neuropathie, Darmentzündung-Prophylaxe, Anämie, Blutmangel, Nägel brüchig, Müdigkeit, Abgeschlagenheit, Energiemangel, Erschöpfung, Palpitationen, Herzklopfen, Blässe, Darmperistaltik verlangsamt, Rheuma, Rachitis

1 Schärfen ausleiten und kühlen

Lymphadenitis, Toxine, Schwermetallbelastung, radioaktive Belastung, Candida albicans, Rheuma, Ohrentzündung, Zystitis, Urinieren schmerzhaft, Oligurie, Urinieren vermindert, Nephritis, Nierenentzündung akut, Zahnfleischentzündung, Dickdarmentzündung (Kombu eingeweicht in kleine Vierecke schneiden; zusammen mit Tamari und Wasser so lange kochen bis die Flüssigkeit verdunstet und die Alge weich geworden ist; bei jeder Mahlzeit einige Stücke essen), Magenbrennen, Gastritis

2 Befeuchten/nähren und kühlen

Trockenheit, Säftemangel, Durst, Haut welk, Haare trocken, Schleim chronisch, Hauterkrankungen mit Rötung, Arthritis, Obstipation, Verstopfung trocken, Stuhl hart, Menopausensyndrom, Wechseljahrbeschwerden, Klimakterium, Ekzem, Psoriasis, Schuppenflechte

2 Trocknen und wärmen

Lymphdrüsenschwellung, Schleim, Husten produktiv, Asthma keuchend, Husten chronisch, Hodenschwellung, Adipositas, Übergewicht, Ödeme, Cholesterinwerte erhöht, Tumore, Prostataadenom, Brustknoten, Myom, Lipom, Zyste (äusserliche Auflagen und Wickel), Krebs

3 Trocknen und kühlen

Cellulite

▶

◄

Kontraindikationen und sonstige Hinweise

Bei Hyperthyreose. Bei Kälte der Kochung mit Durchfall. Bei Kälte der Kochung müssen Algen mit wärmenden Nahrungsmitteln kombiniert werden. Wegen des relativ hohen Jodgehaltes muss die intensive therapeutische Anwendung von Meeresalgen bei Schilddrüsenerkrankungen kritisch geprüft werden. Bei Jod-Mangel-Krankheiten sind Meeresalgen gut einsetzbar. Arten der Gattung Laminaria sind als Nahrungsergänzungsmittel in Form von Kelp-Tabletten erhältlich.

Quellen B.P.2001, D.G.1997, E.U.1997, F.A.1994, F.B.1992, H.C.2001, J.G.1993, L.K.1985, P.P.1993, P.R.(N1)1999, V.A.1952, Z.M.1998, Wikipedia, A.O./E-U/50(2003)9, H.H./E-U/46(1999)2, K.H./Nat/42001, Zz/E-U/49(2002)S, Zz/H-M/5-2001

Nori

Zicai
Porphyra tenera u.a. Porphyra-Arten

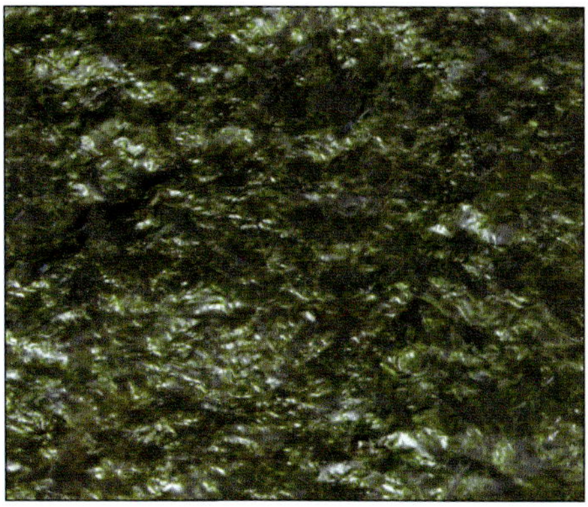

Familie:

Rhodophyceae

Pflanzenteile:

Thallus „Blätter"

Humorale Qualität:

kühlend 1–2°, wärmend 2°, trocknend 1–2°, befeuchtend/nährend 2°

Geschmack:

salzig, süss

TEN-Wirkungen mit Prioritäten und Indikationen

1 **Befeuchten/nähren und wärmen**

Verhärtung, Geschwulst, Struma, Kropf, Krebs-Prophylaxe, Bluthochdruck, Hypertonie, Thrombose, Cellulite, Dickdarmkrebs-Prophylaxe, Zellbildung vermindert, Anämie, Blutmangel, Haare spröde, Nägel brüchig, Sehschwäche, Hypothyreose, Schilddrüsenunterfunktion, Stoffwechselschwäche, Grundstoffwechsel reduziert, Darmperistaltik verlangsamt, Rachitis

2 **Befeuchten/nähren und kühlen**

Trockenheit, Säftemangel, Haut welk, Haare trocken, Husten mit gelbem Schleim, Husten mit grünem Schleim, Hauterkrankungen mit Rötung, Magengeschwür, Obstipation, Verstopfung, Stuhl hart

2 **Trocknen und wärmen**

Lymphdrüsenschwellung, Schleim, Hodenschwellung, Husten chronisch, Adipositas, Übergewicht, Ödeme, Cholesterinwerte erhöht, Lipom, Tumore, Krebs

2 **Schärfen ausleiten und kühlen**

Lymphadenitis, Warzen, Toxine, Schwermetallbelastung, radioaktive Belastung, Infekt bakteriell, Staphylokokkeninfektion, Salmonelleninfektion, Lungenabszess, Gicht, Magenbrennen, Gastritis

3 **Trocknen und kühlen**

Cellulite

Kontraindikationen und sonstige Hinweise

Bei Hyperthyreose. Bei Kälte der Kochung mit Durchfall. Bei Kälte der Kochung müssen Algen mit wärmenden Nahrungsmitteln kombiniert werden. Wegen des relativ hohen Jodgehaltes muss die intensive therapeutische Anwendung von Meeresalgen bei Schilddrüsenerkrankungen kritisch geprüft werden. Bei Jod-Mangel-Krankheiten sind Meeresalgen gut einsetzbar. Nori kann gut in die Kinderernährung integriert werden.

Quellen B.P.2001, D.G.1997, F.A.1994, F.B.1992, L.K.1985, P.P.1997, P.R.(N1)1999, Z.M.1998, A.O./EU/50(2003)9, H.H./E-U/46(1999)2, K.H./Nat/4-2001, Zz/E-U/49(2002)S, Zz/H-M/5-2001

Wakame

Undaria pinnatifida und andere Undaria-Arten

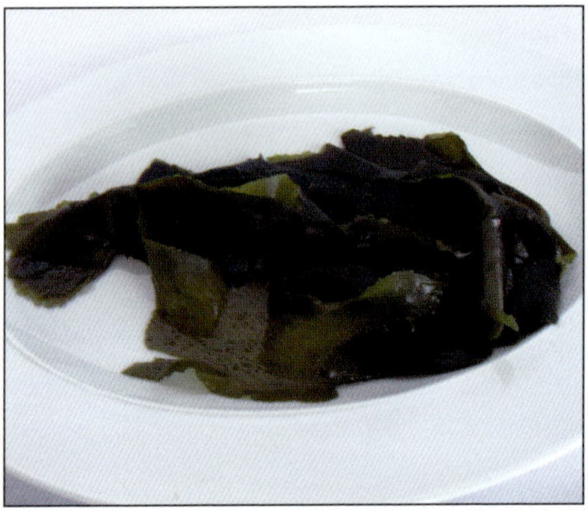

Familie:

Phaeophyceae

Pflanzenteile:

Thallus „Blätter"

Humorale Qualität:

kühlend 1–2°, wärmend 2–3°, trocknend 1–2°, befeuchtend/nährend 2–3°

Geschmack:

salzig

TEN-Wirkungen mit Prioritäten und Indikationen

1 **Befeuchten/nähren und wärmen**

Darmschleimhautschädigung, Haare glanzlos, Haare spröde, Zellbildung vermindert, Knochenschwäche, Sehnenschwäche, Cellulite, Arteriosklerose, Dickdarmkrebs-Prophylaxe, Krebs-Prophylaxe, Hypothyreose, Schilddrüsenunterfunktion, Kreislaufschwäche, Stoffwechselschwäche, Grundstoffwechsel reduziert, Verdauungsschwäche, Abwehrschwäche, Infektanfälligkeit, Immunschwäche, Verhärtung, Geschwulst, Struma, Kropf, Krebs-Prophylaxe, Bluthochdruck, Hypertonie, Herzerkrankungen koronar, Thrombose, Darmentzündung-Prophylaxe, Darmperistaltik verlangsamt, Anämie, Blutmangel, Nägel brüchig

2 **Befeuchten/nähren und kühlen**

Trockenheit, Säftemangel, Haut welk, Haare trocken, Hauterkrankungen mit Rötung, Husten mit gelbem Schleim, Husten mit grünem Schleim, Obstipation, Verstopfung trocken, Stuhl hart

2 **Trocknen und wärmen**

Lymphdrüsenschwellung, Adipositas, Übergewicht, Ödeme, Cholesterinwerte erhöht, Tumore, Krebs, Brustkrebs, Lungenkrebs, Hodenschwellung, Husten chronisch, Schleim

2 **Schärfen ausleiten und kühlen**

Toxine, Schwermetallbelastung, radioaktive Belastung, Nikotinbelastung, Lymphadenitis, Magenbrennen, Gastritis

3 **Trocknen und kühlen**

Cellulite

Kontraindikationen und sonstige Hinweise

Bei Hyperthyreose. Bei Kälte der Kochung mit Durchfall. Bei Kälte der Kochung müssen Algen mit wärmenden Nahrungsmitteln kombiniert werden. Wegen des relativ hohen Jodgehaltes muss die intensive therapeutische Anwendung von Meeresalgen bei Schilddrüsenerkrankungen kritisch geprüft werden. Bei Jod-Mangel-Krankheiten sind Meeresalgen gut einsetzbar.

Quellen B.P.2001, D.G.1997, E.U.1997, F.A.1994, F.B.1992, L.K.1985, P.P.1997, P.R.(N1)1999, Z.M.1998, Wikipedia, A.O./E-U/50(2003)9, H.H./E-U/46(1999)2, K.H./Nat/4-2001, Zz/E-U/49(2002)S, Zz/H-M/5-2001

Pilze

Pilze finden im asiatischen Raum schon seit Jahrtausenden Verwendung, sowohl in der Küche, als auch in der Heilkunde. Viele Pilze haben eine lang bekannte Heilwirkung. Die Verabreichung von Pilzkonzentraten in Form von Kapseln und Extrakten in der Mycotherapie ist jedoch nicht zu vergleichen mit Pilzen als Nahrungsmittel.

Die hier beschriebenen Speisepilze enthalten aromatische Substanzen, die ihnen einen delikaten Geschmack verleihen und sogar ein wenig an Fleisch erinnern. Der Proteingehalt der Pilze beträgt etwa 3 bis 5 %, der grösste Teil des Proteins ist jedoch für das menschliche Verdauungssystem unverdaulich. Pilzproteine sind empfindlich und verderben schnell. Pilze enthalten nur wenig Kohlehydrate, jedoch reichlich Mineralstoffe, Spurenelemente, Ballaststoffe und Vitamine, vor allem B-Vitamine.

Die meisten verwendeten Speisepilze stammen aus Pilzzuchten, eher selten werden Waldpilze verwendet. Beim Sammeln sind gute Kenntnisse nötig, um Verwechslungen mit Giftpilzen auszuschliessen. Waldpilze können stark mit Schwermetallen belastet sein und einige sind bis heute mit Radioaktivität durch den Reaktorunfall in Tschernobyl im Mai 1986 belastet.

Austernpilze

Austernseitling
Pleurotus ostraeatus

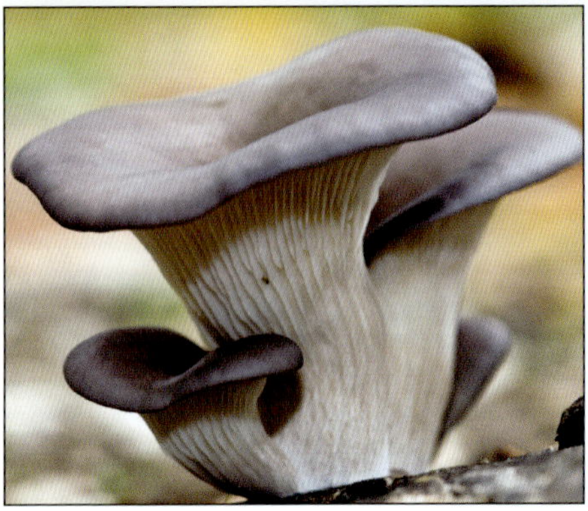

Familie:

Pleurotaceae

Pflanzenteile:

Fruchtkörper

Humorale Qualität:

kühlend 0–1°, wärmend 1–2°, trocknend 1–2°, befeuchtend/nährend 2°

Geschmack:

süss

TEN-Wirkungen mit Prioritäten und Indikationen

1 **Befeuchten / nähren und wärmen**

Appetitlosigkeit, Sehnenversteifung, Steifheit der Extremitäten, Gelenkschmerzen, Muskelkrämpfe, Taubheitsgefühl der Extremitäten (mit Hiobstränensamen kombinieren), Lumbago, Tumor-Prophylaxe, Krebs-Prophylaxe

1 **Trocknen und wärmen**

Cholesterinwerte erhöht

1 **Schärfe ausleiten und kühlen**

Toxine, Schwermetallbelastung, Stoffwechselschlacken infolge Fleischkonsum

Kontraindikationen und sonstige Hinweise

Da Pilze Schwermetalle anreichern, ist es wichtig, unbelastete Pilze zu verwenden. Pilze regelmässig in die Ernährung einbauen, jedoch nicht in zu grossen Mengen, da sie schwer verdaulich sind.

Quellen E.J.2005, E.U.1997, L.J.1997, S.F.2004, Wikipedia

Champignon

Agaricus spec.

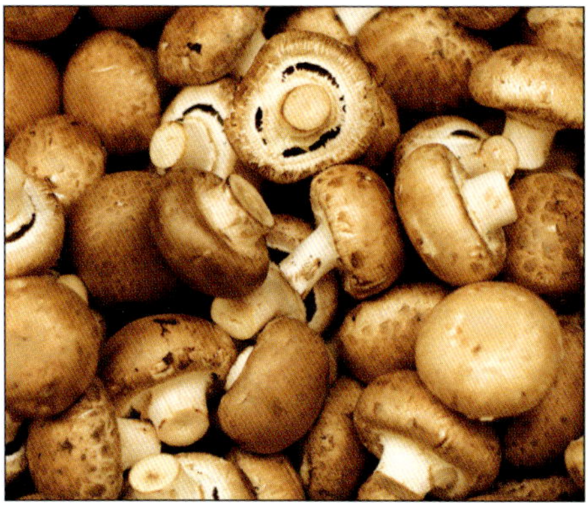

Familie:

Agaricaceae

Pflanzenteile:

Fruchtkörper

Humorale Qualität:

kühlend 2°, wärmend 1–2°, trocknend 1–2°, befeuchtend/nährend 2°

Geschmack:

süss

TEN-Wirkungen mit Prioritäten und Indikationen

1 **Schärfe ausleiten und kühlen**

Toxine, Schwermetallbelastung, Hepatitis infektiöse, Stoffwechselschlacken infolge Fleischkonsums, Husten mit profusem Auswurf, Masern, Exanthembildung fördernd bei Masern (18 g Champignons in Wasser abkochen; abseihen; 3 x täglich trinken)

1 **Befeuchten / nähren und wärmen**

Laktationsmangel, Milchbildungsmangel, Appetitlosigkeit, Müdigkeit, Abgeschlagenheit, Energiemangel, Erschöpfung, Kraftlosigkeit, Übelkeit, Krebs-Prophylaxe, Leukopenie, Leukozytenzahl vermindert, Hyperglykämie, Blutzuckerspiegel erhöht

2 **Befeuchten / nähren und kühlen**

Lungentrockenheit, Husten trocken

2 **Trocknen und wärmen**

Blutfettwerte erhöht, Adipositas, Übergewicht, Metastasenbildung

Kontraindikationen und sonstige Hinweise

Da Pilze Schwermetalle anreichern, ist es wichtig, unbelastete Pilze zu verwenden. Pilze regelmässig in die Ernährung einbauen, jedoch nicht in zu grossen Mengen, da sie schwer verdaulich sind.

Quellen E.I.2005, E.U.1997, F.B.1991, F.B.1992, L.J.1997, P.P.1993, R.P.(N1)1999, S.F.2004, Wikipedia, E.S./-/12006, Sch.F./-/--2005

Judasohr

Muer, Mu-Ehr, chinesische Morchel, Auricularia auricula-judae

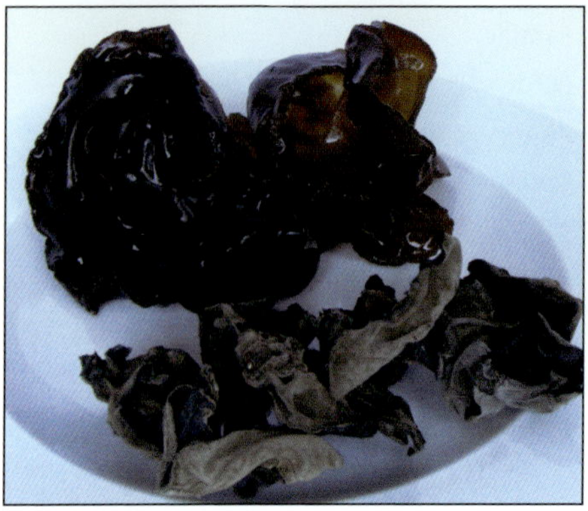

Familie:

Auriculariaceae

Pflanzenteile:

Fruchtkörper

Humorale Qualität:

kühlend 1–2°, wärmend 1–2°, trocknend 1°, befeuchtend/nährend 2°

Geschmack:

süss

TEN-Wirkungen mit Prioritäten und Indikationen

1 **Befeuchten / nähren und kühlen**

Lungentrockenheit, Dickdarmtrockenheit, Husten trocken, Rachentrockenheit, Mundtrockenheit, Obstipation, Verstopfung trocken, Schleim zäh, Schleim klebrig (mit Kandiszucker dünsten)

1 **Befeuchten / nähren und wärmen**

Abwehrschwäche, Infektanfälligkeit, Immunschwäche, Leukopenie, Leukozytenzahl vermindert, Diabetes mellitus-Prophylaxe, Bindegewebekrebs-Prophylaxe, Arteriosklerose, Bluthochdruck, Hypertonie

2 **Trocknen und wärmen**

Blutfettwerte erhöht, Triglyzeridwert erhöht, Cholesterinwerte erhöht

2 **Trocknen und kühlen**

Blut im Sputum, Darmblutung, Hämorrhoiden blutende, Gebärmutterblutung, Hämaturie, Blut im Urin

Kontraindikationen und sonstige Hinweise

Da Pilze Schwermetalle anreichern, ist es wichtig, unbelastete Pilze zu verwenden. Pilze regelmässig in die Ernährung einbauen, jedoch nicht in zu grossen Mengen, da sie schwer verdaulich sind.

Quellen E.U. 1997, F.W.1997, L.J.1997,Wikipedia, E.S./-/1-2006, Sch.F./-/--2005

Shiitake

Lentinus edodes

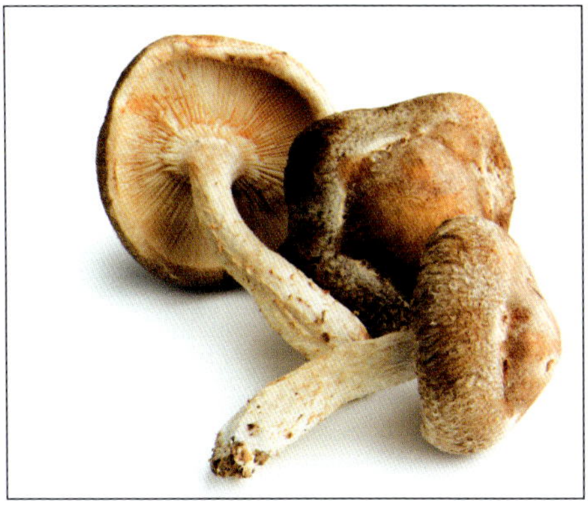

Familie:

Agaricaceae

Pflanzenteile:

Fruchtkörper

Humorale Qualität:

kühlend 1–2°, wärmend 2–3°, trocknend 1–2°, befeuchtend/nährend 2°

Geschmack:

süss

TEN-Wirkungen mit Prioritäten und Indikationen

1 **Schärfe ausleiten und kühlen**

Grippe, Stoffwechselschlacken infolge Fleischkonsum, Toxine, Schwermetallbelastung, Masern, Exanthembildung fördernd bei Masern, Eiterungen, Rheuma, Gicht, Gelenkentzündung

1 **Befeuchten / nähren und wärmen**

Krebs-Prophylaxe, Anämie, Blutmangel, Appetitlosigkeit, Kraftlosigkeit, Antriebslosigkeit, Diabetes mellitus, Abwehrschwäche, Immunschwäche, Infektanfälligkeit, Krankheiten chronisch, Radiotherapie begleitend, Chemotherapie begleitend, Chemotherapie-Nebenwirkungen, Regenerationsmangel, Knochenschwäche, Osteomalazie, Rachitis, Osteoporose, Knochenschwund, Klimakterium, Menopausensyndrom, Wechseljahrbeschwerden, Arteriosklerose-Prophylaxe, Arteriosklerose, Bluthochdruck, Hypertonie, Hypertonie-Prophylaxe, Fettstoffwechselstörungen

1 **Trocknen und wärmen**

Cholesterinwerte erhöht, Hyperlipidämie, Cholesterin LDL senkend, Cholesterin HDL erhöhend, Urinieren häufig, Aszites, Bauchwassersucht, Magenkrebs, Brustkrebs, Rückenmarkskrebs, Gebärmutterhalskrebs, Zervixdysplasie, Metastasenbildung

2 **Befeuchten / nähren und kühlen**

Magengeschwür, Ulkus ventriculi, Heisshunger, Hungergefühl übermässig, Magenübersäuerung

Kontraindikationen und sonstige Hinweise

Da Pilze Schwermetalle anreichern, ist es wichtig, unbelastete Pilze zu verwenden. Pilze regelmässig in die Ernährung einbauen, jedoch nicht in zu grossen Mengen, da sie schwer verdaulich sind.

Quellen B.J. 1992, E.U.1997, F.B.1992, L.J.1997, M.B.2000, P.P.1993, Wikipedia, www.Shiitake.de, D.R./NHP/101996, E.S./-/1-2006, L.N./NHP/1-1997, Sch.F./-/--2005

Steinpilz

Boletus edulis

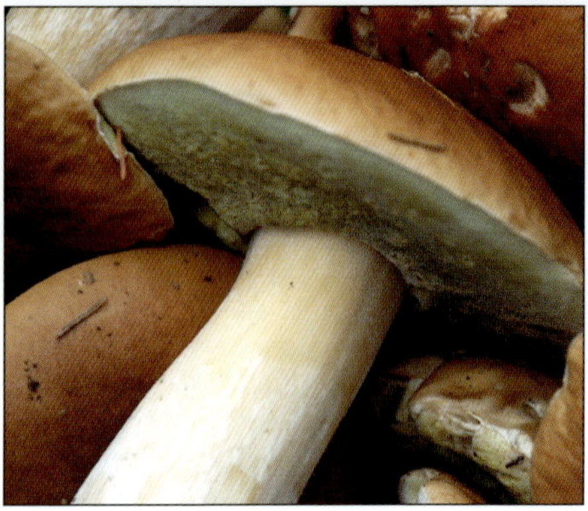

Familie:

Boletaceae

Pflanzenteile:

Fruchtkörper

Humorale Qualität:

kühlend 0–1°, wärmend 1–2°, trocknend 1°, befeuchtend/nährend 1–2°

Geschmack:

süss

TEN-Wirkungen mit Prioritäten und Indikationen

1 **Befeuchten / nähren und wärmen**

Krebs-Prophylaxe, Appetitlosigkeit, Müdigkeit, Abgeschlagenheit, Energiemangel, Erschöpfung, Kraftlosigkeit, Hyperglykämie, Knochenschwäche, Sehnenschwäche

1 **Schärfe ausleiten und kühlen**

Stoffwechselschlacken infolge Fleischkonsum, Toxine, Schwermetallbelastung

2 **Trocknen und wärmen**

Blutfettwerte erhöht

Kontraindikationen und sonstige Hinweise

Da Pilze Schwermetalle anreichern, ist es wichtig, unbelastete Pilze zu verwenden. Pilze regelmässig in die Ernährung einbauen, jedoch nicht in zu grossen Mengen, da sie schwer verdaulich sind.

Quellen E.J.2005, F.B.1991, P.P.1993, P.R.(N1)1999, S.F.2004, Wikipedia

Nüsse und Samen

Nüsse und Samen weisen eine positive Wirkung auf unsere Gesundheit auf. Nur zu lange als zu fettreich verpönt und von der Liste der empfohlenen Lebensmittel gestrichen, stellten in letzter Zeit immer mehr Forscher in vielen Ländern positive Auswirkungen von Nüssen und Samen aller Art auf die typischen Anzeichen von Herz- und Kreislauferkrankungen fest.

Die Hauptnährstoffe in Nüssen und Samen sind Eiweisse und Fette. Sie stehen bei den pflanzlichen Eiweisslieferanten an zweiter Stelle hinter den Hülsenfrüchten.

Das Fett der Nüsse und Samen besteht zu einem hohen Anteil aus ernährungsphysiologisch erwünschten ungesättigten Fettsäuren. Nachteilig ist, dass einige dieser Öle leicht oxidieren. Die dabei entstehenden verdorbenen Fette können im Körper ausserordentlich zerstörerisch wirken. Geschälte Nüsse und Samen, insbesondere zerkleinerte, sind besonders leicht verderblich.

Weiterhin enthalten Nüsse und Samen häufig reichlich Mineralien (besonders Kalzium, Magnesium, Phosphor) und Spurenelemente (besonders Eisen, Zink, Mangan, Kupfer, Selen) sowie Vitamine. Die überwiegende Geschmacksrichtung der Nüsse und Samen ist süss. Nüsse und Samen zeigen in ihrer Gesamtheit eine grosse Breite an Wirkungen. Sie sind vor allem befeuchtend und nährend.

Baumnuss

Walnuss
Juglans regia

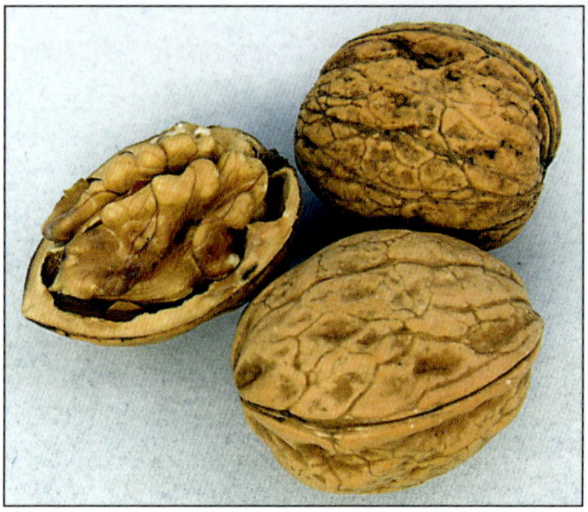

Familie:

Juglandaceae

Pflanzenteile:

Samen

Humorale Qualität:

kühlend 0°, wärmend 2–3°, trocknend 0–1°, befeuchtend/nährend 2°

Geschmack:

süss, bitter

TEN-Wirkungen mit Prioritäten und Indikationen

1 Befeuchten / nähren und wärmen

Lumbago, Rückenschwäche, Rückenschmerzen, Hüftschwäche, Hüftschmerzen, Kniegelenkschwäche, Knieschmerzen, kalter Rücken, Unfruchtbarkeit, Impotenz, Ejakulation vorzeitig, Spermatorrhö, Enuresis, Urinieren nächtlich, Kurzatmigkeit, Asthma, Atmung keuchend, Schwäche geistig, Zellbildung vermindert, Wundheilung schlecht, Nervosität, Stoffwechselstörungen der Nervenzellen, Herzinfarkt-Prophylaxe, Blutgerinnungsneigung, Arterienverengung, Arteriosklerose-Prophylaxe, Thrombose-Prophylaxe, Anämie, Blutmangel, Haut trocken, Obstipation, Verstopfung trocken

2 Trocknen und wärmen

Urinieren häufig, Ausfluss weisser, Leukorrhö, Husten, Cholesterinwerte erhöht

Kontraindikationen und sonstige Hinweise

Bei Husten und Diarrhö infolge von pathogenem Phlegma. Walnüsse enthalten relativ viele Purine. Inwiefern Nahrungspurine ursächlich mit Gicht zusammenhängen ist umstritten. Kann bei empfindlichen Personen die Mundschleimhaut schädigen, bis Aphtenbildung.

Quellen B.A.1994, C.L.2001, C.N.1999, E.U.1997, F.B.1991, F.B.1992, F.C.2003, H.C.2001, H.R.2006, J.G.1994, P.P.1993, P.R.(N1)1999, P.R.(N2)2001, S.F.2004, S.U.2004, AG-D/ZTCM/4-2005, B.U./E-U/49(2002)2, M.C./E-U/48(2001)5, W.B./E-U/48(2001)10

Cashewkerne

Cashewnuss
Anacardium occidentale

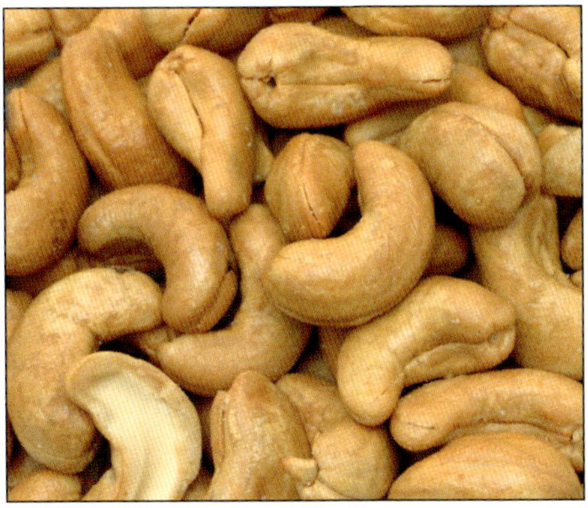

Familie:

Ancardiaceae

Pflanzenteile:

Steinfrucht

Humorale Qualität:

kühlend 1°, wärmend 2°, trocknend 0°, befeuchtend/nährend 2–3°

Geschmack:

süss

TEN-Wirkungen mit Prioritäten und Indikationen

1 **Befeuchten / nähren und wärmen**

Muskelkrämpfe in den Hohlorganen, Gallenkolik, Uteruskrämpfe, Menstruationskrämpfe, Darmspasmen, Angina pectoris, Arterienverengung, Migräne, Appetitlosigkeit, Müdigkeit, Abgeschlagenheit, Energiemangel, Erschöpfung, Kraftlosigkeit, Arteriosklerose-Prophylaxe

1 **Befeuchten / nähren und kühlen**

Reizdarm, Nervosität, Reizbarkeit, Unruhe, Insomnia, Schlaflosigkeit, Depressionen, Lungentrockenheit, Husten, Obstipation, Verstopfung trocken

Quellen B.A.1994, F.B.1991, F.W.1997, H.R.2006, P.P.1993, P.R.(N1)1999, P.R.(N2)1999, S.F.2004, B.U./EU/49(2002)2, M.C./E-U/48(2001)5, W.B./E-U/48(2001)10

Erdnuss

Arachis hypogaea

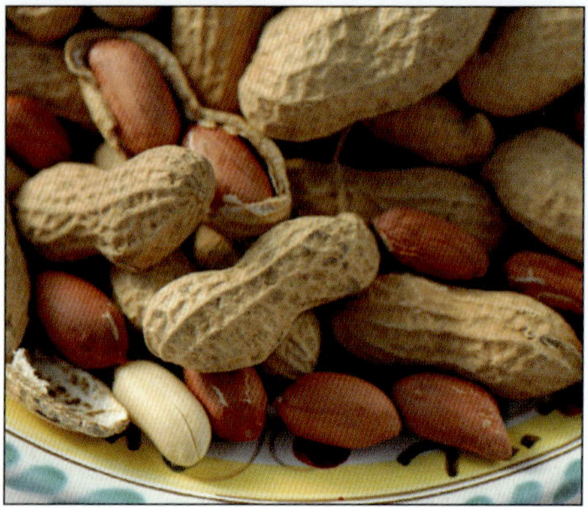

Familie:

Fabaceae

Pflanzenteile:

Samen

Humorale Qualität:

kühlend 2°, wärmend 0–1°, trocknend 1–2°, befeuchtend/nährend 1–2°

Geschmack:

süss

TEN-Wirkungen mit Prioritäten und Indikationen

1 **Befeuchten / nähren und kühlen**

Stuhltrockenheit, Obstipation, Verstopfung, Lungentrockenheit, Husten trocken (15 g Erdnussmuss und 15 g Mandelmuss mit Honig mischen; in heissem Wasser aufgelöst einnehmen), Hautrötung, Haut trocken, Haut rissig

1 **Befeuchten / nähren und wärmen**

Verdauungsschwäche, Gewichtsverlust, Appetitlosigkeit, Anämie, Blutmangel postpartum, Laktationsmangel, Milchbildungsmangel

1 **Trocknen und kühlen**

Hämophilie, Bluterkrankheit, Hämaturie, Blut im Urin, Zahnfleischbluten, Epistaxis, Nasenbluten, Magenblutung, Darmblutung, Gebärmutterblutung (Erdnüsse inklusive dünnes Häutchen oder Tee aus braunem Häutchen), Bluthochdruck, Hypertonie (Tee aus biologischen Erdnuss-Schalen kochen)

Kontraindikationen und sonstige Hinweise

Bei Kälte der Kochung. Bei Durchfall mit wässrigem Stuhl. Bei Übergewicht. Bei Pilzinfektionen. Bei Krebspatienten. Erdnüsse können Hautausschläge und Allergien verursachen. Sie reduzieren die Funktion der Leber. Herkömmliche Erdnüsse sind stark behandelt und auch sehr anfällig auf Aflatoxin-Befall. Kleine Kinder sollten wegen Erstickungsgefahr keine Erdnüsse essen.

Quellen B.L.2000, E.U.1997, F.B.1991, F.B.1992, F.W.1997, H.M.1998, H.R.2006, P.P.1993, P.R.(N2)2001, P.R.(N1)1999, P.R.(N2)1999, S.F.2004, B.U./E-U/49(2002)2, M.C./E-U/48(2001)5, Sch.H./E-U/49(2002)9, W.B./E-U/48(2001)10, Zz/Med-Z/3-2003, Zz/Nat/5-2003

Haselnuss

Corylus avellana

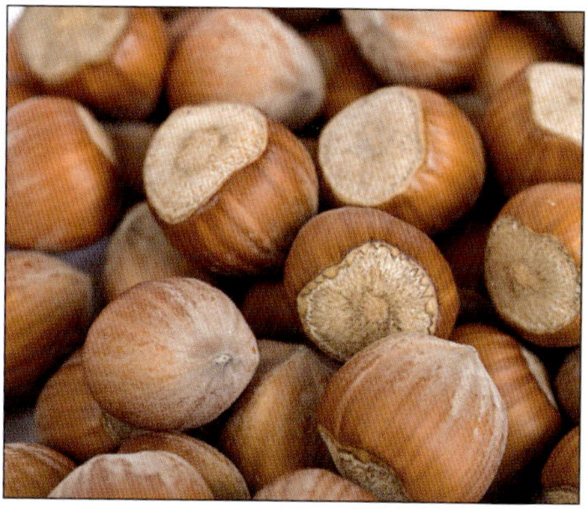

Familie:

Betulaceae

Pflanzenteile:

Samen

Humorale Qualität:

kühlend 0°, wärmend 2–3°, trocknend 0–1°, befeuchtend/nährend 2–3°

Geschmack:

süss

TEN-Wirkungen mit Prioritäten und Indikationen

1 Befeuchten / nähren und wärmen

Appetitlosigkeit, Gewichtsverlust, Untergewicht, Müdigkeit, Abgeschlagenheit, Energiemangel, Erschöpfung, Kraftlosigkeit, Schwangerschaftsübelkeit (Tee aus ganzen Nüssen), Enuresis, Bettnässen (10 Haselnüsse vor dem Schlafengehen essen), Sehschwäche, Haarausfall (Haselnussöl äusserlich einreiben), Anämie aus Blutbildungsmangel im Knochenmark, Blutmangel, Uratstein, Nephrolithiasis, Nierensteine, Arteriosklerose, Herzerkrankungs-Prophylaxe, Herzkreislauf-Prophylaxe, Thrombose-Prophylaxe

2 Trocknen und wärmen

Cholesterinwerte erhöht, Durchfall chronisch, Diarrhö

Kontraindikationen und sonstige Hinweise

Bei Menschen mit hohem Blutdruck könnten Haselnüsse durch einen noch nicht näher identifizierten Inhaltsstoff den hohen Blutdruck fördern. Wegen des hohen allergenen Potentials während der Schwangerschaft und Stillzeit meiden. Das Öl wird schnell ranzig, deshalb sollten geknackte Nüsse bald verzehrt werden; dies gilt in verstärktem Masse für geriebene Haselnüsse.

Quellen B.L.2000, E.U.1997, F.B.1991 F.W.1997, H.R.2006, P.R.(N2)2001, P.R.(N1)1999, P.R.(N2)2001, S.F.2004, AG-D/NL/6-2005, B.U./E-U/49(2002)2, M.C./E-U/48(2001)5, W.B./E-U/48(2001)10

Kokosnussfleisch

Cocos nucifera

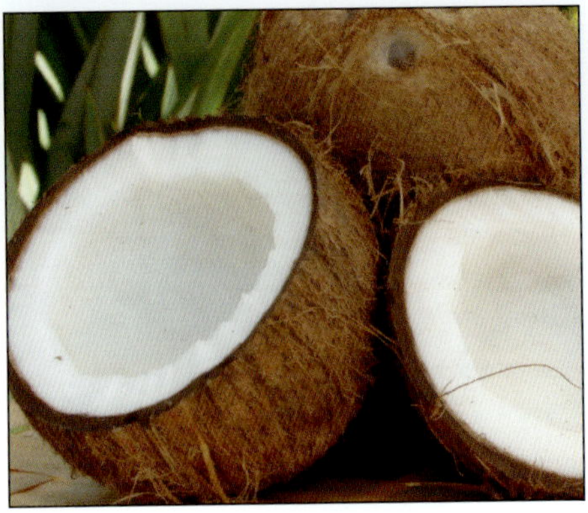

Familie:

Arecaceae

Pflanzenteile:

Kokosnussfleisch der Steinfrucht

Humorale Qualität:

kühlend 0–1°, wärmend 2°, trocknend 0°, befeuchtend/nährend 2–3°

Geschmack:

süss

TEN-Wirkungen mit Prioritäten und Indikationen

1 **Befeuchten / nähren und wärmen**

Osteoporose, Knochenschwund, Knorpeldegeneration, Knochendegeneration, Zahnzerfall, Zahnschmelzrückgang, Karies, Haarwuchsmangel, Nägel brüchig, Untergewicht, Muskelkrämpfe, Rückenschmerzen

2 **Befeuchten / nähren und kühlen**

Reizbarkeit nervlich bedingt, Nervosität

Quellen B.L.2000, C.N.1999, F.B.1991, F.W.1997, H.R.2006, J.B.2000, P.P.1993, P.R.(N1)1999, P.R.(N2)2001, P.R.(N2)2001, S.F.2004, S.U.2004

Kürbiskerne

Cucurbita pepo und andere Cucurbita-Arten

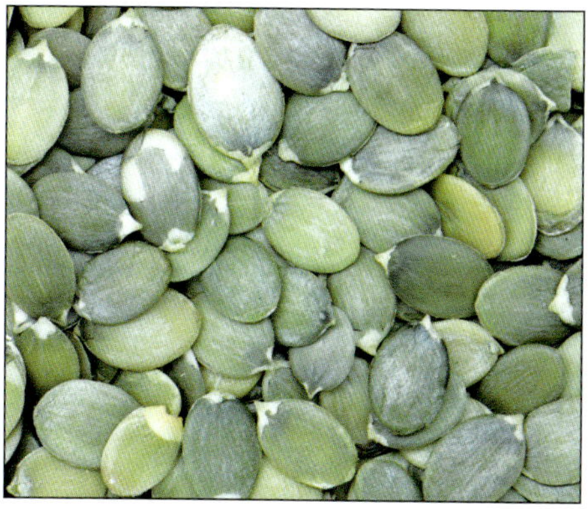

Familie:

Cucurbitaceae

Pflanzenteile:

Samen

Humorale Qualität:

kühlend 0–1°, wärmend 2–3°, trocknend 2°, befeuchtend/nährend 2–3°

Geschmack:

süss, scharf, bitter

TEN-Wirkungen mit Prioritäten und Indikationen

1 Befeuchten / nähren und wärmen

Strangurie, Harndrang schmerzhaft, Dysurie, Urinieren erschwert, Urinieren tröpfelnd, Reizblase, Reizblase psychosomatisch, Bindegewebeveränderung, Bindegewebeschwäche, Muskelschwäche, Harninkontinenz, Blasenschwäche, Schwäche sexuell, Frühgeburtneigung, Muskelatrophie, Sphinktermuskulaturverspannung, Hämorrhoiden (Dosis darf nicht zu gering sein), Herzkreislauferkrankungen

1 Trocknen und wärmen

Prostataschwellung, Prostataadenom, Prostatahyperplasie, Prostatahypertrophie, Prostatavergrösserung, Blutansammlungen in der Prostata, Ödeme, Cholesterinwerte erhöht

2 Schärfen ausleiten und kühlen

Entzündung, Harnwegsentzündung

3 Parasiten eliminieren

Würmer, Bandwurm, Rundwürmer (200–400 g mit Honig gemischt morgens nüchtern essen; 23 Stunden danach Rhizinusöl einnehmen; der Bandwurm wird gelähmt; kann nicht mehr an der Darmwand haften und wird dann abgeführt)

Quellen B.L.2000, F.B.1991, F.V.2002, F.W.1997, H.R.2006, I.E.2005, P.P.2002, P.R.(N1)1999, P.R.(N2)1999, S.F.2004, S.H.2003, W.R.1985, C.M./H-M/2-1999, F.S.E-U/49(2002)4, K.S/E-U/50(2003)6

Leinsamen

Linum usitatissimum

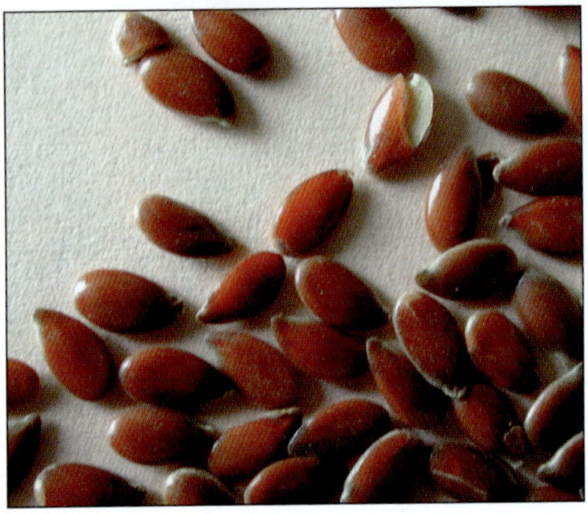

Familie:

Linaceae

Pflanzenteile:

Samen

Humorale Qualität:

kühlend 3°, wärmend 1–2°, trocknend 0°, befeuchtend/nährend 3°

Geschmack:

süss

TEN-Wirkungen mit Prioritäten und Indikationen

1 **Befeuchten / nähren und kühlen**

Menstruationsblutung verfrüht, Menstruationszyklusschwankung, Magenschmerzen, Gastralgie, Magenbrennen, Gastritis, Magenschleimhautentzündung, Magengeschwür, Obstipation, Verstopfung chronisch, Stuhl hart (vor jedem Essen einen Mokkalöffel ganz gut zerkauen und schlucken oder in Wasser gequollen längerfristig über viele Wochen und Monate einnehmen), Mundtrockenheit, Zungentrockenheit, Zungenrisse, Zahnfleischbluten, Wechseljahrbeschwerden, Klimakterium, Menopausensyndrom (10 g oder 1 gestrichener EL während 3 Monaten täglich einnehmen), Husten trocken, Reizhusten;
Äusserlich: Verbrennung (ganzen Leinsamen mit Wasser kochen; den Schleim durch ein Sieb streichen; Leinentuch damit bestreichen und auf die Verbrennung legen; zum Feuchthalten mit Plastik abdecken), Psoriasis Anfangsstadium, Schuppenflechte Anfangsstadium, Hauterkrankungen (äusserliche Anwendung: Leinsamen schroten mit Wasser kochen auf ein Leinentuch aufstreichen und auflegen)

1 **Schärfen ausleiten und kühlen**

Colitis, Enteritis, Darmentzündung, Colon irritabile, Divertikulitis, Darmflorastörungen, Dysbakterie, Darmschleimhautschädigung durch Abführmittel (Leinsamen intensiv zerkauen und schlucken oder gequollen einnehmen)

2 **Befeuchten / nähren und wärmen**

Erkrankungen degenerative, Krebs-Prophylaxe, Dickdarmkrebs, Brustkrebs, Prostatakrebs, Abwehrschwäche, Infektanfälligkeit, Immunschwäche, Blutzuckerschwankung, Hypoglykämie, Unterzuckerung (Leinsamenmehl zu 25% in Brot eingebacken), Darmperistaltik verlangsamt (vor jedem Essen einen Mokkalöffel ganz gut zerkauen und schlucken oder in Wasser gequollen längerfristig über viele Wochen und Monate einnehmen), Cholesterinwerte erhöht

Kontraindikationen und sonstige Hinweise

Aus Leinsamen kann unter bestimmten Bedingungen Blausäure freigesetzt werden. Die tägliche Einnahme von 30 g, das sind 2–3 EL frischem Leinsamen oder 50 g gebackenem Leinsamen gilt als unbedenklich. Da Leinsamen im Darm aufquillt, muss die 10-fache Menge an Flüssigkeit mit eingenommen werden.

Quellen B.L.2000, F.B.1991, F.V.2002, H.R.2006, P.P.2002, P.R.(N1)1999, P.R.(N2)2001, S.F.2004, F.S./E--U/49(2002)4, K.S./E-U/50(2003)6, S.G./E-U/48(2001)8, W.E./E-U/46(1999)3

Mandeln

Prunus dulcis

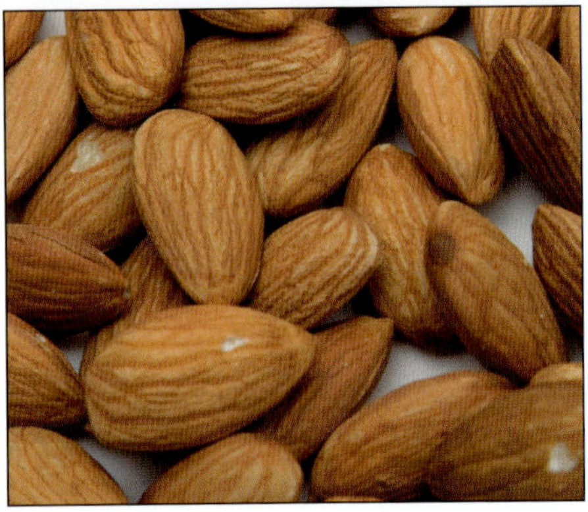

Familie:

Rosaceae

Pflanzenteile:

Samen

Humorale Qualität:

kühlend 1–2°, wärmend 2°, trocknend 0–1°, befeuchtend/nährend 2–3°

Geschmack:

süss, bitter

TEN-Wirkungen mit Prioritäten und Indikationen

1 **Befeuchten / nähren und wärmen**

Pertussis, Keuchhusten, Nervengewebemangel, Knochenwachstumsstörungen, Osteoporose, Knochenschwund, Muskelschwäche, Sehnenschwäche, Muskeltonus herabgesetzt, Herzschwäche, Schwangerschaft, Laktationsmangel, Milchbildungsmangel, Arteriosklerose-Prophylaxe, Aufstossen saures, Magenbrennen (10 Mandeln hintereinander bis zu Milch zerkauen)

1 **Befeuchten / nähren und kühlen**

Lungentrockenheit, Husten trocken, Asthma (15 g Mandeln; 15 g Walnüsse; zusammen leicht anrösten und fein zermahlen mit Honig oder Zucker abschmecken. 3 Portionen in heissem Wasser auflösen und einnehmen), Obstipation, Verstopfung trocken, Depressionen, Nervosität

1 **Trocknen und wärmen**

Cholesterinwerte erhöht

Kontraindikationen und sonstige Hinweise

Mandelmilch kann bei Kleinkindern in grossen Mengen verabreicht zu Verschleimungen führen.

Quellen B.A.1994, B.L.2000, C.N.1999, E.U.1997, F.B.1991, F.B.1992, F.B.1998, F.C.2003, F.W.1997, H.R.2006, J.G.1994, P.P.1993, P.R.(N1)1999, P.R.(N2)1999, P.R.(N2)2001, S.F.2004, S.U.2004, B.U./E-U/49(2002)2, M.C./E-U/48(2001)5, W.B./E-U/48(2001)10

Marroni

Esskastanie, Marone, Edelkastanie
Castanea sativa

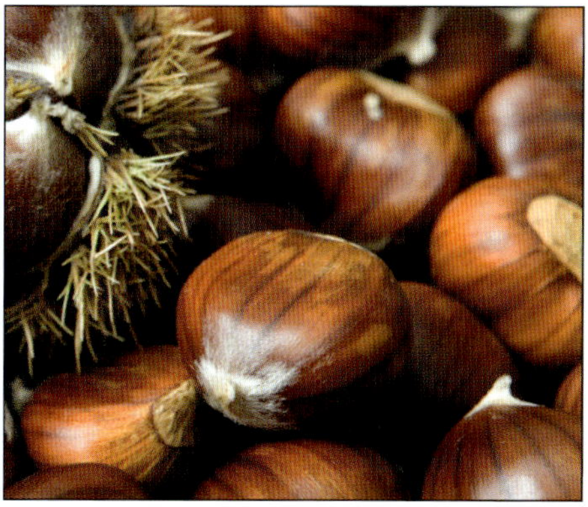

Familie:
Fagaceae

Pflanzenteile:
Samen

Humorale Qualität:
kühlend 1°, wärmend 3°, trocknend 1°, befeuchtend/nährend 2–3°

Geschmack:
süss

TEN-Wirkungen mit Prioritäten und Indikationen

1 Befeuchten / nähren und wärmen

Müdigkeit, Abgeschlagenheit, Energiemangel, Erschöpfung, Untergewicht, Auszehrung, Belastung körperlich, Wachstum, Stillzeit, Rückenschwäche, Rückenschwäche lumbal, Beinschwäche, Magenschleimhautatrophie, Muskelschwäche, Sehnenschwäche, Wachstumsstörungen, Nervenfunktionsstörungen, Gehirnfunktionsstörungen, Laktationsmangel, Milchbildungsmangel, Anämie, Blutmangel, Stuhl weich, Darmflorastörungen, Neurasthenie, Nervenschwäche, Quetschung, Prellung, Schwellung, Schmerzen (äusserlich auf die betroffene Stelle auftragen), Rheuma, Arthrose

2 Trocknen und wärmen

Diarrhö, Durchfall (Marronisuppe oder Brei essen), Harnsäurewerte erhöht

2 Trocknen und kühlen

Nasenbluten, Blut im Sputum, Darmblutung, Blutsturz (Marroni roh), Blutung (rohe Marroni essen)

Kontraindikationen und sonstige Hinweise

Im Übermass und roh erzeugen Marroni Blähungen und Nahrungsstau. Ist für Diabetiker geeignet.

Quellen B.L.2000, C.N.1999, E.U.1997, F.B.1991, F.B.1992, F.C.2003, F.W.1997, H.R.2006, J.B.2000, P.P.1993, P.R.(N1)1999, P.R.(N2)2001, S.E.2004, S.F.2004, AG-D/NL/6-2005, B.U./E-U/49(2002)2

Pinienkerne

Pinus pinea

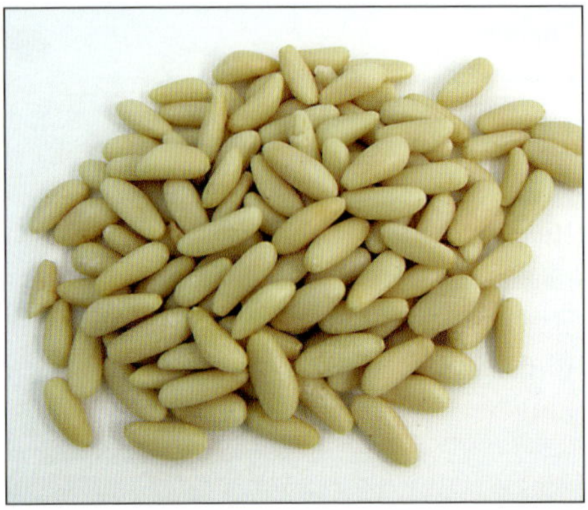

Familie:

Pinaceae

Pflanzenteile:

Samen

Humorale Qualität:

kühlend 1°, wärmend 2–3°, trocknend 0–1°, befeuchtend/nährend 2–3°

Geschmack:

süss, scharf, bitter

TEN-Wirkungen mit Prioritäten und Indikationen

1 **Befeuchten / nähren und wärmen**

Anämie, Blutmangel, Eisenmangel, Arteriosklerose-Prophylaxe, Nervengewebemangel, Stress, Niedergeschlagenheit, Rheuma, Taubheitsgefühl der Gelenke, Durchblutungsstörungen, Schwindel, Benommenheit

1 **Befeuchten / nähren und kühlen**

Obstipation, Verstopfung trocken, Lungentrockenheit, Säftemangel, Trockenheit, Husten trocken, Blut im Sputum

1 **Trocknen und wärmen**

Cholesterinwerte erhöht

Kontraindikationen und sonstige Hinweise

Ein Übermass kann zu pathogenem Phlegma führen.

Quellen B.L.2000, E.I.2005, E.U.1997, F.B.1991, F.B.1992, F.W.1997, H.R.2006, J.B.2000, P.P.1993, P.R.(N1)1999, P.R.(N2)2001, S.F.2004, S.U.2004

Pistazie

Pimpernuss
Pistacia vera

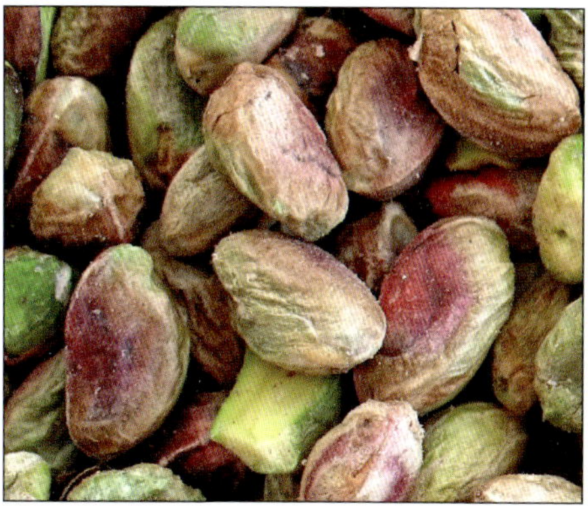

Familie:

Anacardiaceae

Pflanzenteile:

Samen

Humorale Qualität:

kühlend 1–2°, wärmend 0–1°, trocknend 0°, befeuchtend/nährend 2°

Geschmack:

süss, bitter, sauer

TEN-Wirkungen mit Prioritäten und Indikationen

1 **Befeuchten / nähren und kühlen**

Lungentrockenheit, Haut trocken, Husten trocken, Obstipation, Verstopfung trocken, Psoriasis, Schuppenflechte

1 **Befeuchten / nähren und wärmen**

Anämie, Blutmangel, Eisenmangel

Kontraindikationen und sonstige Hinweise

Übermass kann zu pathogenem Phlegma führen. Vorsicht: Aflatoxinbelastung kann vorhanden sein; Aflatoxine sind Mykotoxine. Sie zählen zu den stärksten Giften überhaupt und sind kanzerogen. Sie werden von Schimmelpilzen gebildet, die auf Nahrungsmitteln, insbesondere bei falscher Lagerung, wachsen. Aflatoxin B1, das häufig auf Pistazien gebildet wird, wirkt akut toxisch, erbgutschädigend und kanzerogen. Angeschimmelte Nüsse dürfen keinesfalls verzehrt werden! Sie haben ein allergenes Potential, wie alle Nüsse.

Quellen B.L.2000, C.N.1999, E.I.2005, F.B.1991, F.W.1997, H.R.2006, K.J.2001, P.P.1993, P.R.(N1)1999, P.R.(N2)2001, S.F.2004, S.U.2004, B.U./E-U/49(2002)2, M.C./E-U/48(2001)5, W.B./E-U/48(2001)10

Sesam

Sesamum indicum

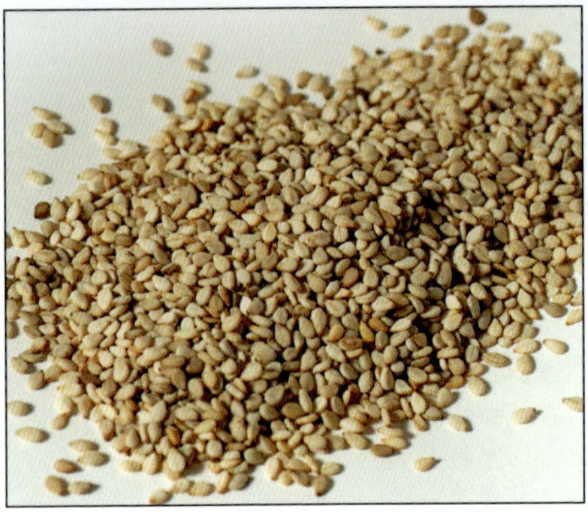

Familie:

Pedaliaceae

Pflanzenteile:

Samen

Humorale Qualität:

kühlend 1°, wärmend 2–3°, trocknend 0°, befeuchtend/nährend 3°

Geschmack:

süss

TEN-Wirkungen mit Prioritäten und Indikationen

1 **Befeuchten / nähren und wärmen**

Ergrauen frühzeitig, Osteoporose, Knochenschwund, Unfruchtbarkeit, Infertilität, Spermien schwach, Anämie, Blutmangel, Sehschwäche, Haarausfall, Laktationsmangel, Milchbildungsmangel, Haare brüchig, Nägel brüchig, Knorpelbildung vermindert, Knochenschwäche, Zahnzerfall, Müdigkeit, Abgeschlagenheit, Energiemangel, Erschöpfung, Belastung körperlich, Schwangerschaft, Stillzeit, Bindegewebeschwäche, Muskelschwäche, Gelenkschwäche, Neurasthenie, Nervenschwäche, Abwehrschwäche, Infektanfälligkeit, Immunschwäche, Tinnitus, Schwindel drehend, Benommenheit, Taubheitsgefühl der Extremitäten, Konzentrationsstörungen, Vergesslichkeit, Hyperglykämie, Arthritis, Rheuma, Steifheit der Gelenke, Gelenkschwellung

1 **Befeuchten / nähren und kühlen**

Säftemangel, Trockenheit, Haut welk, Obstipation, Verstopfung trocken, Wechseljahrbeschwerden, Menopausensyndrom, Klimakterium, Insomnia, Schlaflosigkeit

Kontraindikationen und sonstige Hinweise

Bei Durchfallerkrankungen. Weisser Sesam wirkt vermutlich ähnlich wie schwarzer Sesam.

Quellen B.L.2000, C.N.1999, E.I.2005, E.U.1997, F.B.1991, F.B.1997, F.C.2003, F.W.1997, H.C.2001, H.R.2006, J.G.1993, P.P.1993, P.R.(N1)1999, P.R.(N2)2001, S.F.2004, S.U.2004, F.S./E-U/49(2002)4, K.S./EU/50(2003)6, R.J./N&H/2-2006, Sch.B./E-U/49(2002)7

Sonnenblumenkerne

Helianthus annuus

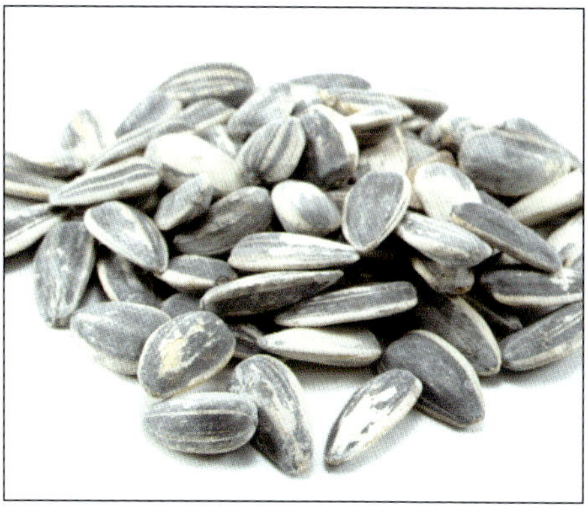

Familie:

Asteraceae

Pflanzenteile:

Samen

Humorale Qualität:

kühlend 1–2°, wärmend 2°, trocknend 1–2°, befeuchtend/nährend 2°

Geschmack:

süss

TEN-Wirkungen mit Prioritäten und Indikationen

1 **Befeuchten / nähren und wärmen**

Appetitlosigkeit, Kraftlosigkeit, Herzschwäche, Kreislaufschwäche, Stoffwechselschwäche, Neurasthenie, Nervenschwäche, Gewichtsverlust, Knochenschwäche, Nägel brüchig, Haare brüchig, Arteriosklerose-Prophylaxe, Anämie-Prophylaxe, Blutmangel-Prophylaxe, Thrombose-Prophylaxe, Hauterkrankungen, Arterienverengung, Blutgerinnungsneigung

1 **Befeuchten / nähren und kühlen**

Obstipation, Verstopfung trocken, Haut rissig, Haut trocken

2 **Schärfe ausleiten und kühlen**

Diarrhö, Durchfall, Ruhr, Masern, Exanthembildung fördernd bei Masern, Furunkel, Karbunkel (Tee kochen), Fieber

2 **Trocknen und wärmen**

Darmblutung, Cholesterinwerte erhöht, Blutfettwerte erhöht

3 **Parasiten eliminieren**

Madenwürmer (250 g Kerne auf leeren Magen vor dem Schlafengehen)

Kontraindikationen und sonstige Hinweise

Geröstete Sonnenblumenkerne im Übermass genossen produziert Magenbrennen.

Quellen B.A.1994, B.L.2000, C.N.1999, E.U.1997, F.B.1991, F.W.1997, H.R.2006, P.A.1994, P.P.1993, P.R.(N1)1999, P.R.(N2)2001, S.F.2004, S.U.2004, F.S./E-U/49(2002)4, K.S./E-U/50(2003)6, W.E./EU/46(1999)3

Öle und Fette

Bei Zimmertemperatur sind Öle flüssig und Fette fest. Je niedriger die Verfestigungstemperatur eines Öles ist, umso höher ist der Anteil an ungesättigten Fettsäuren. Die gesundheitliche Bedeutung der Fette hängt stark von der Zusammensetzung der Fettsäuren ab. Fette mit hohem Anteil an mittelkettigen Fettsäuren sind einfacher zu verdauen als solche mit langkettigen Fettsäuren.

Gesättigte Fettsäuren liefern viel Energie und geben Stabilität. Ungesättigte Fettsäuren bewirken durch ihre höhere biochemische Reaktionsfreudigkeit mehr Beweglichkeit und Vitalität, je höher ungesättigt sie sind, desto mehr. Die beiden essentiellen Fettsäuren Linolsäure und Linolensäure sind hochungesättigte Fettsäuren. Omega-6-Fettsäuren, zu denen auch die Linolsäure gehört, können in grossen Mengen entzündungsfördernde Prostaglandine fördern. Im Gegensatz dazu bilden Omega-3-Fettsäuren, zu ihnen gehört die Linolensäure, entzündungshemmende Prostaglandine.

Hochungesättigten Fettsäuren oxidieren sehr leicht und können in diesem verdorbenen Zustand aggressive zerstörerische Prozesse im Körper auslösen. Beim Erhitzen hochungesättigter Fettsäuren entstehen gesundheitlich bedenkliche Trans-Fettsäuren.

Die fettlöslichen Vitamine A, D, E, K sind reichlich in Ölen und Fetten enthalten. Als Faustregel gilt, je höher ungesättigt das Öl ist, desto mehr Vitamine enthält es, v.a. Vitamin E.

Öle und Fette haben im nichterhitzten Zustand meistens ein gemässigtes Temperaturverhalten und einen süssen Geschmack. Durch Erhitzen verändert sich das Temperaturverhalten. Beim Frittieren und scharfen Anbraten nehmen Öle und Fette eine heisse thermische Wirkung an. Bei einer Schwäche der Kochung, Schärfen und pathogenem Phlegma sollten frittierte Speisen sowie erhitzte Öle und Fette gemieden werden.

Wir empfehlen den täglichen Genuss von kaltgepressten Ölen, wie Kürbiskern-, Lein-, Maiskeim-, Oliven-, Soja-, Sesam- oder Sonnenblumenöl, in der kalten Küche, wie auch zum Abschmecken von gedünsteten Gemüsen, gekochtem Getreide und Hülsenfrüchten. Verwenden Sie möglichst Bio-Qualität, denn die im konventionellen Anbau eingesetzten Pestizide sind praktisch alle fettlöslich und finden sich deshalb im Öl wieder.

Zum starken Erhitzen sind Fette, wie Kokosfett, ausgelassene Butter (Ghee) und Olivenöl geeignet, da sie dabei vergleichsweise wenige schädliche Stoffe entwickeln.

Butter (Kuh)

Bos primigenius

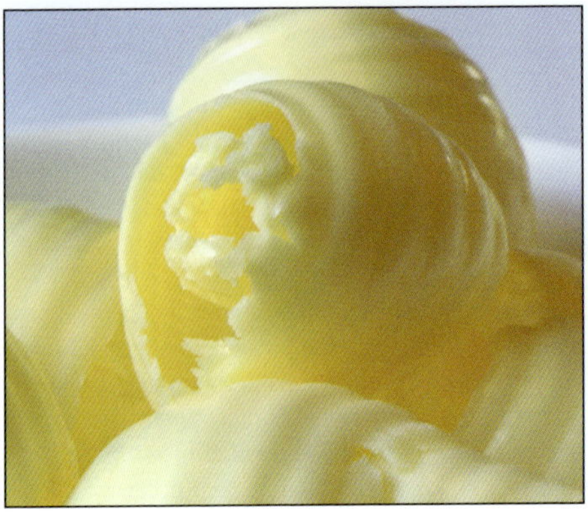

Familie:

Bovidae

Humorale Qualität:

kühlend 1–2°, wärmend 1–2°, trocknend 0°, befeuchtend/nährend 2–3°

Geschmack:

süss

TEN-Wirkungen mit Prioritäten und Indikationen

1 **Befeuchten/nähren und wärmen**

Haut rissig, Erschöpfung, Auszehrung, Diabetes mellitus, Morbus Alzheimer, Kraftlosigkeit, Müdigkeit, Abgeschlagenheit geistig, Energiemangel, Überanstrengung, Abwehrschwäche, Infektanfälligkeit, Immunschwäche, Schwindel, Sicht verschwommen

1 **Befeuchten/nähren und kühlen**

Trockenheit, Durst, Schleimhauterkrankungen im Atemtrakt, Obstipation, Verstopfung trocken, Haut welk, Haut trocken, Husten unproduktiv, Blut im Sputum, Mundgeschwür

Kontraindikationen und sonstige Hinweise

Da Butter, insbesondere stark erhitzt, Schleim / Phlegma produziert, muss die Verzehrmenge angepasst werden. Der Verzehr in grossen Mengen kann latente Krankheiten reaktivieren. Bei tiefgehendem Substanz-Mangel, regelmässig kleine Mengen Butter verzehren.

Quellen A.L.2005, E.I.2001, E.I.2005, E.U.1997, F.B.1992, H.M.2004, I.E.2005, P.P.1993, P.P.1996, P.R.(N3)2001, S.F.2004, Y.S.2003, www.uni-jena/milch/2006, Wikipedia, A-D/NL/5-2006a, H.H./E-U/49(2002)2, K.C./EU/48(2001)3 / K.J./E-U/48(2001)9, Sch.A./E-U/46(1999)S, Zz/FAM/89(1998)S

Distelöl

Carthamus tinctorius Öl, Olea carthamus tinktorius

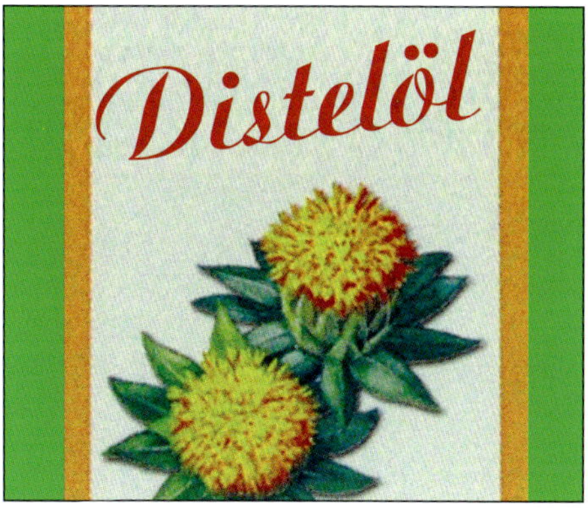

Familie:

Asteraceae

Pflanzenteile:

Samen gepresst

Humorale Qualität:

kühlend 1°, wärmend 1°, trocknend 0–1°, befeuchtend/nährend 2°

Geschmack:

süss

TEN-Wirkungen mit Prioritäten und Indikationen

1 **Befeuchten/nähren und wärmen**

Zellbildung vermindert, Arteriosklerose-Prophylaxe, Herzkreislauf-Prophylaxe

1 **Befeuchten/nähren und kühlen**

Obstipation, Verstopfung trocken, Stuhl hart

1 **Trocknen und wärmen**

Cholesterinwerte erhöht

Kontraindikationen und sonstige Hinweise

Bei chronisch degenerativen Erkrankungen im Bewegungsapparat, im Darm und Nervensystem (MS) können linolsäurereiche Öle die Entzündung und die Degeneration verschlimmern. Auf Grund des hohen Linolsäuregehaltes oxidiert Distelöl leicht auf. Es eignet sich deshalb nicht zum Erwärmen und wird rasch ranzig. High oleic Züchtungen haben bis zu 85% einfach ungesättigte Ölsäuren. Diese Fettsäuremuster sind dem Olivenöl ähnlich. Kann erhitzt werden und wirkt bezüglich Herz, Herzkreislauferkrankungen ähnlich wie das Olivenöl.

Quellen B.L.2000, E.I.2005, F.W.1997, H.M.1998, H.R.2006, P.R.(N1)1999, S.F.2004, Wikipedia, F.S./EU/49(2002)11

Kokosfett

Cocos nucifera

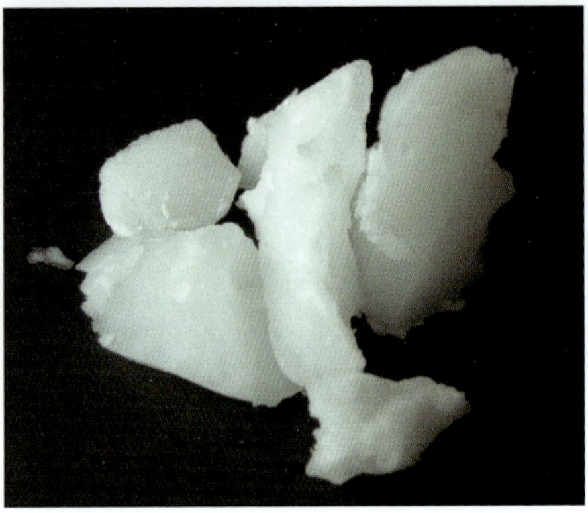

Familie:

Arecaceae

Pflanzenteile:

getrocknetes Kernfleisch (Kopra) der Kokosnuss

Humorale Qualität:

kühlend 0–1°, wärmend 1°, trocknend 0°, befeuchtend/nährend 2°

Geschmack:

süss

TEN-Wirkungen mit Prioritäten und Indikationen

1 **Befeuchten / nähren und wärmen**

Gewichtsverlust, Auszehrung

1 **Befeuchten / nähren und kühlen**

Trockenheit

Kontraindikationen und sonstige Hinweise

Kokosfett produziert viel pathogenes Phlegma und sollte deshalb sparsam verwendet werden. Grosse Mengen an gesättigten Fettsäuren fördern das Risiko von Arteriosklerose und Verfettung. Bei Zimmertemperatur zwischen 18–20 Grad noch fest. Bei Temperatur um 30 Grad schmilzt Kokosfett. Zum Anbraten und Frittieren geeignet, da das Fett relativ hitzebeständig ist. Bis zu 15% der Fettsäuren sind im Körper bei 30 Grad fest.

Quellen E.I.2003, F.W.1997, J.B.2000, P.P.1996, Wikipedia, AG-D/NL/5-2006b

Kürbiskernöl

Cucurbita spec., C. pepo var styriaca/oleifera

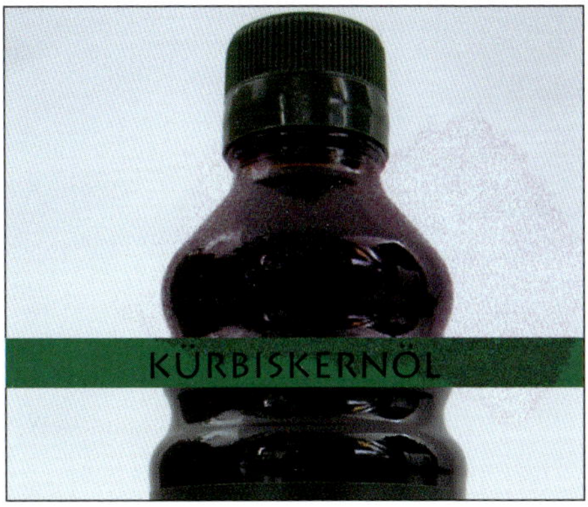

Familie:

Cucurbitaceae

Pflanzenteile:

Samen gepresst

Humorale Qualität:

kühlend 1–2°, wärmend 2–3°, trocknend 1–2°, befeuchtend/nährend 2–3°

Geschmack:

süss

TEN-Wirkungen mit Prioritäten und Indikationen

1 **Befeuchten / nähren und wärmen**

Neurasthenie, Nervenschwäche, Zellbildung vermindert, Muskelschwäche, Bindegewebeschwäche, Frühgeburtneigung, Muskelatrophie, Herzkreislauferkrankungen, Blasenwandmuskelspannung, Blasenschliessmuskelspannung, Prostataspannung, Prostatopathie, Reizblase psychosomatisch

1 **Trocknen und wärmen**

Prostataschwellung, Prostataadenom, Prostatahyperplasie, Prostatahypertrophie, Prostatavergrösserung, Cholesterinwerte erhöht

2 **Befeuchten / nähren und kühlen**

Obstipation, Verstopfung trocken, Stuhl hart

2 **Schärfe ausleiten und kühlen**

Prostatitis, Prostataentzündung, Urinieren schmerzhaft, Reizblase

Kontraindikationen und sonstige Hinweise

Oxidiert beim Erhitzen leicht auf, deshalb ist es nur zur unerhitzten Anwendung geeignet. In der Steiermark wird die kulinarische Spezialität aus dem Steirischen Ölkürbis (lat. Cucurbita pepo var. styriaca, auch als var. oleifera bezeichnet) hergestellt. Diese Varietät unterscheidet sich von den zahlreichen anderen Kürbisformen (z.B. Hokkaidokürbis oder Zucchini) durch ein einzigartiges Merkmal: Sie hat die verholzende Samenschale durch eine Mutation vor etwa 100 Jahren verloren, so dass den Samenkern nur noch ein dünnes Silberhäutchen schützt. Die weiche Konsistenz der Kerne ermöglicht eine effiziente Pressung des Öls.

Quellen F.W.1997, H.M.1998, H.M.2004, H.R.2006, P.R.(HP2)1999, S.H.2003, Wikipedia, C.M./H-M/2-1999, F.S./E-U/49(2002)11, R.W./E-U/47(2000)11, W.E./E-U/46(1999)3

Leinöl

Linum usitatissimum

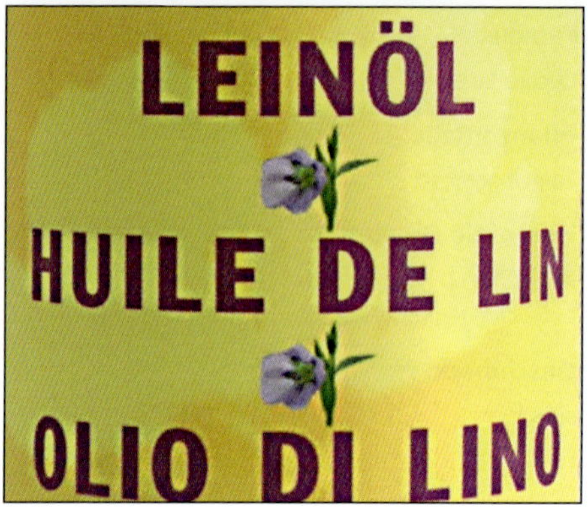

Familie:

Linaceae

Pflanzenteile:

Öl aus Samen

Humorale Qualität:

kühlend 2°, wärmend 2–3°, trocknend 1°, befeuchtend/nährend 3°

Geschmack:

süss

TEN-Wirkungen mit Prioritäten und Indikationen

1 **Befeuchten / nähren und wärmen**

Arthrose, Sehnenversteifung, Knorpeldegeneration (äusserlich anwenden), Lungenerkrankungen chronisch obstruktive, Hautalterung vorzeitig, Diabetes mellitus, Verdauungsschwäche, Flatulenz, Blähungen, Darmflorastörungen, Thrombose-Prophylaxe, Schlaganfall-Prophylaxe, Arterienverengung, Bluthochdruck, Hypertonie, Bluthochdruck diastolischer, Herzrhythmusstörungen, Herzerkrankungs-Prophylaxe, Kreislauferkrankungs-Prophylaxe, Arteriosklerose-Prophylaxe, Krebs-Prophylaxe, Gallenflussstau, Blutviskosität vermindert

1 **Befeuchten / nähren und kühlen**

Haut trocken, Schleimhauttrockenheit, Heiserkeit, Ekzem trocken, Neurodermitis, Obstipation, Verstopfung, Stuhl hart, Magenschleimhautreizung, Darmschleimhautschädigung, Morbus Crohn

1 **Trocknen und wärmen**

Cholesterinwerte erhöht, Triglyzeridwert erhöht

2 **Schärfe ausleiten und kühlen**

Asthma, Husten, Bronchialkatarrh, Rheuma

Kontraindikationen und sonstige Hinweise

Schwangerschaft, kann Risiko für eine Frühgeburt erhöhen. Das Leinöl oxidiert sehr leicht auf und ist deshalb nicht zum Erwärmen geeignet. Ranziges Öl ist sehr gesundheitsschädlich. Leinöl hat von allen planzlichen Ölen den höchsten Omega3 Fettsäurengehalt (ca. 50%)

Quellen B.J.1959, H.M.1998, H.R.2006, P.P.1993, P.R.(HP2)1998, Wikipedia, F.S./E-U/49(2002)11, R.W./EU/47(2000)11, S.G./E-U/48(2001)8, W.E./E-U/46(1999)3

Maiskeimöl

Zea mays

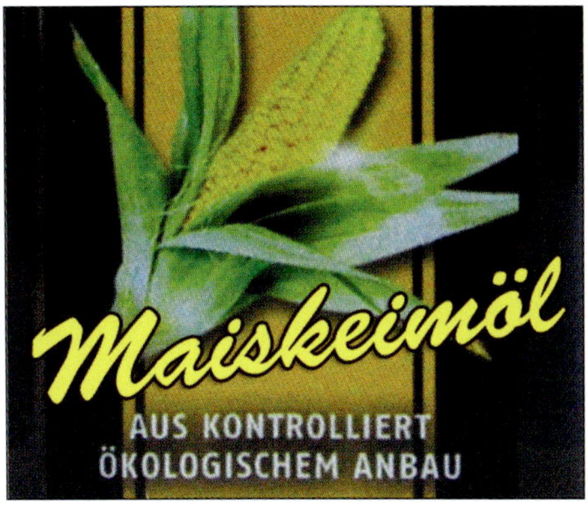

Familie:

Poaceae

Pflanzenteile:

Samen gepresst

Humorale Qualität:

kühlend 1°, wärmend 1–2°, trocknend 0–1°, befeuchtend/nährend 2°

Geschmack:

süss

TEN-Wirkungen mit Prioritäten und Indikationen

1 **Befeuchten / nähren und wärmen**

Neurasthenie, Nervenschwäche, Zellbildung vermindert, Wundheilung schlecht, Schwangerschaftsstreifen (äusserlich anwenden), Arteriosklerose-Prophylaxe, Herzkreislauf-Prophylaxe, Bluthochdruck, Hypertonie

1 **Befeuchten / nähren und kühlen**

Heiserkeit, Haut trocken, Haut rissig, Haut rau, Stuhl hart, Obstipation, Verstopfung trocken

1 **Trocknen und wärmen**

Cholesterinwerte erhöht

Quellen S.F.2004, S.U.2004, F.S./E-U/49(2002)11, S.G./E-U/46(1999)1 Sch.B./E-U/49(2002)7, Sch.R./EU/48(2001)2

Olivenöl, natives (kaltgepresst)

Olea europaea

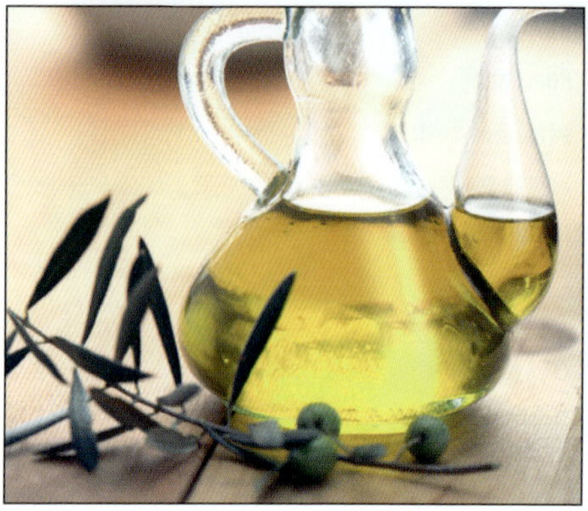

Familie:

Oleacae

Pflanzenteile:

Früchte mit Kernen gepresst

Humorale Qualität:

kühlend 1–2°, wärmend 3°, trocknend 1–2°, befeuchtend/nährend 3–4°

Geschmack:

süss

TEN-Wirkungen mit Prioritäten und Indikationen

1 Befeuchten / nähren und wärmen

Stoffwechselschwäche, Leberschwäche, Magenschleimhautatrophie, Aufstossen saures, Ulzera, Darmschleimhautschädigung, Gelenkschmerzen, Rheuma, Arthrose, Ischias, Parodontose, Gallenkolik, Gallensteine, Gallenflussstau, Arteriosklerose, Bluthochdruck, Hypertonie, Herzerkrankungs-Prophylaxe, Kreislauferkrankungs-Prophylaxe, Herzinfarkt, Herzinfarkt-Prophylaxe, Arteriosklerose-Prophylaxe, Thrombose-Prophylaxe, Blutviskosität vermindert, Krebs-Prophylaxe, Hornhauttrübung, Katarakt, Grauer Star, Augenlinsentrübung, Nachtblindheit, Blässe, Narbenbildung schlecht (äusserlich), Haut spröde, Haarschuppen, Haare spröde, Laktationsmangel, Milchbildungsmangel, Zellbildung vermindert, Rachitis, Osteoporose-Prophylaxe, Knochenschwund-Prophylaxe, Knochendichte vermindert, Muskelschwäche, Sehnenschwäche, Knorpeldegeneration, Neurasthenie, Nervenschwäche, Alterung vorzeitig, Belastung geistig

1 Befeuchten / nähren und kühlen

Stuhl hart, Obstipation, Verstopfung trocken, Arthritis, Hornhaut mit tiefen Rissen (Olivenöl mit Meersalz mischen; täglich 5 Minuten einmassieren und anschliessend abwaschen), Haut trocken, Schleimhauttrockenheit, Ekzem, Neurodermitis

1 Trocknen und wärmen

Adipositas, Übergewicht, Leukorrhö, Cholesterinwerte erhöht, Cholesterin LDL senkend, Cholesterin HDL erhöhend

2 Schärfe ausleiten und kühlen

Magenschleimhautreizung, Gastritis, Gicht, Herpes labialis, Herpes genitalis, Helicobacter pylori, Hautentzündung, Magenschleimhautentzündung, Magenübersäuerung, Zahnfleischentzündung (Ölziehen), Sehnenscheidenentzündung (äusserlich)

Kontraindikationen und sonstige Hinweise

Öl innerlich und äusserlich anwendbar. Olivenöl kann zum Braten verwendet werden und entwickelt dabei relativ wenig schädliche Stoffe, die Heilwirkung geht mit zunehmender Erhitzung verloren. Olivenöl ist auch für Babies geeignet. Auslösung von Gallenkoliken durch Olivenölanwendung ist nicht bekannt. Gallenstein-PatientInnen brauchen jedoch therapeutische Betreuung.

Quellen B.E.2001, Fr.B.2000, F.W.1997, H.M.1998, P.P.1993, P.P.1996, P.R.(N1)2001, AG-D/NL/1-2006, F.S./EU/49(2002)11, Sch.H./E-U/48(2001)12, V.B./Nat/12-2001

Rapsöl, Rüböl

Brassica rapa (Rübsen) Öl, Brassica napus (Raps)

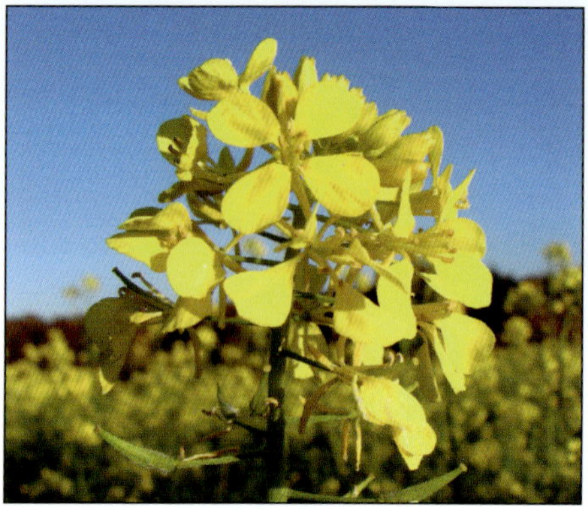

Familie:

Brassicaceae

Pflanzenteile:

Samen gepresst

Humorale Qualität:

kühlend 0–1°, wärmend 1°, trocknend 0–1°, befeuchtend/nährend 2°

Geschmack:

süss

TEN-Wirkungen mit Prioritäten und Indikationen

1 **Befeuchten/nähren und wärmen**

Arteriosklerose-Prophylaxe, Alterung vorzeitig, Tumor-Prophylaxe, Thrombose-Prophylaxe, Rachitis-Prophylaxe, Schleimhautschädigung, Schmerzen rheumatisch, Rheuma, Gelenkschmerzen, Arthritis

1 **Befeuchten/nähren und kühlen**

Stuhl hart, Obstipation, Verstopfung trocken

1 **Trocknen und wärmen**

Cholesterinwerte erhöht, Triglyzeridwert erhöht

Kontraindikationen und sonstige Hinweise

Da mit Rapsöl keine Langzeiterfahrung vorliegt, sollte es kritisch mit der gebotenen Vorsicht verwendet werden. Es liegen sogar Hinweise vor, dass Rapsfette mit einem hohen Gehalt an Transfettsäuren, - bis zu 30% (Grenzwert in Dänemark seit 2004 für Transfettsäuren in Nahrungsmittel bei 2%) belastet sein können. (Radio DRS-Echo der Zeit, 4.1.2007)

Quellen E.U.1997, F.W.1997, E.I.2005, H.M.1998, P.R.(N1)1999, S.F.2004, F.S./E-U/49(2002)11, R.W./EU/47(2000)11, Sch.B./E-U/49(2002)7, W.E./E-U/46(1999)3, Zz/CMA/--2004a, Zz/CMA/--2004b, Zz/SchNat/4-1991

Sesamöl

Sesamum indicum

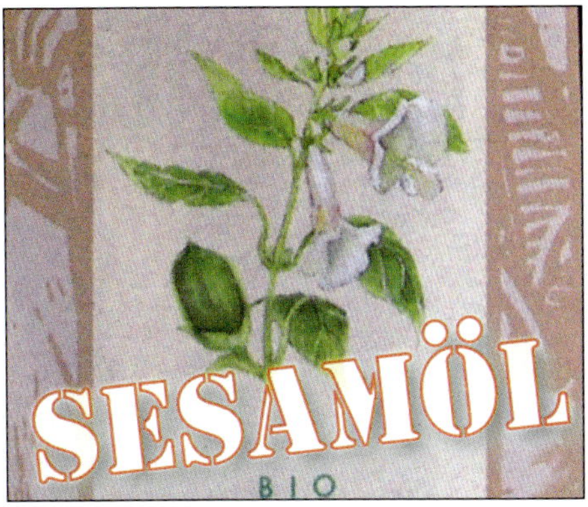

Familie:

Pedaliaceae

Pflanzenteile:

Samen gepresst

Humorale Qualität:

kühlend 2°, wärmend 2–3°, trocknend 1°, befeuchtend/nährend 3°

Geschmack:

süss

TEN-Wirkungen mit Prioritäten und Indikationen

1 **Befeuchten / nähren und wärmen**

Neurasthenie, Nervenschwäche, Alterung vorzeitig, Ergrauen frühzeitig, Haut spröde, Darmschleimhautschädigung, Knochenwachstumsstörungen, Osteoporose, Knochenschwund, Nägel brüchig, Herzerkrankungs-Prophylaxe, Kreislauferkrankungs-Prophylaxe, Herzinfarkt Nachbehandlung, Arteriosklerose-Prophylaxe, Bluthochdruck, Hypertonie, Thrombose-Prophylaxe, Verdauungsschwäche, Bauchschmerzen, Magenschmerzen, Muskelschwäche, Sehnenschwäche, Parodontose, Schmerzen rheumatisch, Rheuma, Arthrose, Sehnenversteifung

1 **Befeuchten / nähren und kühlen**

Haut trocken, Schleimhauttrockenheit, Ekzem, Psoriasis, Schuppenflechte, Stuhl hart, Obstipation, Verstopfung trocken (Laxieren: 3–4 EL auf leeren Magen einnehmen)

1 **Trocknen und wärmen**

Cholesterinwerte erhöht, Cholesterin LDL senkend, Cholesterin HDL erhöhend

2 **Schärfe ausleiten und kühlen**

Krätze, Hautpilz (äusserlich angewendet dringt es tief in die Haut ein und kann schädliche Stoffe an die Oberfläche bringen; 1 x täglich Auftragen), Gastritis, Magenschleimhautreizung, Zahnfleischentzündung, Hautgeschwür, Entzündung (äusserlich), Arthritis

Kontraindikationen und sonstige Hinweise

Bei Durchfall. Sesamöl kann zum Braten verwendet werden und entwickelt dabei relativ wenig schädliche Stoffe, die Heilwirkung geht mit zunehmender Erhitzung verloren. Sesamöl aus kaltgepressten Samen ist nahezu geruchlos, leicht süßlich und wird kaum ranzig. Allerdings verliert es auch recht schnell sein Aroma. Die gute Haltbarkeit ist insbesondere auf den hohen Anteil an verschiedenen Antioxidantien zurückzuführen. In der chinesischen und japanischen, aber auch in der arabischen Küche ist Sesamöl ein wichtiges Kochöl.

Quellen C.N.1999, E.U.1997, F.B.2000, F.W.1997; H.M.1998, H.M.2004, H.R.2006, P.P.1993, P.R.(N1)1999, S.F.2004, S.U.2004, T.M.2001, Wikipedia, F.S./E-U/49(2002)4, F.S./E-U/49(2002)11, K.S-E/EU/50(2003)6, Sch.B./E-U/49(2002)7

Sojaöl

Glycine max

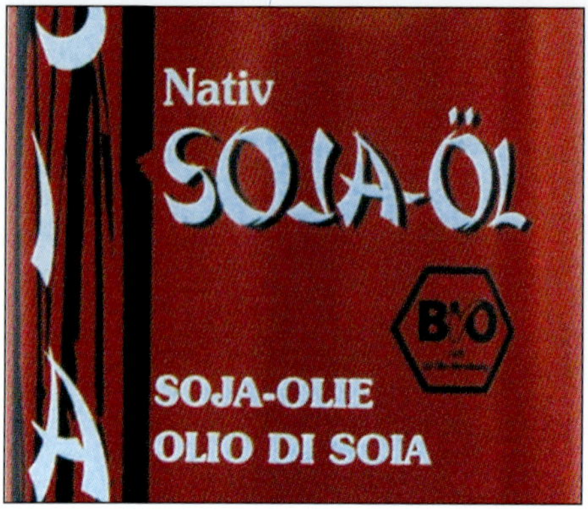

Familie:
Fabaceae

Pflanzenteile:
Samen gepresst

Humorale Qualität:
kühlend 1°, wärmend 2°, trocknend 0–1°, befeuchtend/nährend 2°

Geschmack:
süss

TEN-Wirkungen mit Prioritäten und Indikationen

1 **Befeuchten / nähren und wärmen**

Zellbildung vermindert, Neurasthenie, Nervenschwäche, Tremor, Bewegungsstörungen durch Nervenschädigung, Vergesslichkeit, Lernschwäche, Morbus Alzheimer, Demenz, Arteriosklerose-Prophylaxe, Bluthochdruck, Hypertonie, Herzkreislauf-Prophylaxe, Leberstoffwechselstörungen, Gallenblasenträgheit, Konzentrationsstörungen, Hepatitis chronisch, Abwehrschwäche, Infektanfälligkeit, Immunschwäche, Leberfibrosen-Prophylaxe, Leberzirrhose begleitend

1 **Befeuchten / nähren und kühlen**

Nervosität, Stress, Stuhl hart, Obstipation, Verstopfung

1 **Trocknen und wärmen**

Cholesterinwerte erhöht

2 **Schärfe ausleiten und kühlen**

Geschwür (äusserlich)

Quellen H.M.1998, E.I.2005, F.W.1997, E.U.1997, S.U.2004, C.N.1999, F.S./E-U/49(2002)10, Sch.B./EU/49(2002)7, Sch.R./E-U/48(2001)2, V.S./NHP/4-1998

Sonnenblumenöl

Helianthus annuus Öl

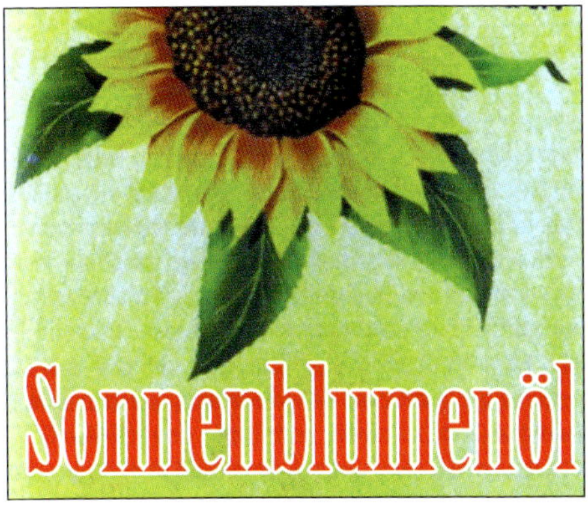

Familie:

Asteraceae

Pflanzenteile:

Öl aus den Samen

Humorale Qualität:

kühlend 1°, wärmend 2°, trocknend 0–1°, befeuchtend/nährend 2°

Geschmack:

süss

TEN-Wirkungen mit Prioritäten und Indikationen

1 **Befeuchten / nähren und wärmen**

Neurasthenie, Nervenschwäche, Zellbildung vermindert, Wundheilung schlecht, Arteriosklerose-Prophylaxe, Bluthochdruck systolischer, Bluthochdruck stressbedingter, Hypertonie, Herzkreislauf-Prophylaxe, Schlaganfall-Prophylaxe, Stoffwechselschwäche, Stoffwechselerkrankungen, Gallenblasenträgheit, Diabetes mellitus,

1 **Befeuchten / nähren und kühlen**

Heiserkeit, Stuhl hart, Obstipation, Verstopfung trocken

1 **Trocknen und wärmen**

Cholesterinwerte erhöht

2 **Schärfe ausleiten und kühlen**

Bronchitis, Husten, Schnupfen, Toxine (Ölziehkur)

Quellen C.N.1999, H.M.1998, H.M.2004, H.R.2006, J.B.2000, P.P.1993, P.R.(N1)1999, S.F.2004, S.U.2004, F.S./EU/49(2002)11, Sch.B./E-U/49(2002)7, Sch.R./E-U/48(2001)2

Feta (Schaf, Ziege)

Ovis aries, Capra spec.

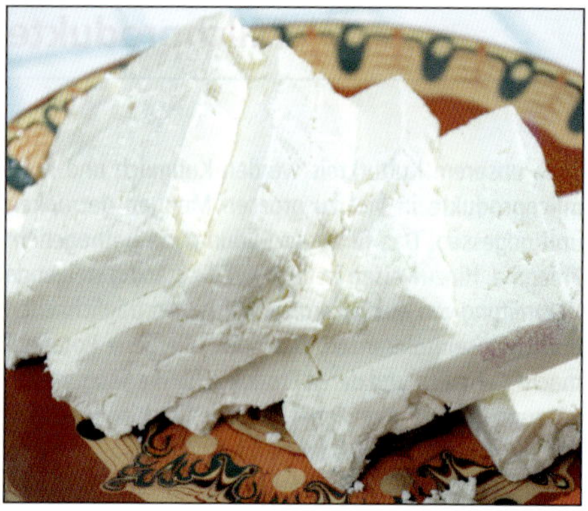

Familie:

Bovidae

Humorale Qualität:

kühlend 1–2°, wärmend 2°, trocknend 1°, befeuchtend/nährend 2–3°

Geschmack:

süss, sauer

TEN-Wirkungen mit Prioritäten und Indikationen

1 **Befeuchten / nähren und wärmen**

Rekonvaleszenz, Magnesiummangel, Stuhl weich, Stuhl nass, Abwehrschwäche, Infektanfälligkeit, Immunschwäche, Schwäche, Überanstrengung, Hüftschwäche, Beinschwäche, Hörschwäche, Zellbildung vermindert, Herzkontraktionsschwäche, Herzinsuffizienz, Untergewicht, Gewichtsverlust, Anämie, Blutmangel, Sicht verschwommen, Schlafstörungen, Schnupfen chronisch, Otitis media-Prophylaxe, Mittelohrentzündung-Prophylaxe, Wachstumsverzögerung, Entwicklungsverzögerung, Osteoporose, Knochenschwund, Kältegefühl, Stoffwechselschwäche, Verdauungsschwäche, Entwicklungsverzögerung geistig

1 **Befeuchtend / nährend und kühlen**

Lungentrockenheit, Säftemangel, Durst, Dickdarmtrockenheit, Haut trocken, Mundtrockenheit, Mundgeschwür, Dysphagie, Nervosität

3 **Trocknen und wärmen**

Adipositas, Übergewicht

3 **Schärfen ausleiten und kühlen**

Candida albicans, Soor, Sinusitis

Kontraindikationen und sonstige Hinweise

Ziegenquark ist als Kleinkindernahrung geeignet. Die meisten Kleinkinder vertragen Ziegenquark gut, auch bei Vorliegen einer Kuhmilchallergie. Ziegenfrischkäse: Wassergehalt über 73 %, Chavroux, Feta, Quark

Quellen A.L.2005, E.I.2005, E.U.1997, J.B.2000, P.P.1993, P.P.2002, P.R.(N1)2001, S.F.2004, www.unijena/milch/2006, K.H./NHP/8-1997, K.J./E-U/48(2001)9, K.P./UniKA/4-1986, Sch.A./E-U/46(1999)S, Zz/VFED/ca.1995

Joghurt (Kuh)

Bos primigenius

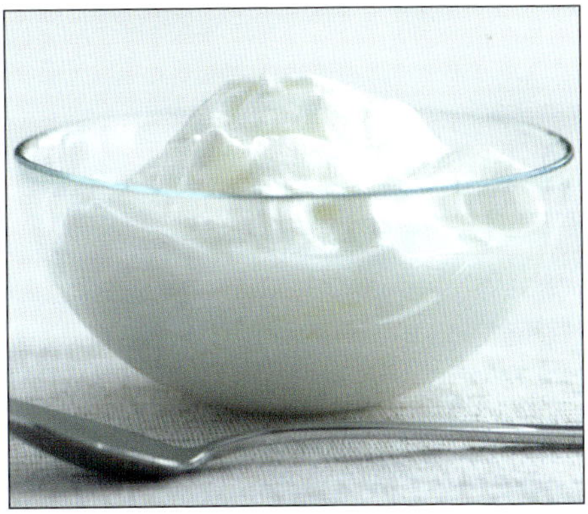

Familie:

Bovidae

Humorale Qualität:

kühlend 2–3°, wärmend 0–1°, trocknend 0–1°, befeuchtend/nährend 3–4°

Geschmack:

sauer, süss

TEN-Wirkungen mit Prioritäten und Indikationen

1 **Befeuchtend / nährend und kühlen**

Lungentrockenheit, Dickdarmtrockenheit, Husten trocken, Durst, Unruhe, Obstipation, Verstopfung, Haut welk, Haut rau, Haut trocken, Haut rissig, Hautausschlag, Juckreiz (äusserlich), Sodbrennen

2 **Schärfen ausleiten und kühlen**

Gastritis, Magenschleimhautentzündung

3 **Befeuchtend / nährend und wärmen**

Diabetes mellitus, Gewichtsverlust

Kontraindikationen und sonstige Hinweise

Bei Kälte der Kochung mit Durchfallneigung. Bei starker Schleimbelastung. Kuhmilch und deren Produkte werden in unserer Kultur von den meisten Menschen in viel zu grossen Mengen gegessen und getrunken, was die Bildung von pathogenem Phlegma fördert. Hinzuweisen ist auch auf die ständig steigende Verbreitung von Milchallergien, Milchunverträglichkeiten und Lactoseintoleranzen. Das hohe allergene Potential und die Bildung von pathogenem Phlegma macht Kuhmilch und deren Produkte ungeeignet als Säuglingsnahrung. Wegen einer gewissen probiotischen Wirkung wird Joghurt bei akuten Störungen der Darmflora, z.B. nach Antibiotikagabe, häufig empfohlen, jedoch ist bei Schleimbelastung davon abzuraten.

Quellen A.L.2005, C.N.1999, E.I.2005, E.U.1997, F.B.1992, J.B.2000, P.P.1993, S.F.2004, S.U.2004, S.W.1995, Y.S.2003, www.uni-jena/milch/2006, H.C./ebi/2003, K.C./E-U/48(2001)3, K.H./NHP/8-1997, K.P./UniKA/41986, P.M./E-U/9(1999)S, Zz/VFED/ca.1995

Joghurt (Schaf)

Ovis aries

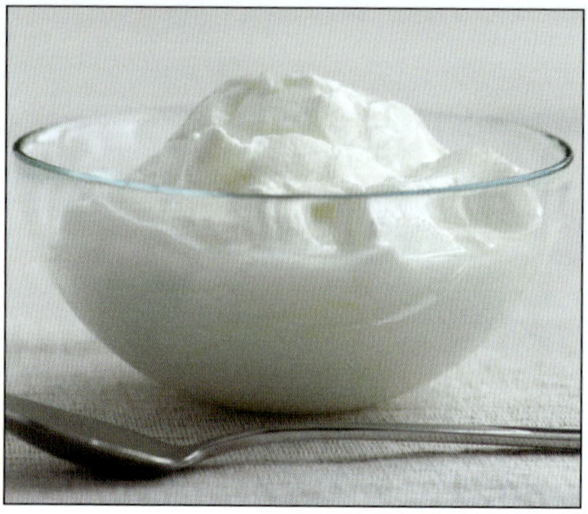

Familie:

Bovidae

Humorale Qualität:

kühlend 2°, wärmend 1–2°, trocknend 0–1°, befeuchtend/nährend 2–3°

Geschmack:

süss, sauer

TEN-Wirkungen mit Prioritäten und Indikationen

1 **Befeuchten / nähren und kühlen**

Lungentrockenheit, Dickdarmtrockenheit, Husten trocken, Unruhe, Anspannung körperlich, Anspannung geistig, Durst, Obstipation, Verstopfung, Neurodermitis, Haut welk, Haut trocken, Hautausschlag, Juckreiz (äusserlich), Sodbrennen

1 **Befeuchten / nähren und wärmen**

Zellbildung vermindert, Herzkontraktionsschwäche, Herzinsuffizienz, Magnesiummangel, Lebererkrankungen, Gewichtsverlust, Haut rau, Haut rissig

2 **Schärfen ausleiten und kühlen**

Gastritis, Magenschleimhautentzündung

Kontraindikationen und sonstige Hinweise

Bei starker Schleimbelastung. Kann bei Lactoseintoleranz problematisch sein. Wegen seiner gewissen probiotischen Wirkung wird Joghurt bei akuter Störung der Darmflora, z.B. nach Antibiotikagabe, häufig empfohlen, jedoch ist bei Schleimbelastung davon abzuraten.

Quellen B.E.2001, E.I.2005, E.U.1997, S.F.2004, www.naturheilkundelexikon.de, www.uni-jena/milch/2006, K.H./NHP/8-1997, K.J./E-U/48(2001)9, K.P./UniKA/4-1986, Sch.A./E-U/46(1999)S

Käse (Kuhmilch)

Bos primigenius

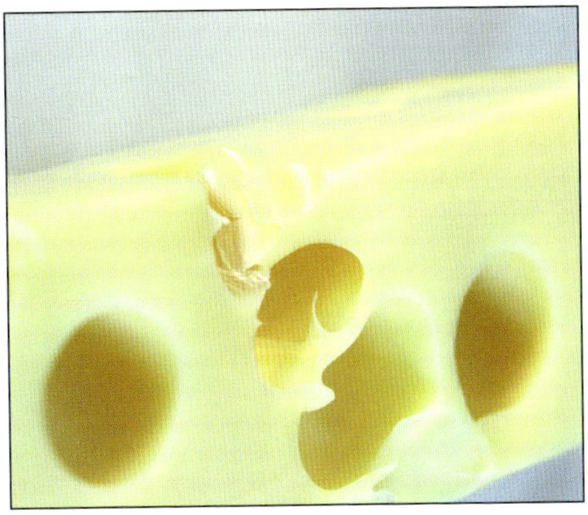

Familie:

Bovidae

Humorale Qualität:

kühlend 1–2°, wärmend 1–2°, trocknend 0°, befeuchtend/nährend 2°

Geschmack:

süss, sauer, salzig

TEN-Wirkungen mit Prioritäten und Indikationen

1 **Befeuchten / nähren und kühlen**

Lungentrockenheit, Dickdarmtrockenheit (Frischkäse und Weichkäse)

1 **Befeuchten / nähren und wärmen**

Belastung körperlich (halbfester Schnittkäse; Schnittkäse; Hartkäse; Extrahartkäse)

Kontraindikationen und sonstige Hinweise

Bei Schwäche der Kochung mit Durchfallneigung, Krampfadern, Nässeansammlungen, Schleimproblematik. Bei stagnierter, geschwollener Leber, fast allen Leber-Erkrankungen.

Der häufig hohe Histamingehalt in gereiftem Käse kann bei Vorliegen von Darmstörungen Pseudoallergien auslösen. Kuhmilch und deren Produkte werden in unserer Kultur von den meisten Menschen in viel zu grossen Mengen gegessen und getrunken, was die Bildung von pathogenem Phlegma fördert. Hinzuweisen ist auch auf die stetig steigende Verbreitung von Milchallergien, Milchunverträglichkeiten und Lactoseintoleranzen. Das hohe allergene Potential und die Bildung von pathogenem Phlegma macht Kuhmilch und deren Produkte ungeeignet als Säuglingsnahrung. Grundmasse Süssmilchkäse: unlösliche Kalzium-Eiweissverbindung, ist vermutlich schwerer resorbierbar. Grundmasse Sauermilchkäse: freies Kasein und Kalzium-Lactat, löslich, feinere Flockung, ist vermutlich besser resorbierbar. Käse wird nach dem Wassergehalt in der fettfreien Käsemasse in diese Gruppen eingeteilt: Frischkäse: Wassergehalt über 73%, Hüttenkäse, Ricotta, Quark (aus Süssmilch), Mozzarella. Weichkäse: Wassergehalt über 67 %, Brie, Camembert, Tomme. Halbfester Schnittkäse: Wassergehalt 61–69%, meist junger Käse, Butterkäse, Edelpilzkäse, Appenzeller, Vacherin, Tête de Moine, Raclette. Schnittkäse: Wassergehalt 54–63%, Edamer, Gouda, Tilsiter. Hartkäse: Wassergehalt bis 56 %, Bergkäse, Parmesan, Emmentaler, Gruyere. Extrahartkäse: Sbrinz, Hobelkäse. Über Käse finden sich nur unzureichende und dazu wenig differenzierte sowie widersprüchliche Angaben. Da Käse in unserer Kultur ein häufiges Nahrungsmittel ist, haben wir trotzdem eine minimale Beschreibung von Käse mit einer gewissen Differenzierung gewagt.

Quellen A.L.2005, E.I.2005, F.B.1992, S.F.2004, Y.S.2003, Wikipedia, www.foodnews.ch, www.unijena/milch/2006, H.C./ebi/2003, K.H./NHP/8-1997, K.J./E-U/48(2001)9, K.P./UniKA/4-1986, P.M./EU/9(1999)S, Sch.A./E-U/46(1999)S, Zz/VFED/ca.1995

Käse (Schaf, Ziege)

Ovis aries, Capra spec.

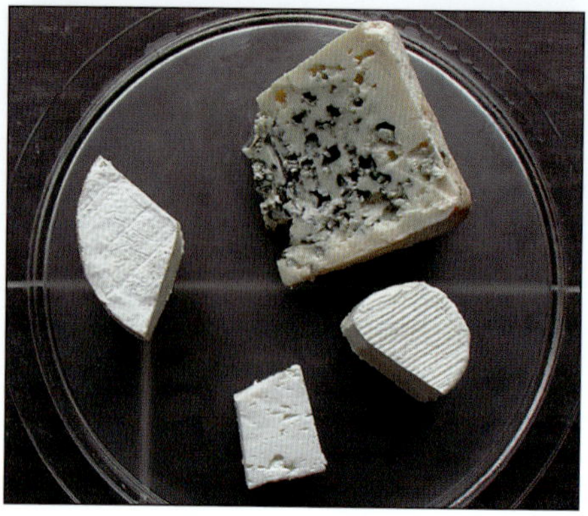

Familie:

Bovidae

Humorale Qualität:

kühlend 1°, wärmend 2°, trocknend 0°, befeuchtend/nährend 2–3°

Geschmack:

süss, salzig, scharf

TEN-Wirkungen mit Prioritäten und Indikationen

1 **Befeuchten / nähren und wärmen**

Belastung körperlich, Schwäche, Überanstrengung, Hüftschwäche, Beinschwäche, Zellbildung vermindert, Herzkontraktionsschwäche, Herzinsuffizienz, Untergewicht (Weichkäse; halbfester Schnittkäse; Hartkäse), Anämie, Blutmangel, Sicht verschwommen, Schlafstörungen, Gewichtsverlust, Rekonvaleszenz, Magnesiummangel (Weichkäse)

1 **Befeuchten / nähren und kühlen**

Säftemangel, Durst, Lungentrockenheit, Dickdarmtrockenheit, Haut trocken, Nervosität

Kontraindikationen und sonstige Hinweise

Bei pathogenem Phlegma. Weichkäse: Wassergehalt über 67%, Brebiou, Crottin de Chavignol, Dallenwiler Ziegenkäse, Roquefort jung. Halbfester Schnittkäse: Wassergehalt 61 - 69%, Halloumi, Dallenwiler Ziegenkäse halbhart. Hartkäse: Wassergehalt bis 56 %, Pecorino, Manchego

Quellen A.L.2005, B.E.2001, E.I.2005, E.U.1997, J.B.2000, S.F.2004, S.U.2004, www.foodnews.ch, www.unijena/milch/2006, K.H./NHP/1997, K.H./NHP/8-1997, K.J./E-U/48(2001)9, Sch.A./E-U/46(1999)S

Kokosmilch

Cocos nucifera

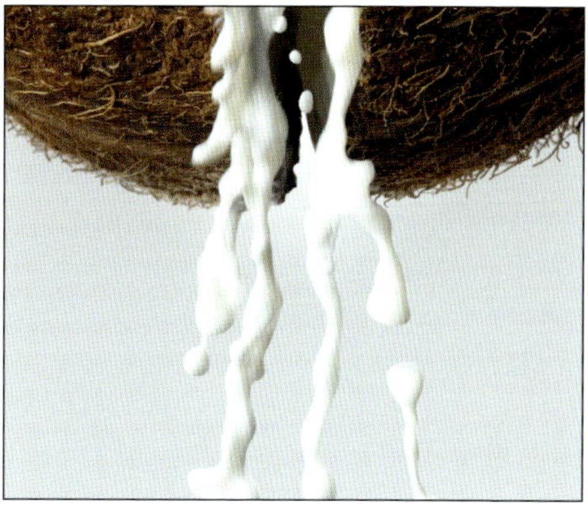

Familie:

Areaceae

Pflanzenteile:

Fruchtfleisch mit Wasser püriert, ausgepresst

Humorale Qualität:

kühlend 1–2°, wärmend 1–2°, trocknend 0–1°, befeuchtend/nährend 2°

Geschmack:

süss

TEN-Wirkungen mit Prioritäten und Indikationen

1 **Befeuchten / nähren und wärmen**

Zahnen der Kinder, Zahnschmelzrückgang, Spermienbildung reduziert, Ödeme durch Herzschwäche, Herzinsuffizienz, Diabetes mellitus (Kokoswasser frisch), Haarwuchsmangel, Nägel brüchig

1 **Befeuchten / nähren und kühlen**

Trockenheit, Magentrockenheit, Durst (Kokoswasser frisch), Mundtrockenheit, Unruhe

3 **Schärfe ausleiten und kühlen**

Mundgeschwür, Aphte, Zystitis, Blasenentzündung, Urinieren schmerzhaft, Nephritis, Nierenentzündung

Kontraindikationen und sonstige Hinweise

Kokosmilch aus Fruchtfleisch: Vorsicht mit grösseren Mengen bei Schwäche der Kochung.

Quellen A.L.2005, C.N.1999, E.U.1997, F.B.1992, J.B.2000, P.P.1993, Wikipedia

Milch (Kuh)

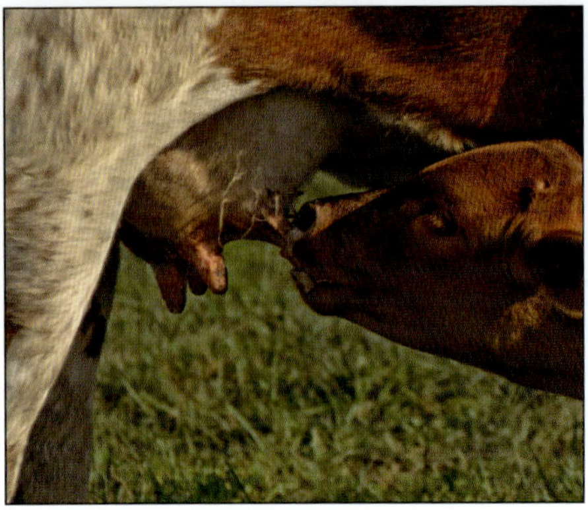

Familie:
Bovidae

Humorale Qualität:
kühlend 1–2°, wärmend 1–2°, trocknend 0°, befeuchtend/nährend 2–3°

Geschmack:
süss

TEN-Wirkungen mit Prioritäten und Indikationen

1 **Befeuchten / nähren und kühlen**

Säftemangel, Lungentrockenheit, Dickdarmtrockenheit, Haut trocken, Mundtrockenheit, Dysphagie, Nervosität, Hitzegefühle, Hitzesymptome im Alter, Kopfschmerzen

1 **Befeuchten / nähren und wärmen**

Rekonvaleszenz, Schwäche, Überanstrengung (500 ml Milch mit 25 g roten Datteln und 100 g Reis zu einem Brei kochen), Diabetes mellitus, Schwindel, Sicht verschwommen, Schlafstörungen, Tinnitus, Gewichtsverlust

Kontraindikationen und sonstige Hinweise

Bei Schwäche der Kochung mit Durchfallneigung. Bei Schleimproblematik.

Kuhmilch und deren Produkte werden in unserer Kultur von den meisten Menschen in viel zu grossen Mengen gegessen und getrunken, was die Bildung von pathogenem Phlegma fördert. Hinzuweisen ist auch auf die ständig steigende Verbreitung von Milchallergien, Milchunverträglichkeiten und Lactoseintoleranzen. Das hohe allergene Potential und die Bildung von pathogenem Phlegma macht Kuhmilch und deren Produkte ungeeignet als Säuglingsnahrung.

Quellen A.L.2005, C.N.1999, E.I.2004, E.U.1997, F.B.1992, J.B.2000, P.P.1993, P.R.(N1)2001, S.F.2004, S.W.1995, Y.S.2003, www.uni-jena/milch/2006, H.C./ebi/2003, K.H./NHP/8-1997, K.J./E-U/48(2001)9, K.P./UniKA/41986, P.M./E-U/9(1999)S, Sch.A./E-U/46(1999)S, Zz/VFED/ca.1995

Milch (Mensch-Muttermilch)

Homo sapiens

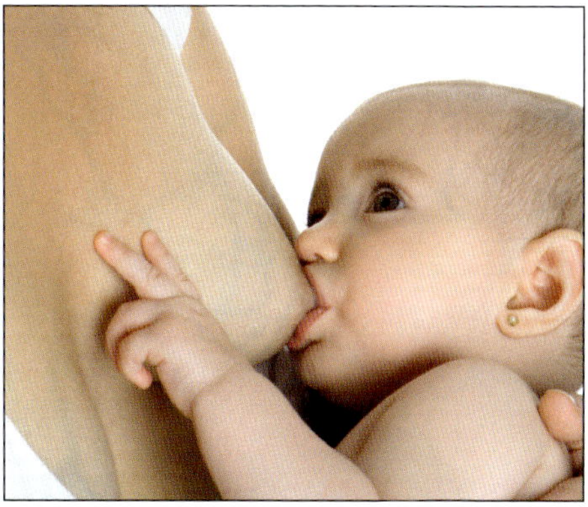

Familie:

Hominidae

Humorale Qualität:

kühlend 0°, wärmend 2°, trocknend 0°, befeuchtend/nährend 2°

kühl, Geschmack:

süss

TEN-Wirkungen mit Prioritäten und Indikationen

1 **Befeuchten / nähren und wärmen**

Kältegefühl, Stoffwechselschwäche, Verdauungsschwäche, Entwicklungsmangel geistig, Infekt-Prophylaxe, Anämie, Blutmangel

Kontraindikationen und sonstige Hinweise

Kühlstellen oder Einfrieren schmälern den gesundheitlichen Wert von Muttermilch. Sie ist aber dennoch einer tierischen oder pflanzlichen Ersatzmilch vorzuziehen.

Quellen E.I.2005, P.P.1993, P.R.(N1)2001, Zz/Nat/3-2005

Milch (Schaf)

Ovis aries

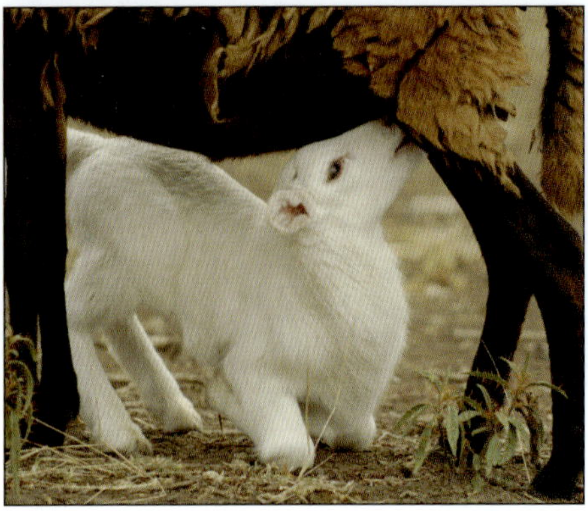

Familie:

Bovidae

Humorale Qualität:

kühlend 1–2°, wärmend 2°, trocknend 0°, befeuchtend/nährend 2°

Geschmack:

süss

TEN-Wirkungen mit Prioritäten und Indikationen

1 **Befeuchten / nähren und wärmen**

Schwäche, Überanstrengung, Hüftschwäche, Beinschwäche, Hörschwäche, Zellbildung vermindert, Herzkontraktionsschwäche, Herzinsuffizienz, Rekonvaleszenz, Magnesiummangel, Schlafstörungen, Gewichtsverlust

1 **Befeuchten / nähren und kühlen**

Säftemangel, Durst, Lungentrockenheit, Dickdarmtrockenheit, Haut trocken, Mundtrockenheit, Dysphagie, Nervosität

Kontraindikationen und sonstige Hinweise

Bei Schleimproblematik. Schafsmilch ist im Vergleich zu Kuhmilch etwas wärmender und bildet weniger pathogenes Phlegma.

Quellen E.I.2005, E.U.1997, J.B.2000, P.P.1993, P.R.(N1)2001, S.F.2004, S.U.2004, www.uni-jena/milch/2006, K.H./NHP/8-1997, K.J./E-U/48(2001)9, Sch.A./E-U/46(1999)S, W.K./ebi/ca.2002, Zz/VFED/ca.1995

Milch (Ziege)

Capra spec.

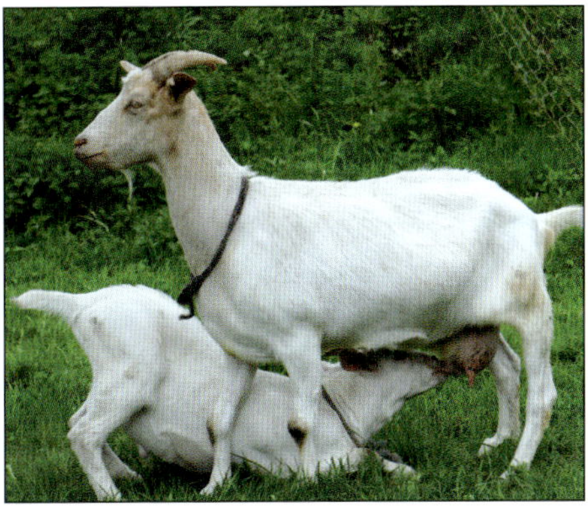

Familie:

Bovidae

Humorale Qualität:

kühlend 1–2°, wärmend 2–3°, trocknend 1°, befeuchtend/nährend 3°

Geschmack:

süss

TEN-Wirkungen mit Prioritäten und Indikationen

1 **Befeuchten / nähren und wärmen**

Wachstumsverzögerung, Entwicklungsverzögerung geistig, Osteoporose, Knochenschwund, Kältegefühl, Stoffwechselschwäche, Verdauungsschwäche, Kuhmilchallergie, Muttermilchintoleranz, Schnupfen chronisch, Mittelohrentzündungsneigung, Blutmangel, Sicht verschwommen, Schlafstörungen (Ziegenmilch mit Haferflocken abends vor dem Schlafengehen), Abwehrschwäche, Infektanfälligkeit, Immunschwäche, Schwäche, Überanstrengung, Hüftschwäche, Beinschwäche, Hörschwäche, Zellbildung vermindert, Herzkontraktionsschwäche, Herzinsuffizienz, Untergewicht, Rekonvaleszenz, Magnesiummangel, Gewichtsverlust

1 **Befeuchten / nähren und kühlen**

Säftemangel, Durst, Lungentrockenheit, Dickdarmtrockenheit, Haut trocken, Mundtrockenheit, Mundgeschwür, Dysphagie, Nervosität

2 **Trocknen und wärmen**

Adipositas, Übergewicht, Stuhl weich, Stuhl nass

2 **Schärfen ausleiten und kühlen**

Candida albicans, Soor, Sinusitis

Kontraindikationen und sonstige Hinweise

Ziegenmilch ist als Säuglingsmilch geeignet. Die meisten Babies vertragen Ziegenmilch gut, auch solche mit Muttermilch- oder Kuhmilchallergie.

Quellen A.L.2005, E.I.2005, E.U.1997, J.B.2000, P.P.1993/20032, P.R.(N1)2001, S.F.2004, www.unijena/milch/2006, K.H./NHP/8-1997, K.J./E-U/48(2001)9, M.N./N&H/8-2000, Sch.A./E-U/46(1999)S, W.K./ebi/ca.2002, Zz/VFED/ca.1995

Quark, Frischkäse (Kuh)

Topfen, Weisser Käse
Bos primigenius

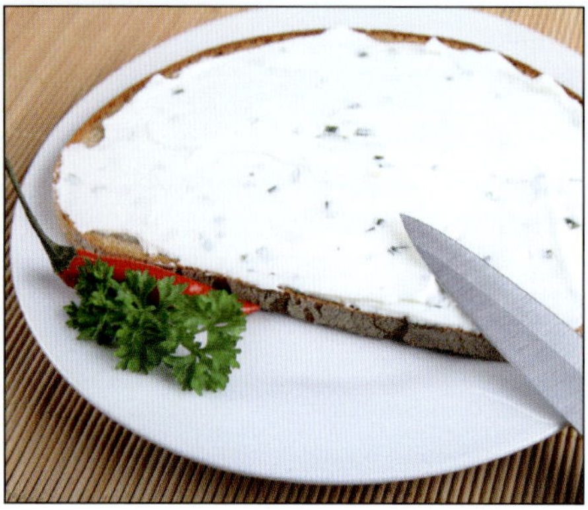

Familie:

Bovidae

Humorale Qualität:

kühlend 2–3°, wärmend 1°, trocknend 0–1°, befeuchtend/nährend 2–3°

Geschmack:

sauer, süss

TEN-Wirkungen mit Prioritäten und Indikationen

1 **Schärfen ausleiten und kühlen**

Äusserliche Anwendung: Bronchitis (äusserlich temperiert), Gelenkentzündung chronisch (äusserlich temperiert), Entzündung, Akne, Heiserkeit, Halsschmerzen, Gelenkentzündung, Sehnenscheidenentzündung, Phlebitis, Venenentzündung, Ulkus cruris, Beine offene, Mastitis, Brustdrüsenentzündung, Fieber, Gastritis, Magenschleimhautentzündung, Insektenstich

1 **Befeuchten / nähren und wärmen**

Osteoporose, Knochenschwund (Magerquark mit Leinöl), Diabetes mellitus, Gewichtsverlust, Durchblutungsstörungen venös

1 **Befeuchten / nähren und kühlen**

Lungentrockenheit, Husten trocken, Reizhusten, Husten, Dickdarmtrockenheit, Obstipation, Verstopfung, Durst, Unruhe, Haut welk (äusserlich kühl);
Äusserlich: Kopfschmerzen, Sodbrennen

Kontraindikationen und sonstige Hinweise

Bei Schwäche der Kochung mit Durchfallneigung. Bei starker Schleimbelastung.

Kuhmilch und deren Produkte werden in unserer Kultur von den meisten Menschen in viel zu grossen Mengen gegessen und getrunken, was die Bildung von pathogenem Phlegma fördert. Hinzuweisen ist auch auf die ständig steigende Verbreitung von Milchallergien, Milchunverträglichkeiten und Lactoseintoleranzen. Das hohe allergene Potential und die Bildung von pathogenem Phlegma macht Kuhmilch und deren Produkte ungeeignet als Säuglingsnahrung. Grundmasse Süssmilchkäse: unlösliche Kalzium-Eiweissverbindung, ist vermutlich schwerer resorbierbar. Grundmasse Sauermilchkäse: freies Kasein und Kalzium-Lactat, löslich, feinere Flockung, ist vermutlich besser resorbierbar.

Quellen A.L.2005, E.I.2005, E.U.1997, F.B.1992, P.P.1993, P.R.(N1)2001, S.F.2004, T.M.1988, Y.S.2003, www.unijena/milch/2006, H.C./ebi/2003, K.H./NHP/8-1997, K.J./E-U/48(2001)9, K.P./Uni KA/4-1986, P.M./EU/9(1999)S, Sch.A./E-U/46(1999)S, Zz/VFED/ca.1995

Rahm

Schlagrahm, Sahne, Schlagobers
Bos primigenius

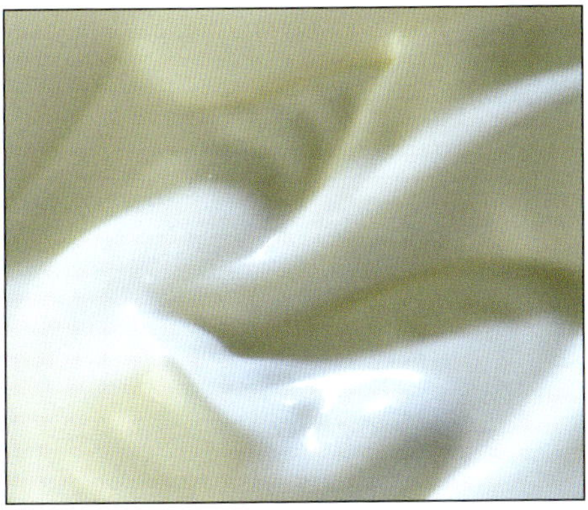

Familie:

Bovidae

Humorale Qualität:

kühlend 1–2°, wärmend 1–2°, trocknend 0°, befeuchtend/nährend 2–3°

Geschmack:

süss

TEN-Wirkungen mit Prioritäten und Indikationen

1 **Befeuchten / nähren und wärmen**

Erschöpfung, Auszehrung, Diabetes mellitus, Kraftlosigkeit, Müdigkeit, Energiemangel, Überanstrengung, Abgeschlagenheit, Abwehrschwäche, Infektanfälligkeit, Immunschwäche, Anämie, Blutmangel, Haut rissig, Schwindel, Sicht verschwommen

1 **Befeuchten / nähren und kühlen**

Trockenheit, Lungentrockenheit, Husten unproduktiv, Blut im Sputum, Schleimhauterkrankungen im Atemtrakt, Stuhltrockenheit, Dickdarmtrockenheit, Obstipation, Verstopfung trocken, Haut welk, Haut trocken, Mundgeschwür, Durst

Kontraindikationen und sonstige Hinweise

Bei pathogenem Phlegma. Da Rahm pathogenes Phlegma produziert, muss die Verzehrmenge angepasst werden. Der Verzehr in grossen Mengen kann latente Krankheiten reaktivieren.

Quellen A.L.2005, E.I.2005, E.U.1997, J.B.2000, P.P.1993, S.F.2004, VFED/ca.1995, www.uni-jena/milch/2006, H.C./ebi/2003, K.H./NHP /8-1997, K.J./E-U/48(2001)

Fleisch

Das Fleisch diente früh in der Menschheitsgeschichte, zu Zeiten der Jäger und Sammler, als wichtiges Nahrungsmittel. Der Begriff Fleisch bezieht sich auf das Muskelfleisch und der Begriff Innereien auf die Eingeweide und Drüsen der Landsäugetiere.

Fleisch und Leber sind sehr proteinreich. Weitere wichtige Inhaltsstoffe sind Eisen, Zink und die B-Vitamine. Die Zusammensetzung der Fette variiert je nach Tier und je nach Fleischsorte sehr stark. Die genannten Inhaltsstoffe bestätigen die Hauptwirkungen von Fleisch, als wirkungsvolles Tonikum zum Befeuchten und Nähren.

Die moderne Massentierhaltung, mit ihrer artfremden Tierhaltung und ihrem massiven Einsatz von Masthilfen und Medikamenten führt zu Veränderungen im Fleisch mit entsprechenden Rückständen. Insbesondere die Leber, auch bei Tieren das Entgiftungsorgan, kann stark belastet sein.

Entenfleisch

Anas spec. und andere Gattungen

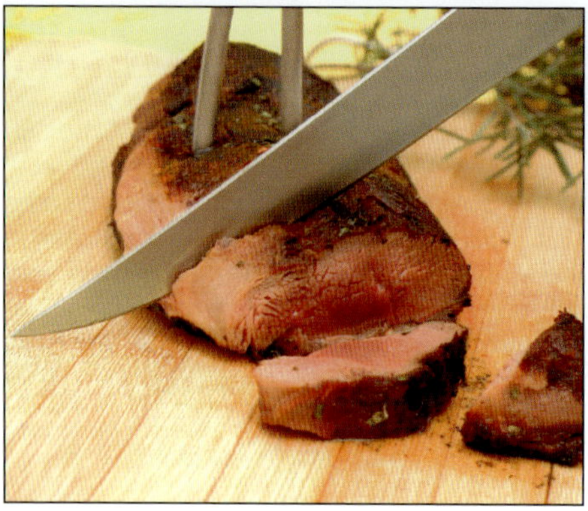

Familie:

Anatidae

Humorale Qualität:

kühlend 1°, wärmend 1–2°, trocknend 0°, befeuchtend/nährend 2–3°

Geschmack:

süss, salzig

TEN-Wirkungen mit Prioritäten und Indikationen

1 **Befeuchten / nähren und wärmen**

Auszehrung (Ente mit Fett essen), Gewichtsverlust, Anämie, Blutmangel, Herzklopfen, Palpitationen (Entensuppe; Ente mit Meeresalgen dünsten), Schlafstörungen, Rekonvaleszenz, Schwindel drehend, Sicht verschwommen, Kopfschmerzen

1 **Befeuchten / nähren und kühlen**

subfebrile Temperatur, Nachmittagsfieber, Hände heiss, Füsse heiss, Oligurie, Urinieren vermindert, Halsentzündung chronisch, Trockenheit, Lungentrockenheit, Rachentrockenheit, Halstrockenheit, Husten trocken, Hitzegefühle, Durst, Kurzatmigkeit

Kontraindikationen und sonstige Hinweise

Bei Kälte der Kochung

Quellen B.P.1979, C.N.1999, E.I.2001/2005, E.U.1997, F.B.1992, K.J.2001, L.U.1996, S.F.2004, S.U.2004, Wikipedia, B.U./E-U/49(2002)2, F.S.?/E-U/50(2003)11, M.C./E-U/48(2001)5, S.W./E-U/49(2002)7, Sch.A./E-U/46(1999)S

Hühnerfleisch

Suppenhuhn, Hähnchen, Poulet
Gallus gallus

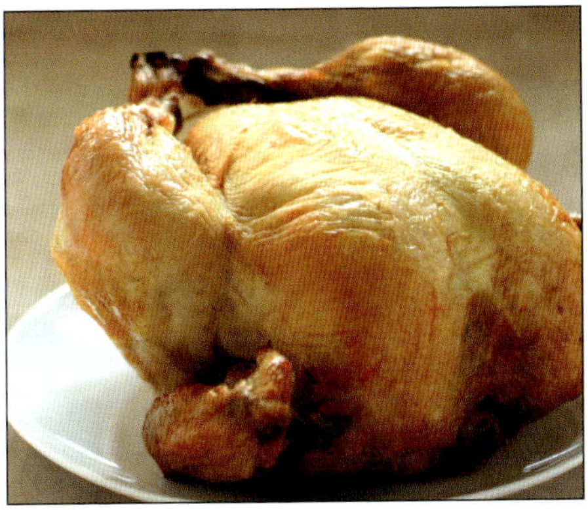

Familie:

Phasianidae

Humorale Qualität:

kühlend 0°, wärmend 2–3°, trocknend 1°, befeuchtend/nährend 2–3°

Geschmack:

süss

TEN-Wirkungen mit Prioritäten und Indikationen

1 **Befeuchten / nähren und wärmen**

Anämie, Blutmangel, Palpitationen, Herzklopfen, Schwindel, Harninkontinenz, Samenverlust, Spermatorrhö, Gebärmutterblutung, Schwäche nach der Geburt, Laktationsmangel, Milchbildungsmangel, Nägel brüchig, Haarausfall (Hühnersuppe mit Angelikawurzel und roten Datteln), Verdauungsschwäche, Appetitlosigkeit, Gewichtsverlust, Anorexie, Magersucht, Diabetes mellitus, Oligurie, Urinieren vermindert, Tinnitus, Ohrrauschen, Muskelschwäche, Knochenschmerzen, Knieschmerzen, Hüftschmerzen, Impotenz (Hühnersuppe mit Reiswein und Lauchsamen)

2 **Trocknen und wärmen**

Ödeme, Durchfall, Urinieren häufig, Polyurie

Kontraindikationen und sonstige Hinweise

Bei äusseren Erkrankungen. Grilliertes und fritiertes Hühnerfleisch ist schwer verdaulich und produziert Schärfen. Beim Einkauf muss wegen Kontamination des Fleisches mit Hormonen und Antibiotika aus konventioneller industrialisierter Tiermast auf gute Qualität geachtet werden. Für Wöchnerinnen ist Hühnersuppe grundsätzlich sehr zu empfehlen.

Quellen B.P.1979, B.L.2000, C.N.1999, E.I.2005, E.U.1997, F.B.1992, F.C.2003, I.E.2005, J.B.2000, K.J.2001, L.U.1996, P.P.1993, P.R.(N1)2001, S.F.2004, S.U.2004, Wikipedia B.U./E-U/49(2002)2, F.S.?/EU/50(2003)11, M.C./E-U/48(2001)5, Sch.A./E-U/46(1999)S, S.W./E-U/49(2002)7

Hühnerleber

Gallus gallus

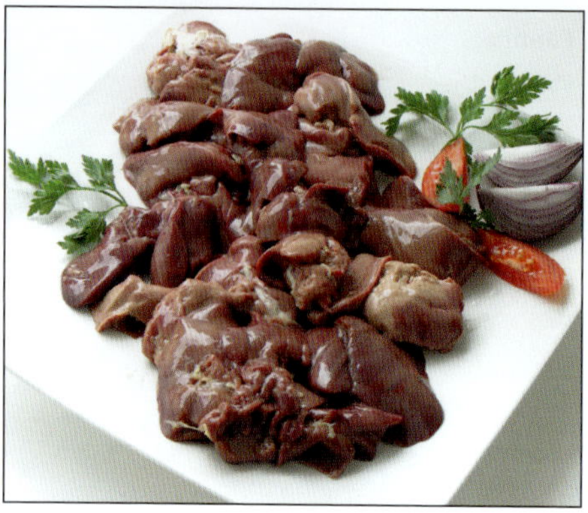

Familie:

Phasianidae

Humorale Qualität:

kühlend 0°, wärmend 2–3°, trocknend 0°, befeuchtend/nährend 2–3°

Geschmack:

süss, bitter

TEN-Wirkungen mit Prioritäten und Indikationen

1 **Befeuchten / nähren und wärmen**

Schwindel, Sicht verschwommen, Nachtblindheit, Schleier vor den Augen, Augenschmerzen, Hörschwäche, Schlafstörungen, Alpträume, Haarausfall (Brei aus Hühnerleber; Reis und Miso), Untergewicht, Zellbildung vermindert, Wachstumsstörungen, Wundheilung schlecht, Urinieren nächtlich, Harninkontinenz, Blasenschwäche, Leberschwäche (Shake: Leber mit Säften ausgepresster grüner Gemüsearten mixen), kalte Extremitäten, Impotenz, Gebärmutterblutung, Fehlgeburtsneigung

Kontraindikationen und sonstige Hinweise

Wegen des hohen Vitamin-A-Gehalts sollte Leber während der Schwangerschaft nicht und von Kleinkindern höchstens in ganz kleinen Mengen gegessen werden. Eine Überdosierung in der Schwangerschaft gefährdet den Fötus in seiner körperlichen und geistigen Entwicklung. Als Zeichen einer Vitamin-A-Vergiftung können folgende Symptome auftreten: Hyperkalziämie, Haarausfall, Kopfweh, verschleierte Sicht, schmerzende Knochen, geschwollene Gelenke, Schwindel, Erbrechen, Durchfall, trockene Haut und Lippen, Vergrösserung von Milz und Leber, veränderte Schilddrüsentätigkeit. Leber ist sehr cholesterinreich.

Quellen B.L.2000, B.P.1979, C.N.1999, E.I.2005, E.U.1997, F.B.1992, J.B.2000, L.U.1996, P.P.2002, S.F.2004, Wikipedia, B.U./E-U/49(2002)2, F.S.?/E-U/50(2003)11, M.C./E-U/48(2001)5, Sch.A./E-U/46(1999)S, S.W./E-U/49(2002)7

Kaninchenfleisch

Stallhasenfleisch
Oryctolagus cuniculus

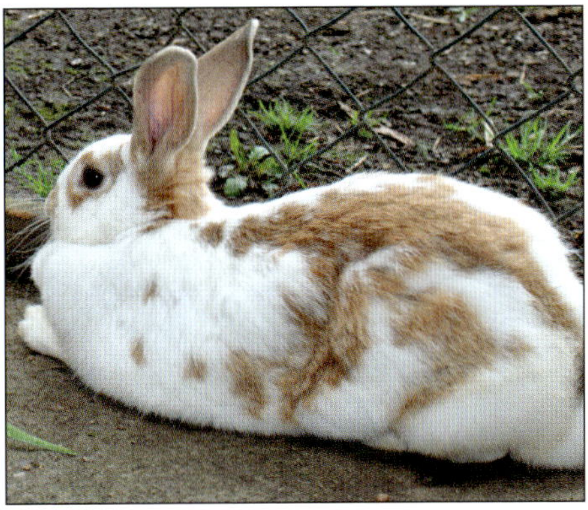

Familie:

Lagomorpha

Humorale Qualität:

kühlend 1°, wärmend 2°, trocknend 0–1°, befeuchtend/nährend 2°

Geschmack:

süss

TEN-Wirkungen mit Prioritäten und Indikationen

1 **Befeuchten / nähren und wärmen**

Müdigkeit, Abgeschlagenheit, Energiemangel, Erschöpfung, Kraftlosigkeit, Appetitlosigkeit, Diabetes mellitus, Gewichtsverlust, Unruhe innere (Brühe aus 500g Kaninchenfleisch und 60g Yamswurzel oder Topinambur in Wasser kochen bis das Fleisch weich und mürbe ist. Brühe trinken), Hämorrhoiden, Blutmangel, Anämie

2 **Befeuchten / nähren und kühlen**

Mundtrockenheit, Obstipation, Verstopfung

3 **Trocknen und kühlen**

Darmblutung

3 **Schärfe ausleiten und kühlen**

Masern Frühstadium

Kontraindikationen und sonstige Hinweise

Bei Kälte der Kochung

Quellen B.P.1979, C.N.1999, E.I.2005, E.U.1997, J.B.2000, K.J.2001, L.U.1996, P.R.(N1)2001, S.F.2004, S.U.2004, Wikipedia, B.U./E-U/2002, M.C./E-U/2001, Sch.A/E-U/1999, S.W-O/E-U/2002, B.U./E-U/49(2002)2, M.C./E-U/48(2001)5, Sch.A./E-U/46(1999)S, S.W./E-U/49(2002)7

Kaninchenleber

Hasenleber, Stallhasenleber
Oryctolagus cuniculus

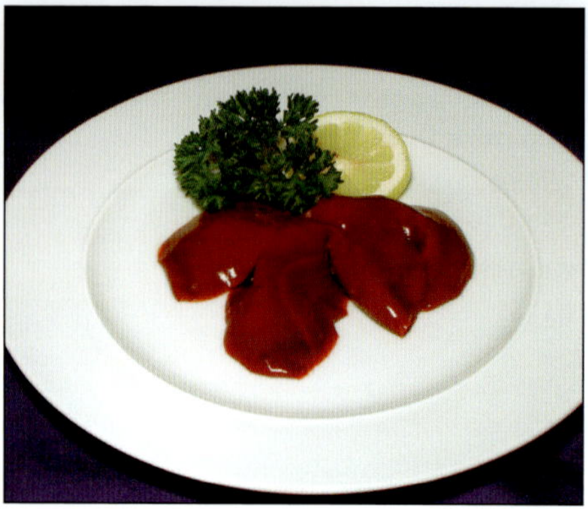

Familie:

Lagomorpha

Humorale Qualität:

kühlend 0°, wärmend 2–3°, trocknend 0°, befeuchtend/nährend 2–3°

Geschmack:

süss, bitter, salzig

TEN-Wirkungen mit Prioritäten und Indikationen

1 **Befeuchten / nähren und wärmen**

Schwindel, Sicht verschwommen, Nachtblindheit, Schleier vor den Augen, Augenschmerzen, Hörschwäche, Schlafstörungen, Alpträume, Haarausfall (Brei aus Kaninchenleber; Reis und Miso), Untergewicht, Zellbildung vermindert, Wachstumsstörungen, Wundheilung schlecht, Blasenschwäche, Leberschwäche (Shake: Leber mit Säften ausgepresster grüner Gemüsearten mixen) Chemotherapie begleitend, Radiotherapie begleitend, Gebärmutterblutung, Fehlgeburtneigung, Infektionskrankheit Nachbehandlung

Kontraindikationen und sonstige Hinweise

Wegen des hohen Vitamin-A-Gehalts sollte Leber während der Schwangerschaft nicht und von Kleinkindern höchstens in ganz kleinen Mengen gegessen werden. Eine Überdosierung in der Schwangerschaft gefährdet den Fötus in seiner körperlichen und geistigen Entwicklung. Als Zeichen einer Vitamin-A-Vergiftung können folgende Symptome auftreten: Hyperkalziämie, Haarausfall, Kopfweh, verschleierte Sicht, schmerzende Knochen, geschwollene Gelenke, Schwindel, Erbrechen, Durchfall, trockene Haut und Lippen, Vergrösserung von Milz und Leber, veränderte Schilddrüsentätigkeit. Leber ist sehr cholesterinreich.

Quellen B.L.2000, B.P.1979, E.I.2005, E.U.1997, P.P.20012, S.F.2004, Wikipedia, B.U./E-U/49(2002)2, M.C./EU/48(2001)5, Sch.A./E-U/46(1999)S, S.W./E-U/49(2002)7

Schaf-, Ziegenfleisch

Ziegenfleisch, Schaffleisch,
Capra spec. Ovis aries

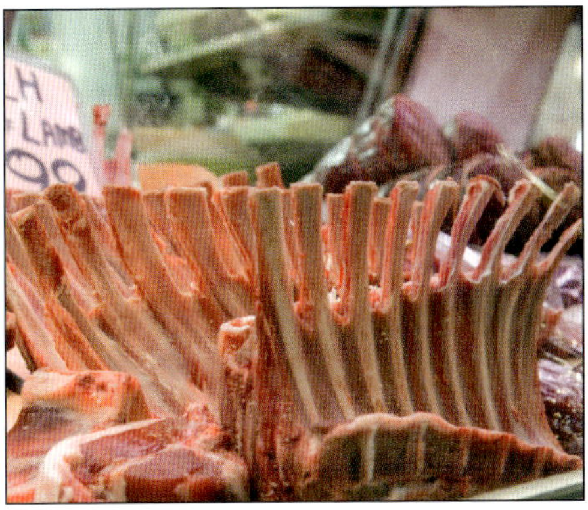

Familie:

Bovidae

Humorale Qualität:

kühlend 0°, wärmend 3°, trocknend 1°, befeuchtend/nährend 2–3°

Geschmack:

süss

TEN-Wirkungen mit Prioritäten und Indikationen

1 **Befeuchten / nähren und wärmen**

Kälteaversion, kalte Extremitäten, Schüttelfrost, Lumbalschwäche, Lumbago, Rückenschmerzen, Knieschmerzen, Leistenschmerzen, Unterleibschmerzen, Hodenschmerzen, Prostatadynie, Dysmenorrhö, Menstruationsblutung schmerzhaft, Libidomangel, Impotenz, Abgeschlagenheit geistig, Müdigkeit, Energiemangel, Erschöpfung, Kraftlosigkeit, Appetitlosigkeit, Gewichtsverlust, Schwäche, Leistenbruch, Untergewicht, Anämie, Blutmangel postpartum, Laktationsmangel, Milchbildungsmangel (Suppe: 250 g Lamm- oder Ziegenfleisch in Stücke schneiden; 30 g Angelikawurzel; 15 g frischer Ingwer; Öl), Prolaps, Organsenkungen

2 **Trocknen und wärmen**

Urinieren häufig, Polyurie, Durchfall morgendlich, Diarrhö morgendlich (Lamm- oder Ziegenfleisch mit Knoblauch; Ingwer; Sojasauce; Baumnüssen; Öl)

Kontraindikationen und sonstige Hinweise

Bei Tendenz zu Nierenbeckenentzündung oder Blasenentzündung. Bei Bluthochdruck. Bei erhöhten Blutfettwerten.

Quellen B.P.1979, C.N.1999, E.I.2005, E.U.1997, F.B.1992, J.B.2000, K.J.2001, L.U.1996, P.P.1993, P.R.(N1)2001, S.F.2004, S.U.2004, Wikipedia, B.U./E-U/49(2002)2, K.J./E-U/48(2001)9, M.C./E-U/48(2001)5, Sch.A./EU/46(1999)S, S.W./E-U/49(2002)7

Pferdefleisch

Equus przewalskii

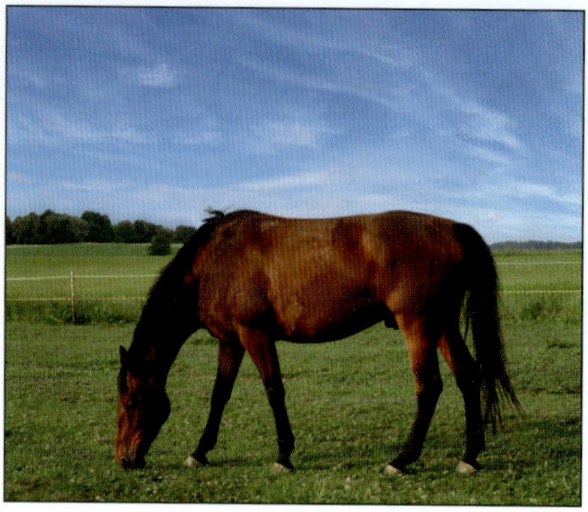

Familie:

Perissodactyla

Humorale Qualität:

kühlend 0°, wärmend 2–3°, trocknend 0°, befeuchtend/nährend 2–3°

Geschmack:

süss

TEN-Wirkungen mit Prioritäten und Indikationen

1 **Befeuchten / nähren und wärmen**

Müdigkeit, Abgeschlagenheit, Energiemangel, Erschöpfung, Muskelschwäche, Sehnenschwäche, Knochenschwäche, Beine schwere, Rekonvaleszenz, Kraftlosigkeit, Kältegefühl, Wirbelsäulenschwäche

Kontraindikationen und sonstige Hinweise

Bei Unruhe. Das hier besprochene Pferdefleisch bezieht sich auf das stark dunkelrote Fleisch von sehr bewegungsaktiven Tieren.

Quellen B.P.1979, E.I.2005, E.U.1997, I.E.2005, P.R.(N1)2001, S.F.2004, Wikipedia, B.U./E-U/49(2002)2, M.C./EU/48(2001)5, Sch.A./E-U/46(1999)S, S.W./E-U/49(2002)7

Rinderleber

Bos primigenius

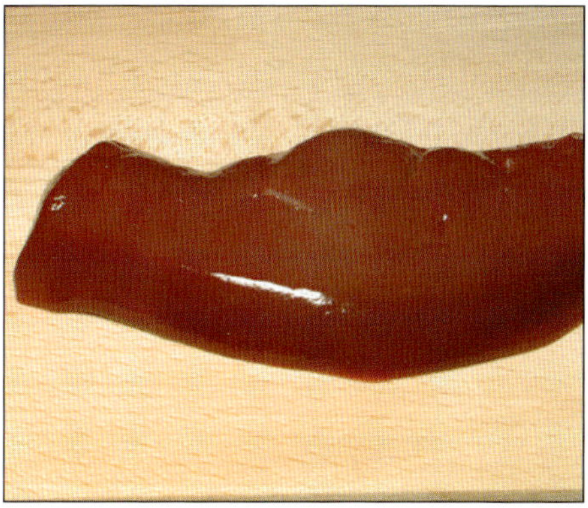

Familie:

Bovidae

Humorale Qualität:

kühlend 0°, wärmend 2–3°, trocknend 0°, befeuchtend/nährend 2–3°

Geschmack:

süss, bitter

TEN-Wirkungen mit Prioritäten und Indikationen

1 **Befeuchten / nähren und wärmen**

Kraftlosigkeit, Schwindel, Sicht verschwommen, Nachtblindheit, Schleier vor den Augen, Augenschmerzen, Katarakt, Grauer Star, Glaukom, Grüner Star, Augenlinsentrübung, Sehnervatrophie, Hörschwäche, Haarausfall, Haut welk, Schlafstörungen, Alpträume, Palpitationen (Brei aus Rinderleber und Reis und Miso), Untergewicht, Zellbildung vermindert, Wachstumsstörungen, Wundheilung schlecht, Gebärmutterblutung, Fehlgeburtsneigung, Blasenschwäche, Leberschwäche (Shake: Leber mit Säften ausgepresster grüner Gemüsearten mixen)

Kontraindikationen und sonstige Hinweise

Wegen des hohen Vitamin-A-Gehalts sollte Leber während der Schwangerschaft nicht und von Kleinkindern höchstens in ganz kleinen Mengen gegessen werden. Eine Überdosierung in der Schwangerschaft gefährdet den Fötus in seiner körperlichen und geistigen Entwicklung. Als Zeichen einer Vitamin-A-Vergiftung können folgende Symptome auftreten: Hyperkalziämie, Haarausfall, Kopfweh, verschleierte Sicht, schmerzende Knochen, geschwollene Gelenke, Schwindel, Erbrechen, Durchfall, trockene Haut und Lippen, Vergrösserung von Milz und Leber, veränderte Schilddrüsentätigkeit. Leber ist sehr cholesterinreich.

Quellen B.P.1979, C.N.1999, E.I.2005, E.U.1997, F.B.1992, I.E.2005, J.B.2000, P.P.2002, B.U./E-U/49(2002)2, K.J./E-U/48(2001)9, M.C./E-U/48(2001)5, Sch.A./E-U/46(1999)S, S.W./E-U/49(2002)7

Rindfleisch

Bos primigenius

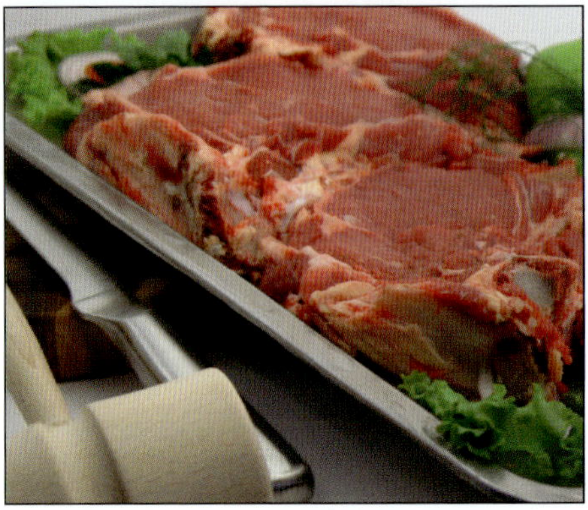

Familie:

Bovidae

Humorale Qualität:

kühlend 0°, wärmend 3°, trocknend 1°, befeuchtend/nährend 2–3°

Geschmack:

süss

TEN-Wirkungen mit Prioritäten und Indikationen

1 **Befeuchten / nähren und wärmen**

Malabsorptionsstörungen, Stoffwechselschwäche, Appetitlosigkeit, Kraftlosigkeit, Müdigkeit, Abgeschlagenheit, Energiemangel, Erschöpfung, Diabetes mellitus, Hämorrhoiden, Gliederschwäche, Muskelatrophie, Gewichtsverlust (Rindersuppe; Risotto mit Rinderbrühe), Muskelschwäche, Sehnenschwäche, Knochenschwäche, Kniegelenkschwäche, Schmerzen, Rückenschmerzen ziehend, Lumbago, Anämie, Blutmangel, Prolaps, Organsenkungen

2 **Trocknen und wärmen**

Schwitzen spontan, Durchfall, Gedunsenheit, Ödeme

Kontraindikationen und sonstige Hinweise

Bei Nephritis. Bei Hepatitis. Kann Ekzeme und Geschwüre verschlimmern. Im Zeitalter von BSE sollte sorgfältig auf die Herkunft und die Qualität geachtet werden.

Quellen B.P.1979, E.I.2005, E.U.1997, J.B.2000, K.J.2001, L.U.1996, P.P.1993, P.R.(N1)2001, S.F.2004, S.U.2004, Wikipedia, B.U./E-U/49(2002)2, K.J./E-U/48(2001)9, M.C./E-U/48(2001)5, Sch.A./E-U/46(1999)S, S.W./EU/49(2002)7

Schweinefleisch

Hausschwein
Sus scrofa

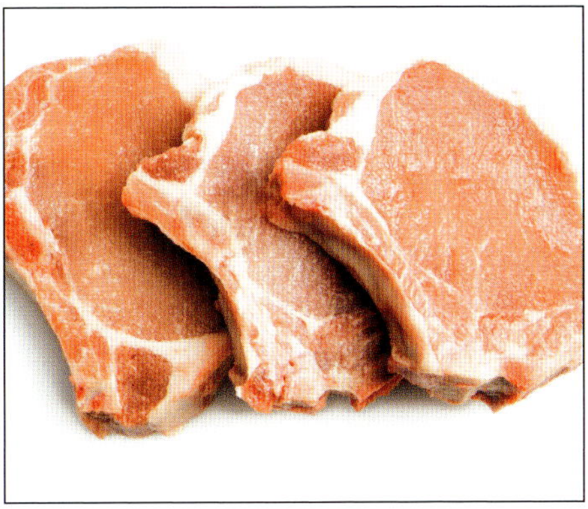

Familie:

Suidae

Humorale Qualität:

kühlend 2°, wärmend 1–2°, trocknend 0°, befeuchtend/nährend 2–3°

Geschmack:

süss, salzig

TEN-Wirkungen mit Prioritäten und Indikationen

1 **Befeuchten / nähren und kühlen**

Säftemangel, Durst, Trockenheit, Nervosität, Durchschlafstörungen, Palpitationen, Lungentrockenheit, Dickdarmtrockenheit, Obstipation, Verstopfung trocken, Husten unproduktiv, Mundtrockenheit, Rachentrockenheit, Halsschmerzen, Schleimhauttrockenheit, Haut trocken, Augentrockenheit

1 **Befeuchten / nähren und wärmen**

Auszehrung, Knochenwachstumsstörungen, Osteoporose, Knochenschwund, Kniegelenkschwäche, Hüftschwäche, Sicht verschwommen, Kraftlosigkeit, Gewichtsverlust, Schwindel

Kontraindikationen und sonstige Hinweise

Bei pathogenem Phlegma. Bei Rheuma, Gicht, Fettleibigkeit. Der hohe Histamingehalt von Schweinefleisch verschlimmert entzündliche Symptome wie Ekzeme, Allergien und Entzündungsschübe bei chronischen Erkrankungen.

Quellen B.P.1979, C.N.1999, E.I.2005, E.U.1997, F.B.1992, J.B.2000, K.J.2001, L.U.1996, P.P.1993, P.R.(N1)2001, S.F.2004, S.U.2004, Wikipedia, B.U./E-U/2002, M.C./E-U/2001, Sch.A/E-U/1999, S.W-O/E-U/2002, B.U./EU/49(2002)2, M.C./E-U/48(2001)5, Sch.A./E-U/46(1999)S, S.W./E-U/49(2002)7

Trutenfleisch

Putenfleisch
Meleagris gallopavo

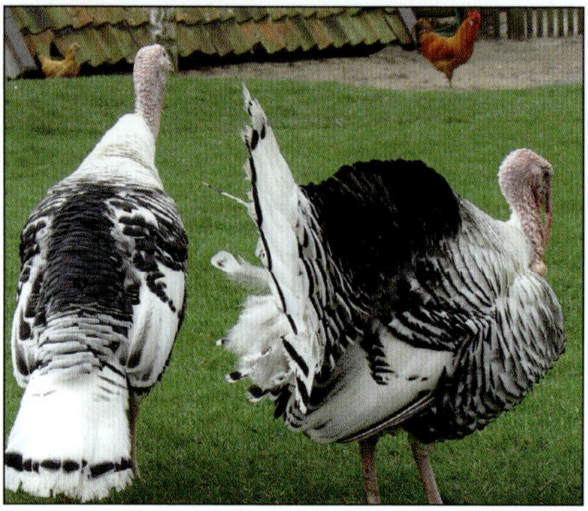

Familie:

Phasianidae

Humorale Qualität:

kühlend 0°, wärmend 2–3°, trocknend 1°, befeuchtend/nährend 2–3°

Geschmack:

süss

TEN-Wirkungen mit Prioritäten und Indikationen

1 Befeuchten / nähren und wärmen

Blutmangel, Anämie, Palpitationen, Herzklopfen, Schwindel, Schwäche nach der Geburt, Laktationsmangel, Milchbildungsmangel, Nägel brüchig, Haarausfall (Trutensuppe mit Angelikawurzel und roten Datteln), Appetitlosigkeit, Gewichtsverlust, Anorexie, Magersucht, Diabetes mellitus, Muskelschwäche, Oligurie, Urinieren vermindert, Tinnitus, Ohrrauschen, Knochenschmerzen, Knieschmerzen, Hüftschmerzen, Impotenz (Trutensuppe mit Reiswein und Lauchsamen), Harninkontinenz, Samenverlust, Spermatorrhö, Gebärmutterblutung

2 Trocknen und wärmen

Durchfall, Ödeme, Urinieren häufig, Polyurie

Quellen B.P.1979, C.N.1999, E.I.2005, J.B.2001, K.J.2001, L.U.1996, S.F.2000, Wikipedia, B.U./E-U/49(2002)2, S.W./E-U/50(2003)11, M.C./E-U/48(2001)5, Sch.A./E-U/46(1999)S, S.W./E-U/49(2002)7

Wildfleisch, generell

Damhirschfleisch, Gämsefleisch, Hirschfleisch, Rehfleisch
Dama dama, Rupicapra rupicapra, Cervus elaphus, Capreolus capreolus,

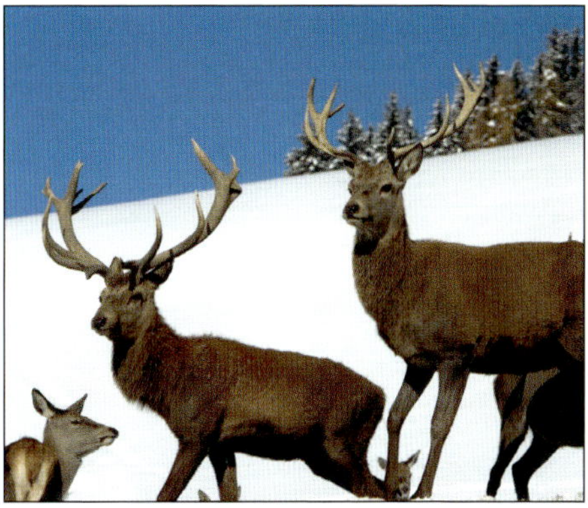

Familie:

Cervidae (Hirsch, Reh), Bovidae (Gämse)

Humorale Qualität:

kühlend 0°, wärmend 3°, trocknend 0°, befeuchtend/nährend 3°

Geschmack:

süss

TEN-Wirkungen mit Prioritäten und Indikationen

1 **Befeuchten / nähren und wärmen**

Kälteaversion, Schmerzen im Bewegungsapparat, kalte Extremitäten, kalter unterer Rücken, kaltes Gesäss, kalte Knie, kalte Nase, Schüttelfrost, Wirbelsäulenschwäche, Lumbalschwäche, Lumbago, Beinschwäche, Schmerzen rheumatisch, Alterung vorzeitig, Unfruchtbarkeit, Impotenz (Wildfleischsuppe mit Baumnüssen), Kraftlosigkeit, Müdigkeit, Abgeschlagenheit, Energiemangel, Erschöpfung, Gewichtsverlust, Anämie, Blutmangel, Laktationsmangel, Milchbildungsmangel, Muskeln steif, Sehnenversteifung, Gelenkabnützung, Gelenkdegeneration

Kontraindikationen und sonstige Hinweise

Nicht während der heissen Jahreszeit essen. Gehegehaltung mässigt vermutlich die energetischen Wirkungen.

Quellen B.P.1979, C.N.1999, E.I.2005, E.U.1997, J.B.2000, K.J.2001, S.F.2004, S.U.2004, Wikipedia, A.G.-D/NL/42006, B.U./E-U/49(2002)2, M.C./E-U/48(2001)5, Sch.A./E-U/46(1999)S, S.W./E-U/49(2002)7

Wildhasen-, Feldhasenfleisch

Lepus europaeus

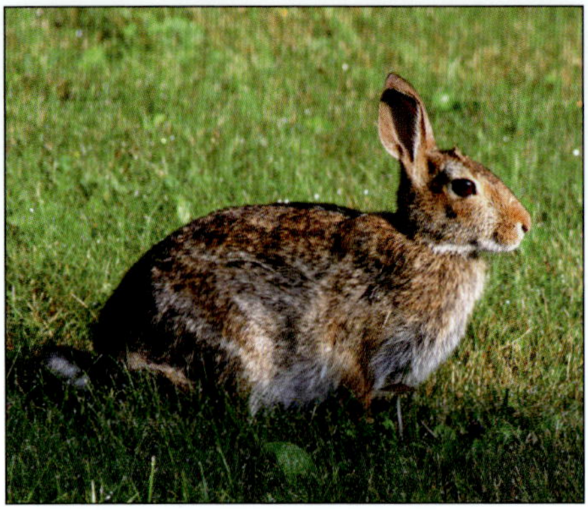

Familie:

Lagomorpha

Humorale Qualität:

kühlend 0°, wärmend 2–3°, trocknend 0°, befeuchtend/nährend 2°

Geschmack:

süss

TEN-Wirkungen mit Prioritäten und Indikationen

1 **Befeuchten / nähren und wärmen**

Kraftlosigkeit, Müdigkeit, Abgeschlagenheit, Energiemangel, Erschöpfung, Gewichtsverlust, Anämie, Blutmangel, Laktationsmangel, Milchbildungsmangel, Muskeln steif, Sehnenversteifung, Gelenkabnützung, Gelenkdegeneration

Kontraindikationen und sonstige Hinweise

Nicht während der heissen Jahreszeit essen.

Quellen B.P.1979, E.I.2005, I.E.2005, S.F.2004, S.U.2004, Wikipedia, B.U./E-U/49(2002)2, M.C./E-U/48(2001)5, Sch.A./E-U/46(1999)S, S.W./E-U/49(2002)7

Wildschweinfleisch

Sus scrofa

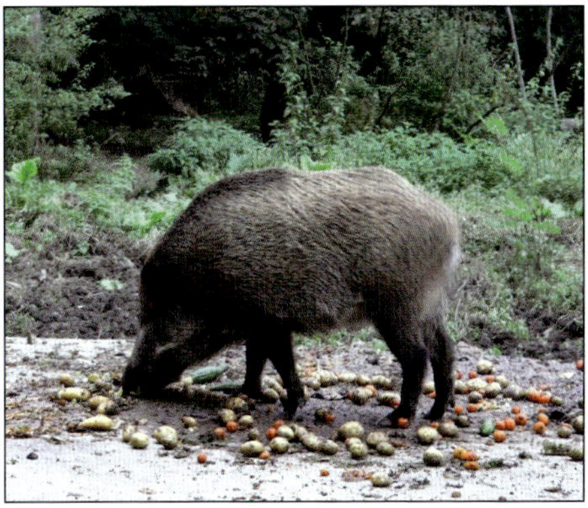

Familie:

Suidae

Humorale Qualität:

kühlend 0°, wärmend 2–3°, trocknend 0°, befeuchtend/nährend 2–3°

Geschmack:

süss

TEN-Wirkungen mit Prioritäten und Indikationen

1 **Befeuchten / nähren und wärmen**

Blutgefässe brüchig, Bindegewebeschwäche, Kraftlosigkeit, Müdigkeit, Abgeschlagenheit, Energiemangel, Erschöpfung, Gewichtsverlust, Anämie, Blutmangel, Perniziöse Anämie, Laktationsmangel, Milchbildungsmangel

Kontraindikationen und sonstige Hinweise

Nicht während der heissen Jahreszeit essen. Gehege-Haltung mässigt vermutlich die energetischen Wirkungen.

Quellen B.P.1979, E.I.2005, I.E.2005, S.F.2004, S.U.2004, Wikipedia, B.U./E-U/49(2002)2, M.C./E-U/48(2001)5, Sch.A./E-U/46(1999)S, S.W./E-U/49(2002)7

Fische

Fische gehören zu den ältesten Nahrungsmitteln der Menschheit. Für die Ernährung sind sie durch ihren hohen Gehalt an nahrhaftem und leicht verdaulichem Eiweiss, ihre hochwertigen Fette (Ölsäure und Omega-3-Fettsäuren) und ihren Vitamingehalt (B-Vitamine, Vitamin D) besonders wertvoll. Besonders fettreich sind Hering, Lachs, Makrele und Thunfisch, gefolgt von Karpfen und Sardine mit eher mittlerem Fettgehalt. An Mineralien- und Spurenelemente sind aus ernährungsphysiologischer Sicht besonders der hohe Kaliumgehalt und Selengehalt erwähnenswert. Doch auch in Hinsicht auf andere Vitalstoffe sind die Fische nahezu vollständig und ausgewogen.

Meeresfrüchte

Meeresfrüchte sind traditionell ein alltägliches Nahrungsmittel bei Bewohnern der Meeresküsten. Als kulinarisches Erlebnis in unserer neuzeitlichen Küche sind die Meeresfrüchte unter Feinschmeckern besonders begehrt. Als Meeresfrüchte werden wirbellose Meerestiere bezeichnet. Zu ihnen zählen die Gruppen Krebstiere (Schalentiere) und Weichtiere (Schnecken, Muscheln, Tintenfische).

Obgleich kein Nahrungsmittel so schnell verdirbt wie Meeresfrüchte, sind sie dank der heutigen Transport- und Kühlmöglichkeiten nahezu überall erhältlich. Unmittelbar nach dem Tod der Tiere setzt der Zerfallsprozess und die Besiedlung mit zersetzenden Mikroorganismen ein. Damit der Abbau gar nicht erst einsetzt, werden die Meerestiere am besten bei lebendigem Leibe in das kochende Wasser gegeben, sei es in der Küche oder unmittelbar nach dem Fang, mit anschliessender Konservierung bzw. Verarbeitung. Das schmackhafte Fleisch der Weichtiere enthält reichlich Bindegewebe mit einem hohen Anteil an Kollagen. Dadurch sind sie schwer verdaulich. Meeresfrüchte tragen zur Ernährung hochwertiges Eiweiss bei, ähnlich dem der Fische. Anders als bei den Eiweissen anderer Nahrungsmittel, haben die Meeresfrüchte einen hohen Gehalt an freien Aminosäuren, die bei den anderen Nahrungsmitteln erst während der Verdauung im Darm freigesetzt werden. Diese freien Aminosäuren sind auch der Grund für die schnelle Verderbnis der Meeresfrüchte.

Bei allen Meeresfrüchten ist der salzige Geschmack vertreten, oft in Kombination mit einer weiteren Geschmacksrichtung.

Meeresfrüchte sind ein häufiger Auslöser für Lebensmittelallergien mit Nesselausschlag (Urtikaria), Asthma, Mund- und Nasenschleimhautentzündungen. Sie sind durch die Vergiftung unsere Gewässer zunehmend mit Schwermetallen und Umweltchemikalien belastet. Wir raten deshalb, Meeresfrüchte nur ab und zu und in geringen Mengen zu geniessen.

Austern

Ostrea edulis

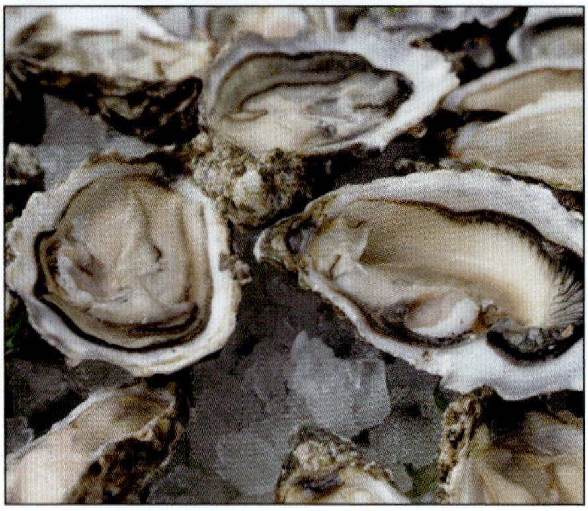

Familie:

Pinnoidea

Humorale Qualität:

kühlend 2–3°, wärmend 2°, trocknend 0°, befeuchtend/nährend 3°

Geschmack:

süss, salzig

TEN-Wirkungen mit Prioritäten und Indikationen

1 **Befeuchten / nähren und kühlen**

Säftemangel, Nachtschweiss, Palpitationen, Schlafstörungen, Nervosität, Angst, Haut rissig, Haut trocken, Haut schuppig, Rhagaden, Mundwinkelrisse, Bluthochdruck, Hypertonie, Schwindel, Kopfschmerzen, Epilepsie

1 **Befeuchten / nähren und wärmen**

Wundheilung schlecht, Wachstumsstörungen, Gewichtsverlust, Nachtblindheit, Müdigkeit, Abgeschlagenheit, Energiemangel, Entscheidungsunfähigkeit, Erschöpfung, Haare dünn, Haare brüchig, Nägel brüchig, Perniziöse Anämie, Anämie aus Vitamin B 12-Mangel, Blutmangel, Muskelkrämpfe, Spasmen, Fingernägel gefleckt, depressive Verstimmung, Sehschwäche

Kontraindikationen und sonstige Hinweise

Bei Kälte der Kochung. Der Genuss von Meeresfrüchten ist einer der häufigsten Auslöser für Lebensmittelallergien. Als Symptome können Nesselausschlag, Kontaktdermatitis, Pruritus, Asthma, Schwellungen der Mund- und Nasenschleimhaut, Anaphylaxien auftreten. Der Austernsauce wird eine ähnliche Wirkung zugesprochen.

Quellen B.P.1979, C.N.1999, E.I.2005, E.U.1997, F.B.1992, J.B.2000, P.R.(N1)1999, S.F.2004, S.U.2004, Wikipedia, A.O./E-U/50(2003)9, H.H./E-U/46(1999)2, K.H./E-U/46(1999)8, S.W./E-U/49(2002)7

Dorsch, Kabeljau

Gadus morhua

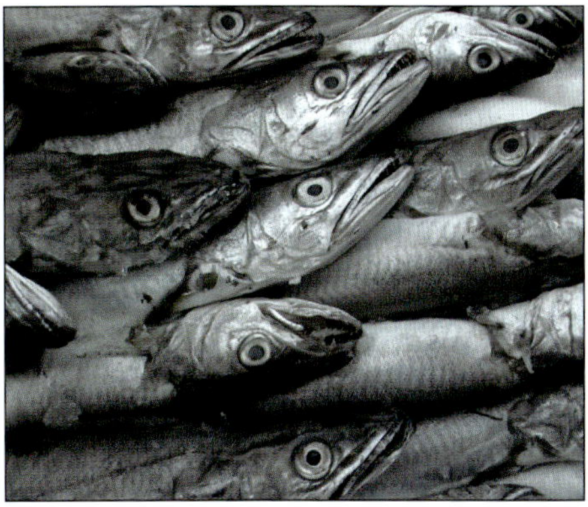

Familie:

Gadidae

Humorale Qualität:

kühlend 0–1°, wärmend 2–3°, trocknend 0–1°, befeuchtend/nährend 3°

Geschmack:

süss

TEN-Wirkungen mit Prioritäten und Indikationen

1 **Befeuchten / nähren und wärmen**

Verdauungsschwäche, Appetitlosigkeit, Diarrhö, Durchfall, Übelkeit, Schwäche körperlich, Kraftlosigkeit, Müdigkeit, Abgeschlagenheit, Energiemangel, Erschöpfung, Konzentrationsstörungen, Rekonvaleszenz, Krankheiten chronisch, Krebstherapie-Unterstützung, Jodmangel, Hypothyreose, Schilddrüsenunterfunktion, Blutmangel, Anämie, Perniziöse Anämie, Schwindel, Sensibilitätsstörungen, Tics, Koordinationsstörungen, Paralyse, Lähmung, Neuralgie, Trigeminusneuralgie, Myalgie, Multiple Sklerose, Muskelschmerzen, Vitamin-D Mangel

2 **Schärfen ausleiten und kühlen**

Schwermetallbelastung

Kontraindikationen und sonstige Hinweise

Bei Meeresfischen ist im Zusammenhang mit Schilddrüsenerkrankungen der Jodgehalt zu beachten. Fischhaut enthält hohe Mengen an Purinen, weshalb bei Urikämie und Gicht Vorsicht geboten ist.

Quellen A.L.2005, B.L.2000, B.P.1979, E.I.2005, J.B.2000, L.U.1996, K.J.2001, P.P.2002, P.R.(N.1)2001, S.F.2004, S.U.2004, Wikipedia, A.O./E-U/50(2003)9, B.U./E-U/49(2002)2, D.E./PULS/3-2005, F.S./E-U/49(2002)11, G.B./E-U/50(2003)4, H.H./E-U/46(1999)2, H.S./E-U/47(2000)2, K.H./E-U/46(1999)8, M.C./E-U/48(2001)5, O.U./E-U/48(2001)3, R.W./E-U/47(2000)11, S.G./E-U/48(2001)8, W.E./E-U/46(1999)3, W.S./NZZ/24-92003

Egli, Barsch

Flussbarsch, Barsch
Perca fluviatilis

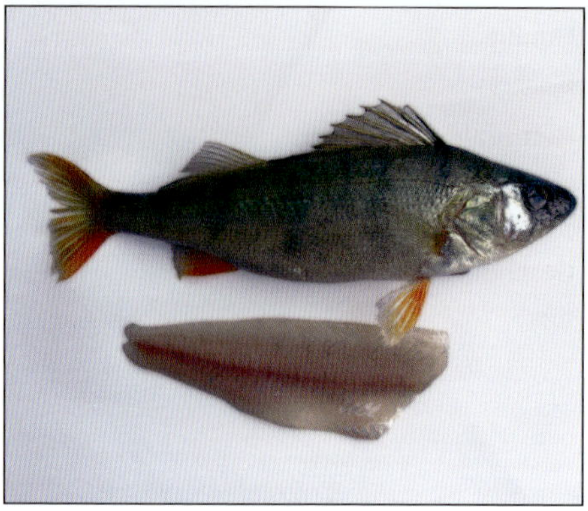

Familie:

Percidae

Humorale Qualität:

kühlend 0–1°, wärmend 2–3°, trocknend 1°, befeuchtend/nährend 2°

Geschmack:

süss

TEN-Wirkungen mit Prioritäten und Indikationen

1 Befeuchten / nähren und wärmen

Appetitlosigkeit, Flatulenz, Blähungen, Sehnenschwäche, Muskelschwäche, Osteoporose, Knochenschwund, Müdigkeit, Abgeschlagenheit, Energiemangel, Erschöpfung, Auszehrung, Perniziöse Anämie, Blutmangel, Fetus unruhig, Arteriosklerose-Prophylaxe, Krankheiten chronisch, Krebstherapie-Unterstützung

2 Trocknen und wärmen

Ödeme, Gedunsenheit, Triglyzeridwert erhöht, Darmblutung, Diarrhö, Durchfall

3 Schärfen ausleiten und kühlen

Schwermetallbelastung

Kontraindikationen und sonstige Hinweise

Fischhaut enthält hohe Mengen an Purinen, weshalb bei Urikämie und Gicht Vorsicht geboten ist.

Quellen A.L.2005, B.L.2000, B.P.1979, E.I.2005, E.U.1997, I.E.2004, J.B.2000, K.J.2001, P.P.2002, P.R.(N1)2001, S.F.2004, S.U.2004, Wikipedia, B.U./E-U/49(2002)2, D.E./PULS/3-2005, F.S./E-U/49(2002)11, G.B./EU/50(2003)4, H.S./E-U/47(2000)2, M.C./E-U/48(2001)5, R.W./E-U/47(2000)11, S.G./E-U/48(2001)8, W.E./E-U/46(1999)3, W.S./NZZ/24-9-2003

Forelle

Regenbogenforelle, Bachforelle
Salmo gairderii fario, Salmo trutta forma

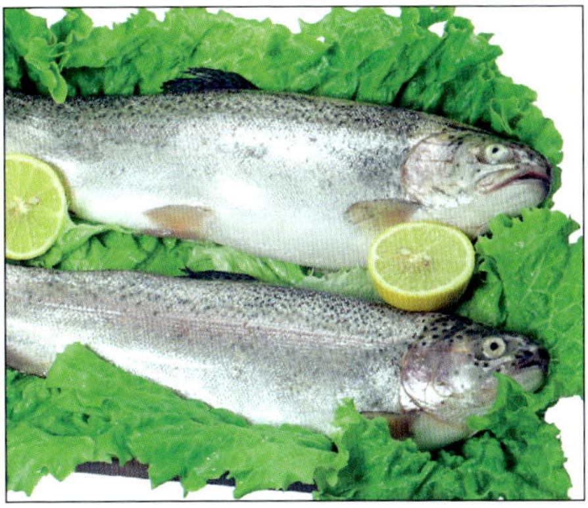

Familie:

Salmonidae

Humorale Qualität:

kühlend 0–1°, wärmend 2°, trocknend 1°, befeuchtend/nährend 1–2°

Geschmack:

süss

TEN-Wirkungen mit Prioritäten und Indikationen

1 **Befeuchten / nähren und wärmen**

Appetitlosigkeit, Stuhl lose, Kurzatmigkeit, Schwäche, Kältegefühl, Arteriosklerose-Prophylaxe, Krankheiten chronisch, Krebstherapie-Unterstützung

2 **Trocknen und wärmen**

Gedunsenheit, Triglyzeridwert erhöht

3 **Schärfen ausleiten und kühlen**

Schwermetallbelastung

Kontraindikationen und sonstige Hinweise

Der übermässige Verzehr kann gelbgallige Schärfen erzeugen und zu Symptomen wie Hautausschlägen führen. Fischhaut enthält hohe Mengen an Purinen, weshalb bei Urikämie und Gicht Vorsicht geboten ist. Für Meerforelle (Salmo trutta forma trutta) und Seeforelle (Salmo trutta forma lacustris) siehe bei Lachs.

Quellen A.L.2005, B.L.2000, C.N.1999, E.I.2005, F.B.1992, J.B.2000, L.U.1996, K.J.2001, P.P.2002, P.R.(N.1)2001, S.U.2004, Wikipedia, A.G.-D/ZTCM/2-2006, B.U./E-U/49(2002)2, D.E./PULS/3-2005, F.S./EU/49(2002)10, F.S./E-U/49(2002)11, G.B./E-U/50(2003)4, H.S./E-U/47(2000)2, M.C./E-U/48(2001)5, R.W./E-U/47(2000)11, S.G./E-U/48(2001)8, W.E./E-U/46(1999)3, W.S./NZZ/24-9-2003

Garnelen, Langusten

Shrimps, Gambas, Crevetten, Krabben, Nordseekrabben, Hummer

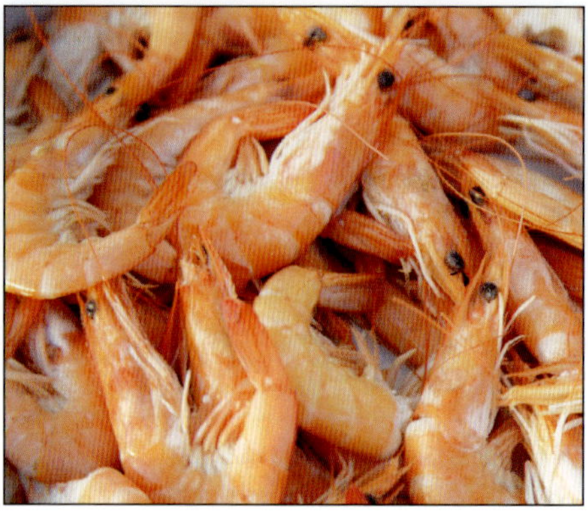

Familie:

Penaeidea (Garnelenartige),
Palunundaea (Langustenartige)

Humorale Qualität:

kühlend 0–1°, wärmend 1°, trocknend 0–1°, befeuchtend/nährend 1°

Geschmack:

süss, salzig

TEN-Wirkungen mit Prioritäten und Indikationen

1 **Befeuchten / nähren und wärmen**

Impotenz, Rückenschmerzen, Lumbago, Kraftlosigkeit, Wundheilung schlecht, Laktationsmangel, Milchbildungsmangel

3 **Schärfe ausleiten und kühlen**

Geschwür eitrig, Exanthembildung fördernd bei Masern, Masern, Pocken

Kontraindikationen und sonstige Hinweise

Bei Phlegma-Mangel. Bei Hautaffektionen und Ekzeme infolge gelbgalliger Schärfen. Der Genuss von Meeresfrüchten ist einer der häufigsten Auslöser für Lebensmittelallergien. Als Symptome können Nesselausschlag, Kontaktdermatitis, Pruritus, Asthma, Schwellungen der Mund- und Nasenschleimhaut, Anaphylaxien auftreten.

Quellen B.P.1979, C.N.1999, E.I.2005, E.U.1997, F.B.1992, J.B.2000, P.R.(N1)1999, S.F.2004, S.U.2004, Wikipedia, A.O./E-U/50(2003)9, H.H./E-U/46(1999)2, K.H./E-U/46(1999)8, M.C./E-U/48(2001)5

Hering

Clupea harengus

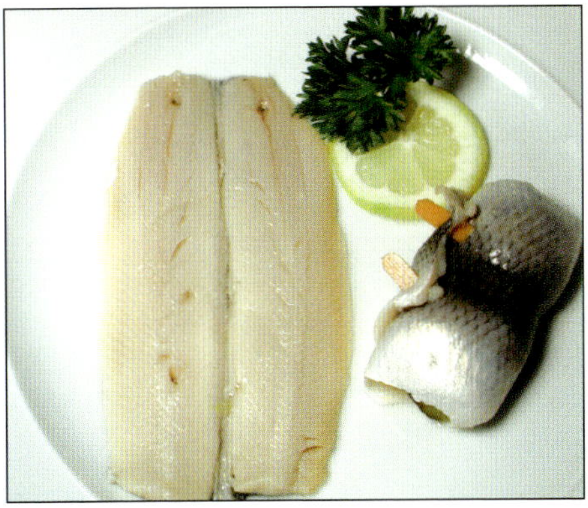

Familie:

Clupeidae

Humorale Qualität:

kühlend 1°, wärmend 2°, trocknend 0–1°, befeuchtend/nährend 2–3°

Geschmack:

süss

TEN-Wirkungen mit Prioritäten und Indikationen

1 **Befeuchten / nähren und wärmen**

Appetitlosigkeit, Diarrhö, Durchfall, Verdauungsstörungen chronisch, Verdauungsschwäche, Kraftlosigkeit, Erschöpfung, Hypothyreose, Schilddrüsenunterfunktion, Abwehrschwäche, Infektanfälligkeit, Immunschwäche, Krankheiten chronisch, Krebstherapie-Unterstützung, Blutmangel, Perniziöse Anämie, Sehschwäche, Sehnervatrophie, Rheuma, Arthrose, Zellmembranen Abbau und Funktionsstörung

2 **Befeuchten/nähren und kühlen**

Trockenheit, Schwitzen, Kurzatmigkeit, Pulsschlag unruhig

3 **Schärfe ausleiten und kühlen**

Schwermetallbelastung

Kontraindikationen und sonstige Hinweise

Bei atopischer Dermatitis und Asthma. Bei schwacher Fettverdauung. Hering enthält mässig Jod, doch ist bei Meeresfischen unter Umständen im Zusammenhang mit Schilddrüsenerkrankungen der Jodgehalt zu beachten. Fischhaut enthält hohe Mengen an Purinen, deshalb ist bei Urikämie und Gicht Vorsicht geboten.

Quellen A.L.2005, B.P.1979, C.N.1999, E.I.2005, E.U.1997, F.B.1992, J.B.2000, K.J.2001, L.U.1996, P.P.1993, P.R.(N1)2001, S.F.2004, S.U.2004, B.U./E-U/49(2002)2, D.E./PULS/3-2005, F.S./E-U/49(2002)11, G.B./EU/50(2003)4, H.S./E-U/47(2000)2, M.C./E-U/48(2001)5, R.W./E-U/47(2000)11, S.G./E-U/48(2001)8, W.E./E-U/46(1999)3, W.S./NZZ/24-9-2003

Karpfen

Cyprinus carpio

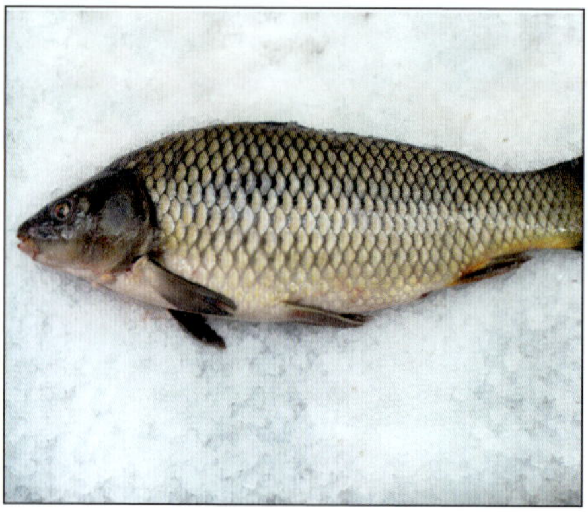

Familie:

Cyprinidae

Humorale Qualität:

kühlend 0–1°, wärmend 2°, trocknend 0–1°, befeuchtend/nährend 2–3°

Geschmack:

süss

TEN-Wirkungen mit Prioritäten und Indikationen

1 **Befeuchten / nähren und wärmen**

Blutmangel postpartum, Laktationsmangel, Milchbildungsmangel, Perniziöse Anämie, Krankheiten chronisch, Krebstherapie-Unterstützung, Husten, Atmung keuchend, Ikterus, Gelbsucht,

1 **Befeuchten / nähren und kühlen**

Säftemangel, Trockenheit

2 **Trocknen und wärmen**

Schwellung, Ödeme, Gedunsenheit

3 **Schärfen ausleiten und kühlen**

Schwermetallbelastung

Kontraindikationen und sonstige Hinweise

Kann Hautreizungen und Jucken verschlimmern. Der Karpfen muss vor der Zubereitung ca. zehn Tage lebend gewässert werden, um den moderigen Geschmack auszuschwemmen. Fischhaut enthält hohe Mengen an Purinen, weshalb bei Urikämie und Gicht Vorsicht geboten ist.

Quellen A.L.2005, B.P.1979, C.N.1999, E.I.2005, E.U.1997, I.E.2004, J.B.2000, K.J.2001, L.U.1996, P.P.2002, P.R.(N.1)2001, S.F.2004, S.U.2004, Wikipedia, B.U./E-U/49(2002)2, D.E./PULS/3-2005, F.S./EU/49(2002)11, G.B./E-U/50(2003)4, H.S./E-U/47(2000)2, M.C./E-U/48(2001)5, R.W./E-U/47(2000)11, S.G./E-U/48(2001)8, W.E./E-U/46(1999)3, W.S./NZZ/24-9-2003

Lachs

Salm, Atlantik-Lachs, Pazifik-Lachs,
Salmo salar, Oncorrhynchus spec.

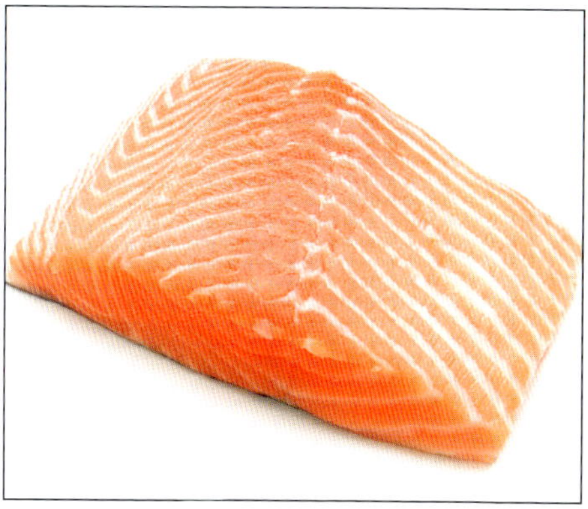

Familie:

Salmonidae

Humorale Qualität:

kühlend 1°, wärmend 2–3°, trocknend 1°, befeuchtend/nährend 3°

Geschmack:

süss

TEN-Wirkungen mit Prioritäten und Indikationen

1 **Befeuchten / nähren und wärmen**

Müdigkeit, Abgeschlagenheit, Energiemangel, Erschöpfung, Zellbildung vermindert, Zellregenerationsschwäche, Haare brüchig, Haare trocken, Perniziöse Anämie, Blutmangel, Arteriosklerose-Prophylaxe, Hypertonie-Prophylaxe, Rheuma, Arthritis, Kältegefühl (Wildlachs und geräucherter Lachs), Krankheiten chronisch, Krebstherapie-Unterstützung, Klimakterium, Wechseljahrbeschwerden, Menopausensyndrom

1 **Befeuchten / nähren und kühlen**

Haut trocken, Neurodermitis, Ekzem atopisch, Psoriasis, Schuppenflechte, Hauterkrankungen

2 **Trocknen und wärmen**

Triglyzeridwert erhöht, Cholesterinwerte erhöht

3 **Schärfen ausleiten und kühlen**

Schwermetallbelastung, Darmentzündung

Kontraindikationen und sonstige Hinweise

Bei Fettunverträglichkeit. Übermässiger Verzehr kann zu Hautausschlägen durch gelbgallige Schärfe führen. Fischhaut enthält hohe Mengen an Purinen, weshalb bei Urikämie und Gicht Vorsicht geboten ist. Die Meerforelle (Salmo trutta forma trutta) und die Seeforelle (Salmo trutta forma lacustris) sind vermutlich ähnlich wie Lachs zu bewerten.

Quellen A.L.2005, B.P.1979, C.N.1999, J.B.2000, E.I.2005, F.B.1992, J.B.2000, K.J.2001, L.U.1996, P.P.2002, P.R.(N.1)2001, S.F.1991, S.U.2004, Wikipedia, www.phytomed.ch, A.G.-D/ZTCM/4-2006, B.U./EU/49(2002)2, D.E./PULS/3-2005, F.S./E-U/49(2002)10, G.B./E-U/50(2003)4, H.S./E-U/47(2000)2, M.C./EU/48(2001)5, R.W./E-U/47(2000)11, S.G./E-U/48(2001)8, W.E./E-U/46(1999)3, W.R./WOZ/29-1-2004, W.S./NZZ/24-9-2003

Makrele

Scomber scombrus

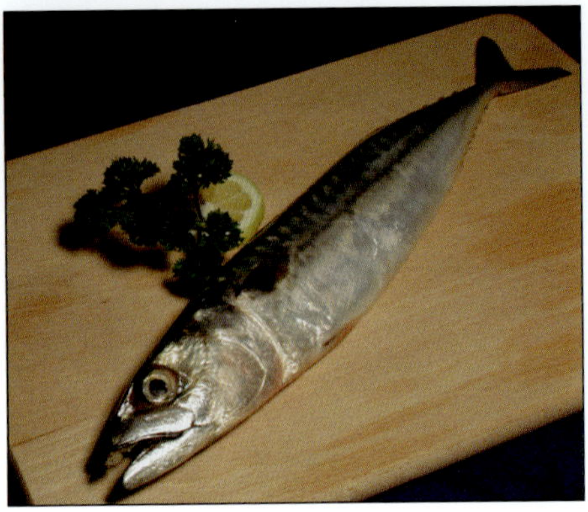

Familie:

Scombridae

Humorale Qualität:

kühlend 0–1°, wärmend 2–3°, trocknend 0–1°, befeuchtend/nährend 3°

Geschmack:

süss

TEN-Wirkungen mit Prioritäten und Indikationen

1 **Befeuchten / nähren und wärmen**

Blutmangel, Perniziöse Anämie, Sehschwäche, Sehnervatrophie, Appetitlosigkeit, Diarrhö, Durchfall, Kraftlosigkeit, Verdauungsstörungen chronisch, Hypothyreose, Schilddrüsenunterfunktion, Abwehrschwäche, Infektanfälligkeit, Immunschwäche, Rheuma, Arthrose, Krankheiten chronisch, Krebstherapie-Unterstützung, Zellmembranen Abbau und Funktionsstörung

1 **Befeuchten / nähren und kühlen**

Pulsschlag unruhig, Trockenheit

2 **Trocknen und wärmen**

Ödeme, Wasseransammlungen, Schwellung

3 **Schärfen ausleiten und kühlen**

Schwermetallbelastung

Kontraindikationen und sonstige Hinweise

Bei atopischer Dermatitis und Asthma. Bei schwacher Fettverdauung. Makrelen enthalten mässig Jod, doch ist bei Meeresfischen generell im Zusammenhang mit Schilddrüsenerkrankungen der Jodgehalt zu beachten. Fischhaut enthält hohe Mengen an Purinen, weshalb bei Urikämie und Gicht Vorsicht geboten ist.

Quellen A.L.2005, B.L.2000, B.P.1979, C.N.1999, E.I.2005, E.U.1997, F.B.1992, K.J.2001, L.U.1996, P.P.2002, P.R.(N.1)2001, S.F.2004, S.U.2004, Wikipedia, B.U./E-U/49(2002)2, D.E./PULS/3-2005, F.S./EU/49(2002)11, G.B./E-U/50(2003)4, H.S./E-U/47(2000)2, M.C./E-U/48(2001)5, R.W./E-U/47(2000)11, S.G./E-U/48(2001)8, W.E./E-U/46(1999)3, W.S./NZZ/24-9-2003

Miesmuscheln

Mytilus edulis

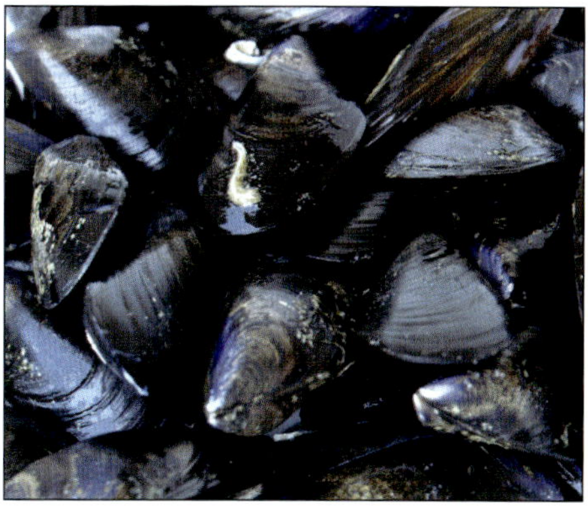

Familie:

Mytilidae

Humorale Qualität:

kühlend 0°, wärmend 1–2°, trocknend 1°, befeuchtend/nährend 1–2°

Geschmack:

salzig

TEN-Wirkungen mit Prioritäten und Indikationen

1 **Befeuchten / nähren und wärmen**

Impotenz, Lumbago, Nachtschweiss, Struma, Kropf, Schwindel, Durchblutungsstörung

2 **Trocknen und wärmen**

Ausfluss, Fluor vaginalis, Vaginalblutung, Schwellung im Bauchbereich

Kontraindikationen und sonstige Hinweise

Der Genuss von Meeresfrüchten ist einer der häufigsten Auslöser für Lebensmittelallergien. Als Symptome können Nesselausschlag, Kontaktdermatitis, Pruritus, Asthma, Schwellungen der Mund- und Nasenschleimhaut, Anaphylaxien auftreten.

Quellen B.P.1979, C.N.1999, E.I.2005, E.U.1997, F.B.1992, J.B.2000, L.U.1996, S.F.2004, Wikipedia, A.O./EU/50(2003)9, H.H./E-U/46(1999)2, K.H./E-U/46(1999)8, M.C./E-U/48(2001)5

Plattfische

Scholle, Goldbutt, Seezunge, Flunder, Butt, Heilbutt
Pleuronectes plastessa, Pleuronectes plastessa, Solea solea, Platychtys flesus, Hippoglossus hippoglossus

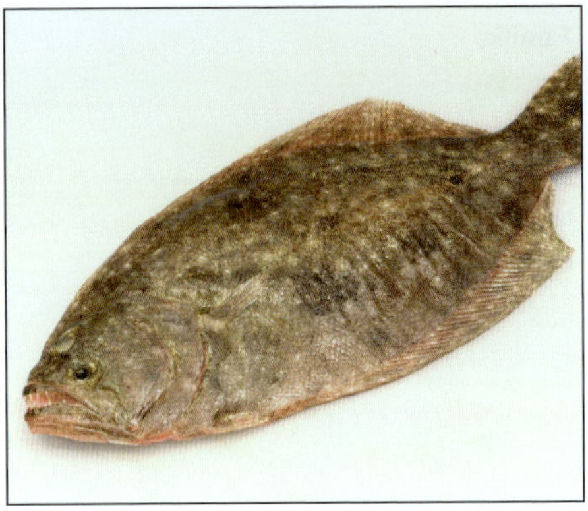

Familie:

Heterosomata

Humorale Qualität:

kühlend 0–1°, wärmend 2–3°, trocknend 0–1°, befeuchtend/nährend 2–3°

Geschmack:

süss

TEN-Wirkungen mit Prioritäten und Indikationen

1 **Befeuchten / nähren und wärmen**

Verdauungsschwäche, Appetitlosigkeit, Diarrhö, Durchfall, Übelkeit, Schwäche körperlich, Kraftlosigkeit, Müdigkeit, Abgeschlagenheit, Energiemangel, Erschöpfung, Konzentrationsstörungen, Rekonvaleszenz, Hypothyreose, Schilddrüsenunterfunktion (ausser Flunder), Blutmangel, Anämie, Perniziöse Anämie, Multiple Sklerose, Paralyse, Lähmung, Schwindel, Sensibilitätsstörungen, Tics, Koordinationsstörungen, Neuralgie, Trigeminusneuralgie, Myalgie, Muskelschmerzen, Krankheiten chronisch, Krebstherapie-Unterstützung

3 **Schärfen ausleiten und kühlen**

Schwermetallbelastung

Kontraindikationen und sonstige Hinweise

Fischhaut enthält hohe Mengen an Purinen, weshalb bei Urikämie und Gicht Vorsicht geboten ist.

Quellen A.L.2005, B.P.1979, E.I.2005, F.B.1991, M.B.1983, P.P.2002, P.R.(N.1)2001, S.F.2004, S.U.2004, Wikipedia, B.U./E-U/49(2002)2, D.E./PULS/3-2005, F.S./E-U/49(2002)11, G.B./E-U/50(2003)4, H.S./EU/47(2000)2, M.C./E-U/48(2001)5, R.W./E-U/47(2000)11, S.G./E-U/48(2001)8, W.E./E-U/46(1999)3, W.S./NZZ/24-9-2003

Sardelle

Anchovy
Engraulis encrasicolus

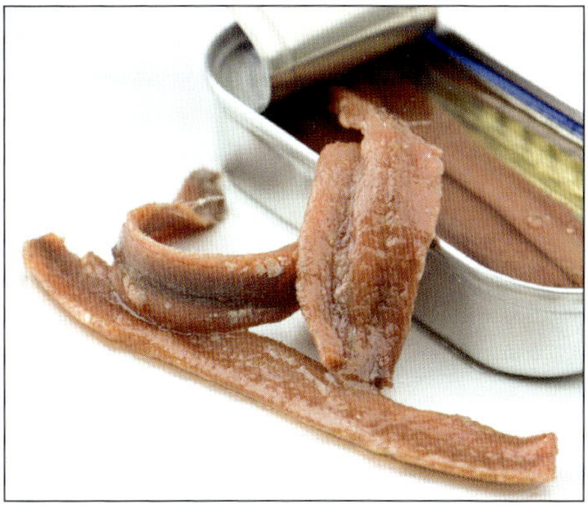

Familie:

Engraulidae

Humorale Qualität:

kühlend 1°, wärmend 2°, trocknend 0–1°, befeuchtend/nährend 2°

Geschmack:

salzig, süss

TEN-Wirkungen mit Prioritäten und Indikationen

1 **Befeuchten / nähren und wärmen**

Appetitlosigkeit, Kraftlosigkeit, Müdigkeit, Abgeschlagenheit, Energiemangel, Erschöpfung, Verdauungsstörungen, Zellbildung vermindert, Zellregenerationsschwäche, Haare brüchig, Haare trocken, Menopausensyndrom, Wechseljahrbeschwerden, Klimakterium

2 **Befeuchten / nähren und kühlen**

Hauterkrankungen, Ekzem atopisch, Psoriasis, Schuppenflechte

3 **Schärfen ausleiten und kühlen**

Darmentzündung

Kontraindikationen und sonstige Hinweise

Bei atopischer Dermatitis und Asthma. Bei schwacher Fettverdauung. Bei Meeresfischen ist im Zusammenhang mit Schilddrüsenerkrankungen der Jodgehalt zu beachten. Fischhaut enthält hohe Mengen an Purinen, weshalb bei Urikämie und Gicht Vorsicht geboten ist.

Quellen A.L.2005, B.P.1979, E.I.2005, E.U.1997, F.C.2003, K.J.2001, L.U.1996, P.P.2002, P.R.(N.1)2001, S.F.2004, Wikipedia, B.U./E-U/49(2002)2, D.E./PULS/3-2005, F.S./E-U/49(2002)11, G.B./E-U/50(2003)4, H.S./EU/47(2000)2, M.C./E-U/48(2001)5, R.W./E-U/47(2000)11, S.G./E-U/48(2001)8, W.E./E-U/46(1999)3, W.S./NZZ/24-9-2003

Sardine

Sardina pilchardus

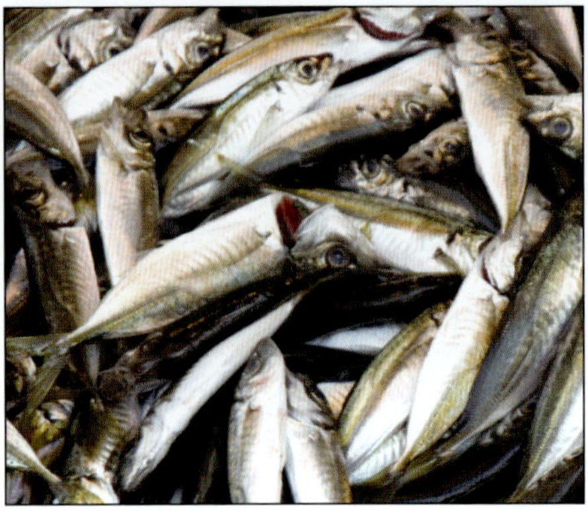

Familie:

Clupeidae

Humorale Qualität:

kühlend 1°, wärmend 2–3°, trocknend 1°, befeuchtend/nährend 2–3°

Geschmack:

süss

TEN-Wirkungen mit Prioritäten und Indikationen

1 **Befeuchten / nähren und wärmen**

Appetitlosigkeit, Durchfall, Kraftlosigkeit, Verdauungsstörungen chronisch, Abwehrschwäche, Infektanfälligkeit, Immunschwäche, Sehnenschwäche, Hypothyreose, Schilddrüsenunterfunktion, Impotenz, Libidomangel, Rückenschmerzen, Rückenschwäche, Knochenschwäche, Blutmangel, Anämie, Perniziöse Anämie, Sehschwäche, Sehnervatrophie, Krankheiten chronisch, Krebstherapie-Unterstützung, Rheuma, Arthrose, Zellmembranen Abbau und Funktionsstörung

2 **Befeuchten / nähren und kühlen**

Trockenheit, Palpitationen

2 **Trocknen und wärmen**

Ödeme, Wasseransammlungen, Schwellung

3 **Schärfe ausleiten und kühlen**

Schwermetallbelastung, Urinieren schmerzhaft, Miktion schmerzhaft

Kontraindikationen und sonstige Hinweise

Bei atopischer Dermatitis. Bei Asthma. Sardinen enhalten zwar nur eine mässige Menge an Jod, trotzdem ist bei Meeresfischen generell im Zusammenhang mit Schilddrüsenerkrankungen der Jodgehalt zu beachten. Fischhaut enthält hohe Mengen an Purinen, weshalb bei Urikämie und Gicht Vorsicht geboten ist.

Quellen A.L.2005, B.P.1979, C.N.1999, E.I.2005, E.U.1997, F.B.1992, J.B.2000, K.J.2001, L.U.1996, P.P.2002, P.R.(N.1)2001, S.F.2004, S.U.2004, Wikipedia, B.U./E-U/49(2002)2, D.E./PULS/3-2005, F.S./EU/49(2002)11, G.B./E-U/50(2003)4, H.S./E-U/47(2000)2, M.C./E-U/48(2001)5, R.W./E-U/47(2000)11, S.G./E-U/48(2001)8, W.E./E-U/46(1999)3, W.S./NZZ/24-9-2003, Zz/test/9-1991

Seelachs

Köhler
Pollachius virens

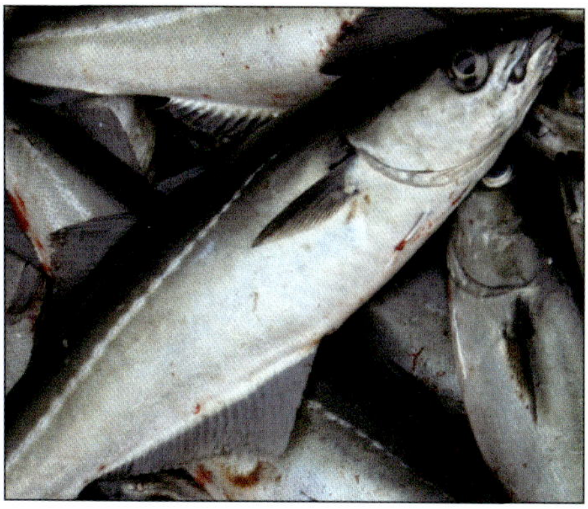

Familie:

Gadidae

Humorale Qualität:

kühlend 0–1°, wärmend 2–3°, trocknend 0–1°, befeuchtend/nährend 2–3°

Geschmack:

süss

TEN-Wirkungen mit Prioritäten und Indikationen

1 **Befeuchten / nähren und wärmen**

Verdauungsschwäche, Appetitlosigkeit, Diarrhö, Durchfall, Übelkeit, Schwäche körperlich, Kraftlosigkeit, Müdigkeit, Abgeschlagenheit, Energiemangel, Erschöpfung, Konzentrationsstörungen, Rekonvaleszenz, Jodmangel, Hypothyreose, Schilddrüsenunterfunktion, Blutmangel, Anämie, Perniziöse Anämie, Neuralgie, Trigeminusneuralgie, Myalgie, Muskelschmerzen, Multiple Sklerose, Paralyse, Lähmung, Schwindel, Sensibilitätsstörungen, Tics, Koordinationsstörungen, Krankheiten chronisch, Krebstherapie-Unterstützung

3 **Schärfen ausleiten und kühlen**

Schwermetallbelastung

Kontraindikationen und sonstige Hinweise

Bei Meeresfischen ist im Zusammenhang mit Schilddrüsenerkrankungen der Jodgehalt zu beachten. Fischhaut enthält hohe Mengen an Purinen, deshalb ist bei Urikämie und Gicht Vorsicht geboten.

Quellen A.L.2005, B.L.2000, B.P.1979, E.I.2005, J.B.2000, L.U.1996, K.J.2001, P.P.2002, P.R.(N.1)2001, S.F.2004, S.U.2004, A.O./E-U/50(2003)9, B.U./E-U/49(2002)2, D.E./PULS/3-2005, F.S./E-U/49(2002)11, G.B./EU/50(2003)4, H.H./E-U/46(1999)2, H.S./E-U/47(2000)2, K.H./E-U/46(1999)8, M.C./E-U/48(2001)5, O.U./EU/48(2001)3, R.W./E-U/47(2000)11, S.G./E-U/48(2001)8, W.E./E-U/46(1999)3, W.S./NZZ/24-9-2003

Thunfisch

Thunnus spec.

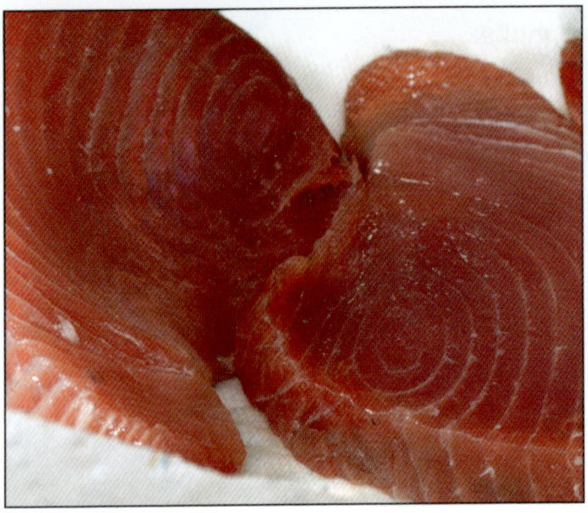

Familie:

Scombridae

Humorale Qualität:

kühlend 1°, wärmend 2–3°, trocknend 1°, befeuchtend/nährend 2–3°

Geschmack:

süss

TEN-Wirkungen mit Prioritäten und Indikationen

1 **Befeuchten / nähren und wärmen**

Appetitlosigkeit, Diarrhö, Durchfall, Kraftlosigkeit, Verdauungsstörungen chronisch, Hypothyreose, Schilddrüsenunterfunktion, Abwehrschwäche, Infektanfälligkeit, Immunschwäche, Blutmangel, Perniziöse Anämie, Sehschwäche, Sehnervatrophie, Zellbildung vermindert, Zellfunktion vermindert, Rheuma, Arthrose, Krankheiten chronisch, Krebstherapie-Unterstützung

1 **Befeuchten / nähren und kühlen**

Pulsschlag unruhig, Trockenheit

2 **Trocknen und wärmen**

Ödeme, Wasseransammlungen, Schwellung

3 **Schärfen ausleiten und kühlen**

Schwermetallbelastung

Kontraindikationen und sonstige Hinweise

Bei atopischer Dermatitis. Bei schwacher Fettverdauung. Thunfische enthalten zwar nur eine mässige Menge an Jod, trotzdem ist bei Meeresfischen generell im Zusammenhang mit Schilddrüsenerkrankungen der Jodgehalt zu beachten. Fischhaut enthält hohe Mengen an Purinen, weshalb bei Urikämie und Gicht Vorsicht geboten ist.

Quellen A.L.2005, B.P.1979, C.N.1999, E.I.2005, F.B.1992, J.B.2000, P.P.2002, P.R.(N1)2001, S.F.2004, S.U.2004, Wikipedia, B.U./E-U/49(2002)2, D.E./PULS/3-2005, F.S./E-U/49(2002)11, G.B./E-U/50(2003)4, H.S./EU/47(2000)2, M.C./E-U/48(2001)5, R.W./E-U/47(2000)11, S.G./E-U/48(2001)8, W.E./E-U/46(1999)3, W.S./NZZ/24-9-2003

Tintenfisch

Sepia, Kalmar, Calamares, Pulpo, Krake
Sepia officinalis, Octopus vulgaris und andere Arten

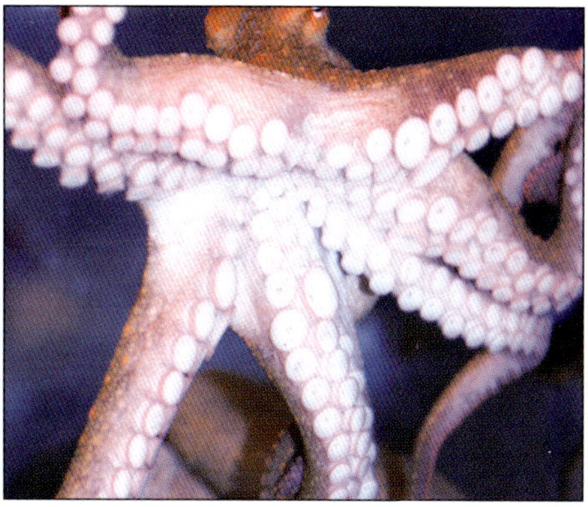

Familie:

diverse Familien der Coloidea

Humorale Qualität:

kühlend 1°, wärmend 2°, trocknend 0–1°, befeuchtend/nährend 2°

Geschmack:

salzig, süss

TEN-Wirkungen mit Prioritäten und Indikationen

1 **Befeuchten / nähren und wärmen**

Blutmangel postpartum, Laktationsmangel, Milchbildungsmangel, Amenorrhö, Menstruationsblutung ausbleibend, Gebärmutterblutung, Kraftlosigkeit nach der Geburt, Schwindel, Ohrrauschen, Tinnitus

2 **Befeuchten / nähren und kühlen**

Trockenheit

3 **Schärfen ausleiten und kühlen**

Karbunkel, Toxine, Schwermetallbelastung

Kontraindikationen und sonstige Hinweise

Der Genuss von Meeresfrüchten ist einer der häufigsten Auslöser für Lebensmittelallergien. Als Symptome können Urtikaria / Nesselausschlag, Kontaktdermatitis, Pruritus, Asthma, Schwellungen der Mund- und Nasenschleimhaut, Anaphylaxien auftreten. Tintenfisch ist schwer verdaulich und zäh (5-faches Bindegewebe). Zubereitung: zunächst wird der Tintenfisch „geschlagen" oder einen Tag lang tiefgefroren, damit das Fleisch seine Zähigkeit verliert und zart wird.

Quellen C.N.1999, E.I.2005, E.U.1997, F.B.1992, F.C.2003, J.B.2000, K.J.2001, P.R.(N1)1999, R.R.1983, S.F.2004, S.U.2004, A.O./E-U/50(2003)9, H.H./E-U/46(1999)2, K.H./E-U/46(1999)8, M.C./E-U/48(2001)5, S.W./EU/49(2002)7

Vongole

Venusmuschel
Venus spec.

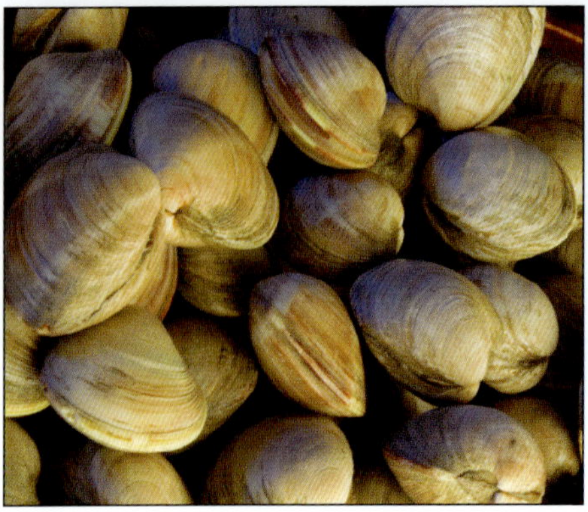

Familie:

Veneridae

Humorale Qualität:

kühlend 0°, wärmend 1–2°, trocknend 1°, befeuchtend/nährend 1°

Geschmack:

salzig

TEN-Wirkungen mit Prioritäten und Indikationen

1 **Trocknen und wärmen**

Leukorrhö, Ausfluss, Ödeme, Vaginalblutung, Hämorrhoiden blutende

1 **Befeuchten / nähren und wärmen**

Diabetes mellitus, Verhärtung

Kontraindikationen und sonstige Hinweise

Der Genuss von Meeresfrüchten ist einer der häufigsten Auslöser für Lebensmittelallergien. Als Symptome können Nesselausschlag, Kontaktdermatitis, Pruritus, Asthma, Schwellungen der Mund- und Nasenschleimhaut, Anaphylaxien auftreten.

Quellen B.P.1979, C.N.1999, Wikipedia, A.O./E-U/50(2003)9, H.H./E-U/46(1999)2, K.H./E-U/46(1999)8, S.W./EU/49(2002)7

Zander

Stizostedion lucioperca

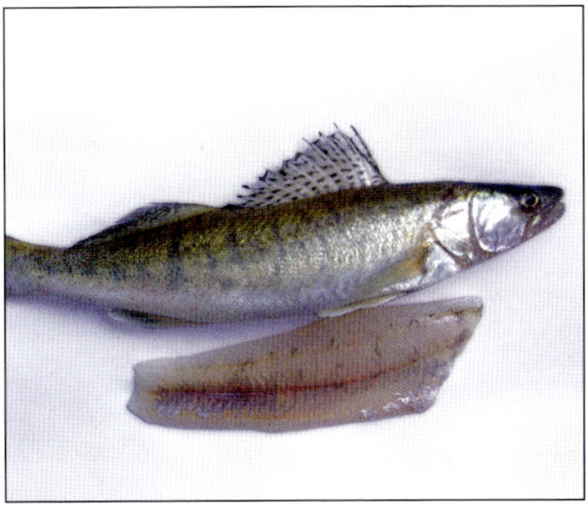

Familie:

Percidae

Humorale Qualität:

kühlend 0–1°, wärmend 2–3°, trocknend 1°, befeuchtend/nährend 2°

Geschmack:

süss

TEN-Wirkungen mit Prioritäten und Indikationen

1 **Befeuchten / nähren und wärmen**

Appetitlosigkeit, Diarrhö, Durchfall, Flatulenz, Blähungen, Sehnenschwäche, Muskelschwäche, Knochenschwäche, Müdigkeit, Abgeschlagenheit, Energiemangel, Erschöpfung, Auszehrung, Perniziöse Anämie, Blutmangel, Fetus unruhig, Arteriosklerose-Prophylaxe, Krankheiten chronisch, Krebstherapie-Unterstützung

2 **Trocknen und wärmen**

Ödeme, Gedunsenheit, Darmblutung, Triglyzeridwert erhöht

3 **Schärfen ausleiten und kühlen**

Schwermetallbelastung

Kontraindikationen und sonstige Hinweise

Fischhaut enthält hohe Mengen an Purinen, weshalb bei Urikämie und Gicht Vorsicht geboten ist.

Quellen A.L.2005, B.P.1979, E.I.2005, E.U.1997, I.E.2004, P.P.2002, P.R.(N1)2001, S.F.2004 Wikipedia, B.U./EU/49(2002)2, D.E./PULS/3-2005, F.S./E-U/49(2002)11, G.B./E-U/50(2003)4, H.S./E-U/47(2000)2, M.C./EU/48(2001)5, R.W./E-U/47(2000)11, S.G./E-U/48(2001)8, W.E./E-U/46(1999)3, W.S./NZZ/24-9-2003

Süssungsmittel

Honig ist vermutlich das älteste Süssungsmittel, das schon in der Steinzeit wild lebenden Bienenvölkern abgenommen wurde. Die gezielte Gewinnung ist seit fast 5000 Jahren bekannt. Der kristallisierte Zucker kam von Indien und Persien über die Kreuzzüge im 12. Jh. nach Europa, im 18. Jh. wurde der Zuckergehalt der Zuckerrübe entdeckt und im 19. Jh. begann die industrielle Produktion von Kristallzucker in Europa. Viele Menschen haben eine Vorliebe für die Geschmacksrichtung süss. Das hat vermutlich auch physiologische Gründe, die einfachen Zucker liefern dem Körper schnelle Energie. Diese Vorliebe und das grosse Angebot an gezuckerten Produkten führten jedoch zu einem völlig überhöhten Konsum von ca. 115 g isoliertem Zucker pro Person und Tag (2002).

Honig ist das einzige Süssungsmittel, das natürlicherweise Zucker in hoher Konzentration enthält. Der Zuckergehalt der anderen Süssungsmittel wird, im Vergleich zum Rohprodukt, durch Wasserentzug stark konzentriert. Neben dem Zuckeranteil, 60 bis 90% Mono- und Disaccaride, zeichnen sich diese Süssungsmittel durch einen Anteil Mineralstoffe und weitere Vital- und Begleitstoffe aus, die das jeweils spezifische Aroma prägen. Durch Raffinieren verbleiben die Begleitstoffe des Zuckers in der Melasse, Kristallzucker besteht deshalb ausschliesslich aus Saccharose, einem Disacharid. Bei allen Süssungsmittel ist ein sparsamer Gebrauch wegen des hohen Zuckergehalts angezeigt.

Ahornsirup

Maplesyrup
Acer saccharum

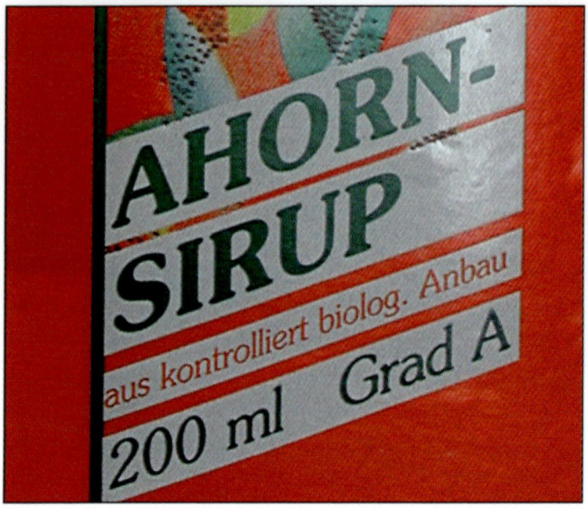

Familie:

Aceraceae

Pflanzenteile:

eingekochter Baumsaft

Humorale Qualität:

kühlend 1°, wärmend 1–2°, trocknend 0–1°, befeuchtend/nährend 2–3°

Geschmack:

süss

TEN-Wirkungen mit Prioritäten und Indikationen

1 **Befeuchten / nähren und wärmen**

Spannungsgefühl, Unruhe, Abwehrschwäche, Infektanfälligkeit, Immunschwäche, Wundheilung schlecht, Eisenmangel, Blutmangel, Anämie

1 **Befeuchten / nähren und kühlen**

Trockenheit, Lungentrockenheit, Husten trocken, Schleim zäh, Halstrockenheit, Stimmverlust

3 **Schärfe ausleiten und kühlen**

Erkältung, Grippe

Kontraindikationen und sonstige Hinweise

Bei pathogenem Phlegma und Hitzegefühlen.

Quellen B.A.1994, F.W.1997, P.P.1996, P.R.(N1)2001, R.B.1998, S.F.2004, Wikipedia, Sch.S./Nat/2-2003

Birnendicksaft

Birnel,
Pyrus communis, Pyrus domestica

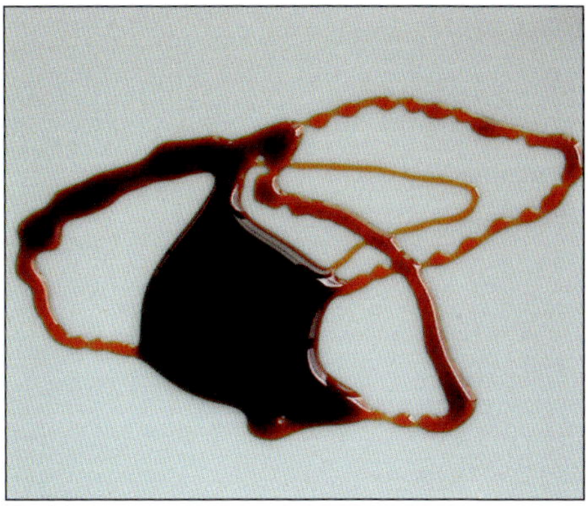

Familie:

Rosaceae

Pflanzenteile:

Fruchtsaft

Humorale Qualität:

kühlend 1°, wärmend 0–1°, trocknend 0°, befeuchtend/nährend 2–3°

Geschmack:

süss, sauer

TEN-Wirkungen mit Prioritäten und Indikationen

1 **Befeuchten / nähren und kühlen**

Säftemangel, Trockenheit, Lungentrockenheit, Husten trocken, Schleim zäh, Halstrockenheit

1 **Befeuchten / nähren und wärmen**

Anspannung

Kontraindikationen und sonstige Hinweise

Bei pathogenem Phlegma und Hitzegefühlen.

Quellen B.A.1994, E.U.1997, F.W.1997, P.R.(N1)1999/P.R.(N1)2001, R.B.1998

Honig

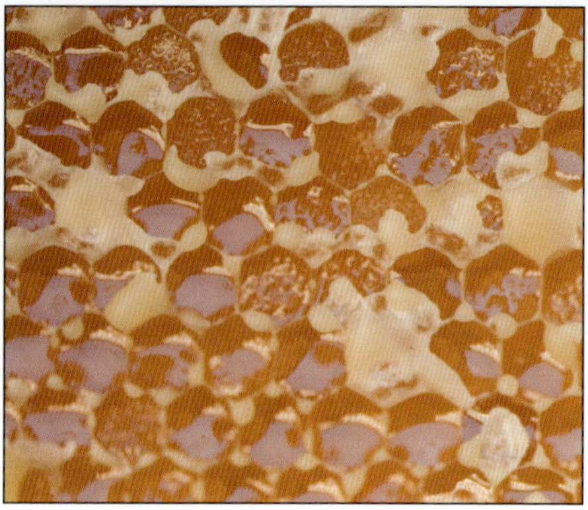

Humorale Qualität:

kühlend 2°, wärmend 2°, trocknend 1°, befeuchtend/nährend 3°

Geschmack:

süss

TEN-Wirkungen mit Prioritäten und Indikationen

1 **Befeuchten / nähren und wärmen**

Müdigkeit, Abgeschlagenheit, Energiemangel, Erschöpfung, Kraftlosigkeit, Schwäche, emotionale Labilität, Appetitlosigkeit, Verdauungsstörungen, Bauchschmerzen, Stuhl lose, Kurzatmigkeit, Bronchitis, Asthma, Husten hartnäckig erschöpfend, Wundheilung schlecht, Untergewicht, Überanstrengung, Menstruationskrämpfe

1 **Befeuchten / nähren und kühlen**

Säftemangel, Dickdarmtrockenheit, Obstipation, Verstopfung, Lungentrockenheit, Husten trocken, Heiserkeit, Halstrockenheit, Auswurf spärlich (Birnen mit Honig dämpfen), Magenschmerzen, Verbrennung, Schmerzen akut, Insomnia, Schlaflosigkeit, Unruhe, Stress, Gedankenflut

1 **Schärfen ausleiten und kühlen**

Alkoholabusus, Alkoholentzug (1 TL Honig), Gifte, Sinusitis, Ulkus cruris, Magengeschwür, Zwölffingerdarmgeschwür, Aphte, Lippengeschwür, Mundgeschwür

Kontraindikationen und sonstige Hinweise

Bei pathogenem Phlegma und Hitzegefühlen.

Bei akutem Durchfall. Honig ist für Babies unter 18 Monaten nicht geeignet, da im Honig geringe Spuren des Nervengiftes Botulin vorkommen können, das von den Kleinen noch nicht verdaut wird und deshalb schwere gesundheitliche Folgen haben kann.

Quellen E.I.2005, E.U.1997, F.B.1992, P.P.1996, P.R.(N1)2001, R.B.1998, S.A.1997, S.F.2004, K.J./NHP/11-1997, Zz/H-Apo/8-1(ca.2001), Zz/Nat/9-2005, Zz/NZZ/25-2-2004

Malz

Getreidezucker, Gerstenmalz
Hordeum vulgare

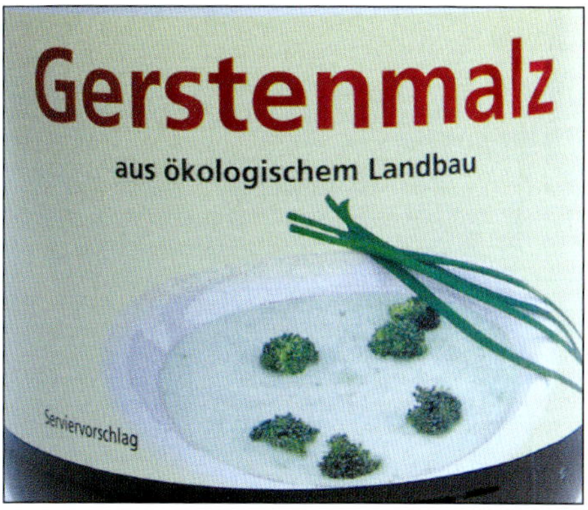

Familie:

Poaceae

Pflanzenteile:

Gerstenkorn, angekeimt und gedarrt

Humorale Qualität:

kühlend 1–2°, wärmend 2°, trocknend 0–1°, befeuchtend/nährend 2–3°

Geschmack:

süss

TEN-Wirkungen mit Prioritäten und Indikationen

1 **Befeuchten / nähren und wärmen**

Appetitlosigkeit, Kraftlosigkeit, Bauchschmerzen, Stuhl lose weich, Stärke-Verdauungsschwäche, Stimme schwach, Bauchkrämpfe, Darmspasmen, Harntraktspasmen, Depressionen, Kurzatmigkeit, Atmung keuchend (500 g Rettich entsaften; 15–30 g Malz zugeben erwärmen bis sich das Malz gelöst hat; warm einnehmen)

1 **Befeuchten / nähren und kühlen**

Säftemangel, Durst, Trockenheit, Lungentrockenheit, Husten trocken, Auswurf spärlich, Heiserkeit, Blut im Sputum, Schmerzen akut

3 **Schärfen ausleiten und kühlen**

Pharyngitis, Rachenentzündung

Kontraindikationen und sonstige Hinweise

Bei pathogenem Phlegma und Hitzegefühlen. Bei Zöliakie.

Quellen C.N.1999, E.U.1997, F.B.1992, F.W.1997, H.C.2001, P.P.1996, P.R.(N1)2001, R.B.1998

Melasse, schwarz

Saccharum officinarum, Beta vulgaris

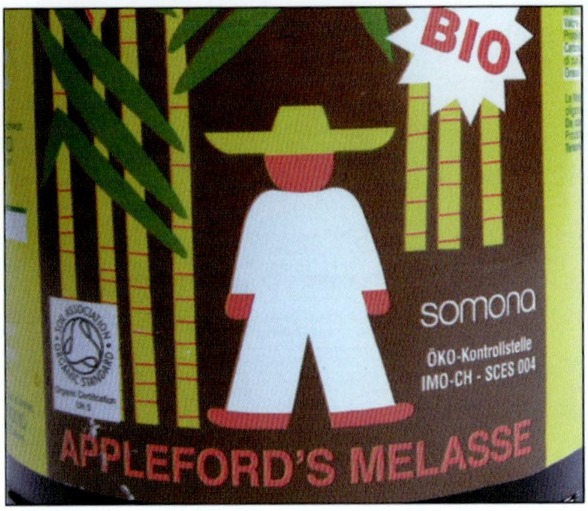

Familie:

Chenopodiaceae, Poaceae

Pflanzenteile:

Wurzel der Zuckerrübe oder Mark aus Spross des Zuckerrohrs, Ablauf aus der Kristallzuckerproduktion

Humorale Qualität:

kühlend 1–2°, wärmend 2–3°, trocknend 1°, befeuchtend/nährend 3°

Geschmack:

süss, bitter

TEN-Wirkungen mit Prioritäten und Indikationen

1 **Befeuchten / nähren und wärmen**

Anämie, Blutmangel, Perniziöse Anämie, Eisenmangel, Müdigkeit, Abgeschlagenheit, Energiemangel, Erschöpfung, Varizen, Krampfadern, Hämorrhoiden, Kurzatmigkeit, Asthma, Schock, Herzinsuffizienz, Herzrhythmusstörungen, Abwehrschwäche, Infektanfälligkeit, Immunschwäche, Gewichtsverlust, Erkrankungen degenerative, Arthrose, Osteoporose, Wundheilung schlecht, nach Operationen, Ergrauen frühzeitig, Anspannung, Depressionen, Schlafstörungen, Haare brüchig, Nägel brüchig, Schwangerschaft

1 **Befeuchten / nähren und kühlen**

Säftemangel, Lungentrockenheit, Husten trocken, Schleim zäh, Hauterkrankungen trocken, Ekzem trocken, Psoriasis, Schuppenflechte, Wechseljahrbeschwerden, Menopausensyndrom, Klimakterium, Nervosität

2 **Trocknen und wärmen**

Menorrhagie, Menstruationsblutung stark und lang

3 **Schärfen ausleiten und kühlen**

Hautgeschwür, Schleimhautgeschwür

Kontraindikationen und sonstige Hinweise

Bei pathogenem Phlegma und Hitzegefühlen.

Quellen B.A.1994, C.N.1999, F.W.1997, P.P.1996, P.R.(N1)2001, R.B.1998, S.C.1970, A.G.-D/NL/3-2005a

Zucker, Vollwertzucker

Jacutinga, Sucranat, Vollrohrzucker, Succanat, Mascobado
Saccharum officinarum, Beta vulgaris

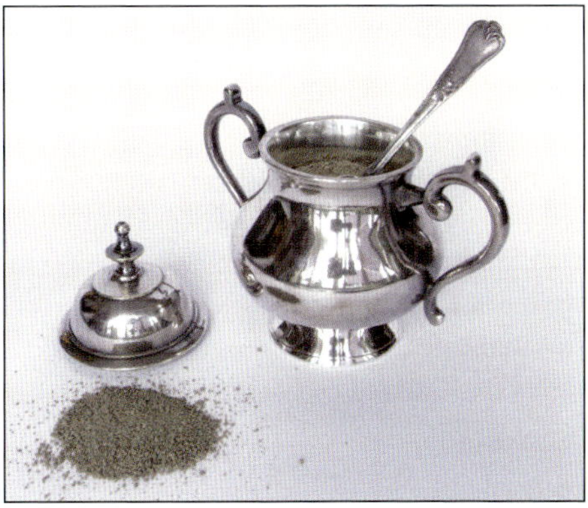

Familie:

Chenopodiaceae, Poaceae

Pflanzenteile:

Wurzel der Zuckerrübe (Beta vulgaris, Chenopodiaceae) oder Mark aus Spross des Zuckerrohrs (Saccharum officinarum, Poaceae)

Humorale Qualität:

kühlend 1°, wärmend 2–3°, trocknend 0°, befeuchtend/nährend 3°

Geschmack:

süss

TEN-Wirkungen mit Prioritäten und Indikationen

1 **Befeuchten / nähren und wärmen**

Anämie, Blutmangel, Eisenmangel, Energiemangel, Hypoglykämie, Unterzuckerung, Bauchschmerzen, Abdominalschmerzen, Übelkeit, Brechreiz, Erbrechen, Aufstossen (250 g frischen Ingwer auspressen und mit 150 g Zucker erwärmen bis der Zucker geschmolzen ist und Mandarinenschale beimengen. Mehrmals täglich 1/2 EL mit Wasser einnehmen), Anspannung, Menstruationskrämpfe, Wochenflussstau, Lochimetra post partum (250 g frischen Ingwer auspressen und mit 150 g Zucker erwärmen bis der Zucker geschmolzen ist. Mehrmals täglich 1/2 EL mit heissem Wasser einnehmen), Durchblutungsstörungen

1 **Befeuchten / nähren und kühlen**

Säftemangel, Lungentrockenheit, Magentrockenheit, Durst, Halstrockenheit, Rachentrockenheit, Husten trocken (Birnenkompott mit Zucker), Reizbarkeit, Schmerzen akut

Kontraindikationen und sonstige Hinweise

Bei pathogenem Phlegma und Hitzegefühlen. Bei Parasitenanfälligkeit, bei Kariesanfälligkeit.

Quellen C.N.1999, E.U.1997, F.B.1992, F.W.1997, P.P.1993, P.R.(N1)2001, R.B.1998

Zucker, weiss

Haushaltszucker
Saccharum officinarum, Beta vulgaris

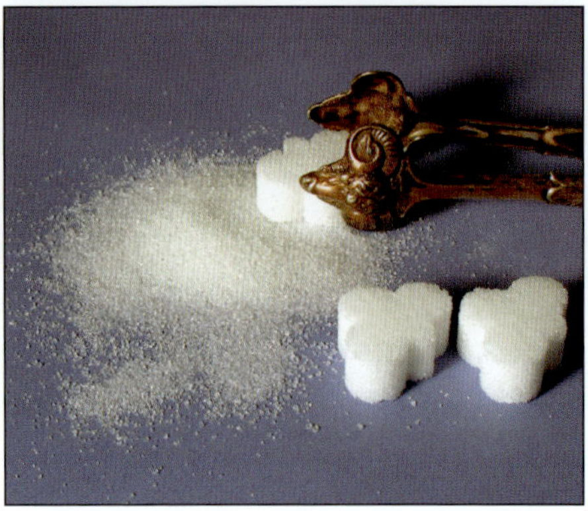

Familie:

Chenopodiaceae, Poaceae

Pflanzenteile:

Wurzel der Zuckerrübe (Beta vulgaris, Chenopodiaceae) oder Mark aus Spross des Zuckerrohrs (Saccharum officinarum, Poaceae)

Humorale Qualität:

kühlend 1–2°, wärmend 1–2°, trocknend 0°, befeuchtend/nährend 2–3°

Geschmack:

süss

TEN-Wirkungen mit Prioritäten und Indikationen

1 **Befeuchten / nähren und kühlen**

Säftemangel, Lungentrockenheit, Magentrockenheit, Dickdarmtrockenheit, Husten trocken, Halstrockenheit, Rachentrockenheit, Schleim zäh (Birnenkompott mit Zucker), Durst, Unruhe

1 **Befeuchten / nähren und wärmen**

Energiemangel, Hypoglykämie, Unterzuckerung (in kleinen Mengen therapeutisch wirksam), Anspannung, Magenschmerzen

Kontraindikationen und sonstige Hinweise

Bei pathogenem Phlegma und Hitzegefühlen. Bei Parasitenanfälligkeit, Bei Kariesanfälligkeit.

Quellen E.U.1997, F.B.1992, F.W.1997, P.R.(N1)2001, P.R.(N2)2001, R.B.1998, A.G.-D/NL/3-2005b, K.P./UniKA/4-1986, K.P./BC/2002

Verschiedene Nahrungsmittel

In diesem Kapitel finden sich die Nahrungsmittel, die zu keiner Gruppe zugeordnet werden konnten. Gleichzeitig sind die Genussmittel wie Schwarz- und Grüntee, Kaffee, Wein und Bier integriert, sowie einige Nahrungsmittel aus der Basis, wie Wasser, Salz, Essig und das Hühnerei.

Bier

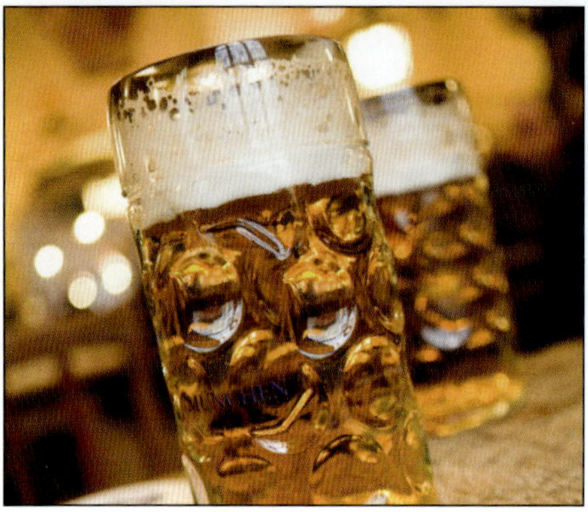

Humorale Qualität:

kühlend 2°, wärmend 2°, trocknend 0–1°, befeuchtend/nährend 2°

Geschmack:

bitter, süss

TEN-Wirkungen mit Prioritäten und Indikationen

1 **Befeuchten / nähren und kühlen**

Reizbarkeit, Unruhe, Hitzegefühle, Insomnia, Schlaflosigkeit, Anspannung nervös, Nervosität, Angst, Trockenheit, Durst

1 **Befeuchten / nähren und wärmen**

Oligurie, Urinieren vermindert, Laktationsmangel, Milchbildungsmangel, Appetitlosigkeit, Magensäuremangel, Müdigkeit, Abgeschlagenheit, Energiemangel, Erschöpfung, Rekonvaleszenz (Biersuppe), Gallenproduktion in der Leber vermindert, Spannungsgefühl

1 **Schärfen ausleiten und kühlen**

Entzündung, Zystitis, Blasenentzündung, Hämaturie, Blut im Urin

Kontraindikationen und sonstige Hinweise

Bei Kälte der Kochung. Biersuppe oder Gewürzbier einsetzen. Wegen des Alkoholgehaltes nur mässige Mengen konsumieren (Ausnahme: akute Anwendung bei Zystitis) bzw. in der Heilanwendung den Alkohol rauskochen.

Quellen C.N.1999, E.I.2005, E.U.1997, J.B.2000, K.J.2001, S.F.2004, Wikipedia, D.W./N&H/7-2003, Zz/dt.BW/ca.1985

Essig

Reisessig, Apfelessig, Weinessig

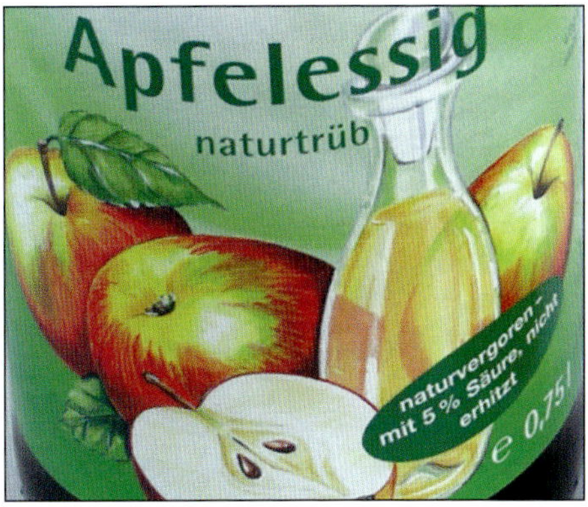

Humorale Qualität:

kühlend 1–2°, wärmend 2°, trocknend 1–2°, befeuchtend/nährend 2°

Geschmack:

sauer, scharf, süss

TEN-Wirkungen mit Prioritäten und Indikationen

1 Befeuchten / nähren und wärmen

Verhärtung im Abdomen, Schwindel plötzlich, Ohnmacht nach der Geburt, Dysmenorrhö (Essigwasser 1:20 und 1 Teelöffel Honig), Menstruationsblutung schmerzhaft, Varizen, Krampfadern, Hämorrhoiden, Altersflecken, Leberflecken, Durchblutungsstörungen, Gehörsturz, Kopfschmerzen, Schmerzen, Schlafstörungen, Vergesslichkeit (Essigwasser 1:20 und 1 Teelöffel Honig), Heisshunger auf Süsses, Mundgeruch, Karies, Aufstossen, Sodbrennen (Essigwasser 1:20 und 1 Teelöffel Honig), Phosphatunverträglichkeit, Nachtschweiss, Urinieren nächtlich, Verdauungsblockade, Appetitlosigkeit, Verdauungsschwäche, Verdauungsenzymmangel, Kohlehydratverdauungsschwäche, Eiweissverdauungsschwäche, Fettverdauungsschwäche (Essigwasser 1:20 und 1 Teelöffel Honig), Stoffwechselschwäche, Flatulenz, Blähungen, Diarrhö, Durchfall, Schluckauf, Singultus (1 Teelöffel Zucker mit einigen Tropfen Essig einnehmen), Gelenkschmerzen, Myalgie, Muskelschmerzen, Lumbago, Schmerzen rheumatisch, Rheuma, Arthritis, Gicht

1 Befeuchten/nähren und kühlen

Asthma, Parodontose, Zahnfleischentzündung (Essigspülung 1 Teelöffel und 200 ml Wasser), Hyperaktivität der Kinder, Stress, Unruhe, Reizbarkeit emotional (Essigwasser 1:20 und 1 Teelöffel Honig), Heiserkeit (gurgeln und schlucken), Hustenreiz

2 Schärfen ausleiten und kühlen

TBC, Lungentuberkulose (Inhalation von Essigdämpfen), Fieber (Essigsocken und Essigwaschung), Laryngitis (1/2 Teelöffel Essig; 1 Glas Wasser; ½ stündlich trinken), Toxine, Stoffwechselschlacken (Essigwasser 1:20 und 1 Teelöffel Honig über Nacht ansetzen; morgens trinken), Lebensmittelvergiftung (1/4 Teelöffel Essig alle 15 Minuten einnehmen), Übelkeit durch verdorbene Nahrung (1 Teelöffel Essig in Wasser einnehmen), Hautausschlag juckender, Exanthem bei Masern, Exanthem bei Windpocken, Urtikaria, Nesselfieber, Insektenstich, Ekzem juckend, Akne juckend, Haarschuppen mit Juckreiz (Essigwasserwaschungen 1:20), Fusspilz, Warzen

2 Trocknen und wärmen

Adipositas, Übergewicht, Ödeme, Cholesterinwerte erhöht, Fussschweiss, Nase verstopft

3 Trocknen und kühlen

Nasenbluten, Blut im Sputum, Darmblutung (Essigwasser trinken)

▶

◄

Kontraindikationen und sonstige Hinweise

Bei Muskelkrämpfen, Muskelatrophie. Bei jeglicher Art von Spasmen, Beginn einer Erkältung. Aceto Balsamico wurde hier nicht besprochen, da der echte Aceto Balsamico wegen des langen (mindestens 10 Jahre) und aufwändigen Herstellungsverfahrens einen hohen Preis hat (150-200.- Franken für 100 ml). Die korrekte Bezeichnung ist „Aceto Balsamico Tradizionale di Modena" oder „Aceto Balsamico Reggio Emilia". Der üblicherweise gekaufte billigere Aceto Balsamico besteht aus gewöhnlichem Weinessig, der mit eingedicktem Traubenmost verschnitten und mit caramelisiertem Zucker gefärbt wurde.

Quellen E.U.1997, F.B.1992, K.J.2001, P.R.(N1)2001, P.P.1993, S.C.1997, S.U.2004, Wikipedia, J.K./H-M/1999, L.U./H-M/1998, M.M./N&H/1999, J.K./H-M/2-1999, L.U./H-M/2-1998, M.M./N&H/6-1999, Zz/N&H/1

Getreidekaffee

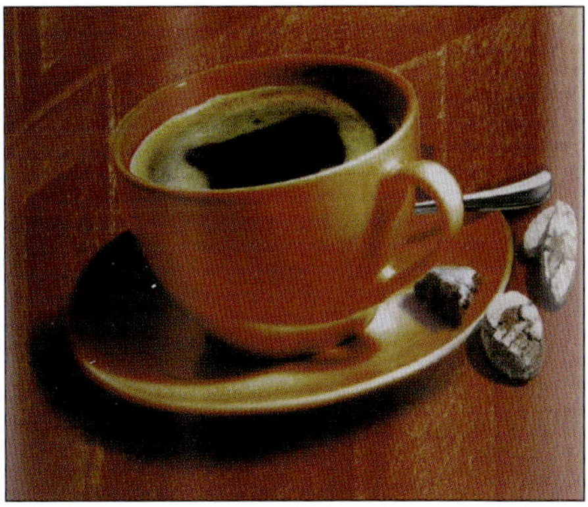

Pflanzenteile:

Gemisch von Getreide (vor allem Gerste, Roggen), Zichorienwurzel, Früchte (meist Feige) u.a.

Humorale Qualität:

kühlend 0–1°, wärmend 2°, trocknend 1°, befeuchtend/nährend 1–2°

Geschmack:

bitter, süss

TEN-Wirkungen mit Prioritäten und Indikationen

1 **Befeuchten / nähren und wärmen**

Nephrolithiasis-Prophylaxe, Nierenstein-Prophylaxe, Appetitlosigkeit, Völlegefühl, Verdauungsschwäche, Fettverdauungsschwäche, Eiweissverdauungsschwäche, Stoffwechselstörungen, Hämorrhoiden, Konzentrationsstörungen, Pfortaderstau

2 **Trocknen und wärmen**

Hautunreinheit, Akne, Ödeme, Aszites, Bauchwassersucht

3 **Schärfen ausleiten und kühlen**

Furunkel, Ekzem, Dyspepsie

Kontraindikationen und sonstige Hinweise

Getreidekaffee kann wegen seines Gerbstoffgehaltes den Verdauungstrakt belasten und ist deshalb für Kinder unter 7 Jahren weniger geeignet.

Quellen J.B.2000, K.J.2001, Wikipedia, K.H./N&H/11-1995, K.H./Nat/11-2005, Zz/NHP/8-1995

Grüntee

Camellia sinensis (syn. Thea sinensis)

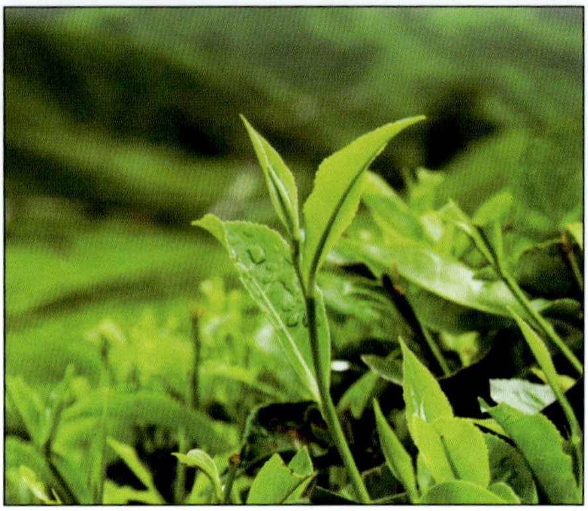

Familie:

Theaceae

Pflanzenteile:

Blätter

Humorale Qualität:

kühlend 2–3°, wärmend 2°, trocknend 2–3°, befeuchtend/nährend 1–2°

Geschmack:

bitter

TEN-Wirkungen mit Prioritäten und Indikationen

1 **Befeuchten / nähren und wärmen**

Oligurie, Urinieren vermindert, Karies, Nephrolithiasis-Prophylaxe, Nierenstein-Prophylaxe, Gallenstein-Prophylaxe, Krebs-Prophylaxe, Speiseröhrenkrebs-Prophylaxe, Lungenkrebs-Prophylaxe, Magenkrebs-Prophylaxe, Dickdarmkrebs-Prophylaxe, Leberkrebs-Prophylaxe, Hautkrebs-Prophylaxe, Arteriosklerose-Prophylaxe, Konzentrationsstörungen, Lernschwäche, Niedergeschlagenheit, Rheuma, Gicht

2 **Befeuchten / nähren und kühlen**

Unruhe, Durst, Bluthochdruck, Hypertonie

1 **Trocknen und wärmen**

Cholesterinwerte erhöht

1 **Schärfen ausleiten und kühlen**

Zystitis, Blasenentzündung, Hämaturie, Blut im Urin, Diarrhö, Durchfall, Dysenterie, Darmentzündung, Darmblutung, Alkoholabusus, Toxine, Stoffwechselschlacken infolge Fleischkonsums, Nikotinbelastung, Übersäuerung des Körpers

Kontraindikationen und sonstige Hinweise

Bei Schlafstörungen, Kälte, Trockenheit, Blutmangel. Der kurz gezogene Tee (1–2 Minuten) zeigt vor allem anregende Wirkung auf das Zentralnervensystem und den mentalen Bereich (Koffeinwirkung). Bei dem länger gezogenen Tee (4–8 Minuten) treten die Gerbstoffwirkungen stärker in den Vordergrund.

Quellen E.U.1997, J.B.2000, K.J.2001, O.P.1997, TSN.2002, Wikipedia, A.M./N&H/10-1999, C.M./H-M/4-1998, D.S./NHP/7-1998, F.S./E-U/49(2002)6, H.U./E-U/46(1999)3, S.G./E-U/48(2001)8, Sch.H./E-U/50(2003)1, W.B./E-U/48(2001)12, Zz/E-U/50(2000)10, Zz/N&H/10-1997, Zz/NZZ/24-3-04

Hühnerei

Ei
Gallus gallus

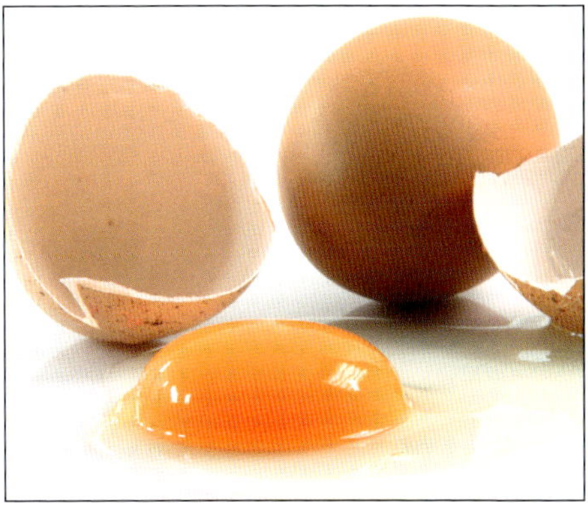

Familie:

Phasianidae

Humorale Qualität:

kühlend 2°, wärmend 2°, trocknend 0–1°, befeuchtend/nährend 3°

Geschmack:

süss

TEN-Wirkungen mit Prioritäten und Indikationen

1 **Befeuchten / nähren und kühlen**

Lungentrockenheit, Halsschmerzen, Husten trocken chronisch, Brechhusten, Heiserkeit, Stimmverlust (Eiweiss; ein ganzes rohes Hühnerei in einer Schale verrühren; mit kochender Sojamilch auffüllen; etwas Zucker beimengen und einnehmen), Augenrötung, Trockenheit, Nervosität, Palpitationen, Herzklopfen, Angst (Zabaione oder Hühnersuppe mit Eigelb), Schlafstörungen, Durst, Verbrennung (äusserlich: Eiweiss)

1 **Befeuchten / nähren und wärmen**

Rekonvaleszenz, Untergewicht, Zellbildung vermindert, Haut-Regenerationsmangel, Leber-Regenerationsmangel, Leberverfettung, Fibrose, Leberzirrhose (Eigelb), Laktationsmangel, Milchbildungsmangel, Schwindel drehend, Nachtblindheit, Fetus unruhig, Vergesslichkeit (rohes oder weiches Ei), Muskelkrämpfe (frisches rohes Ei trinken)

2 **Schärfen ausleiten und kühlen**

Toxine, Entzündung akut, Hepatitis chronisch (rohes oder weiches Ei)

Kontraindikationen und sonstige Hinweise

Hühnereier zählen zu den häufigsten Auslösern von Nahrungsmittelallergien. Dabei liegt das allergene Potential vor allem im Eiweiss und viel weniger im Eigelb.

Quellen B.A.1994, C.N.1999, F.B.1992, E.U.1997, J.B.2000, K.J.2001, P.P.1993, P.R.(N1)1999, S.F.2004, S.U.2004, Wikipedia, B.M./EU/46(1999)7, Sch.R./E-U/48(2001)2, Zz/Gtipp/3-2007

Kaffee

Coffea arabica und andere Coffea-Arten.

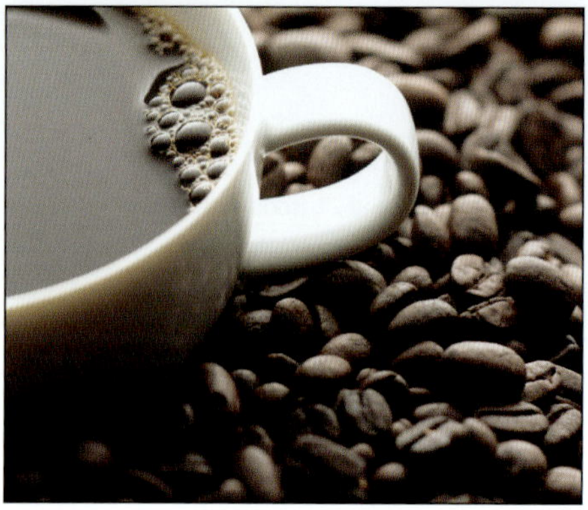

Familie:

Rubiaceae

Pflanzenteile:

rote Kaffeebeere geröstet

Humorale Qualität:

kühlend 0–1°, wärmend 2–3°, trocknend 1°, befeuchtend/nährend 1–2°

Geschmack:

bitter, sauer

TEN-Wirkungen mit Prioritäten und Indikationen

1 **Befeuchten / nähren und wärmen**

Verdauungsschwäche, Asthma, Stress, Antriebslosigkeit, Schlafsucht, Gallenflussstau, Obstipation, Verstopfung, Darmperistaltik verlangsamt, Kreislaufschwäche, kalte Extremitäten, Völlegefühl, Migräne, Kopfschmerzen, Konzentrationsstörungen, Zerstreutheit, Malabsorptionsstörungen, Müdigkeit, Hypotonie, Gallenstein-Prophylaxe, Diabetes mellitus-Prophylaxe, Leberkrebs-Prophylaxe, Dickdarmkrebs-Prophylaxe, Herzinfarkt-Prophylaxe

1 **Trocknen und wärmen**

Ödeme, Aszites, Bauchwassersucht, Bronchitis chronisch, Lungenemphysem

2 **Schärfen ausleiten und kühlen**

Pertussis, Keuchhusten, Alkoholkater, Alkoholabusus

Kontraindikationen und sonstige Hinweise

Bei Säftemangel, Blutmangel, Bei gastrointestinalen Beschwerden. Bei Angina pectoris, Bluthochdruck, Schlafstörungen.

Quellen C.N.1999, E.U.1997, H.A.2000, J.B.2000, K.J.2001, P.P.1993, P.P.2002, P.R.(N1)1999, S.U.2004, Wikipedia, D.S./ZTCM/2004, G.R./NZZ/28-6-06, K.H./Nat/11-2005, W.B./E-U/48(2001)10, Zz/NHP/6-1996b, Zz/NZZ/15-2-2006

Kuzu

Maranthamehl
Pueraria spec.

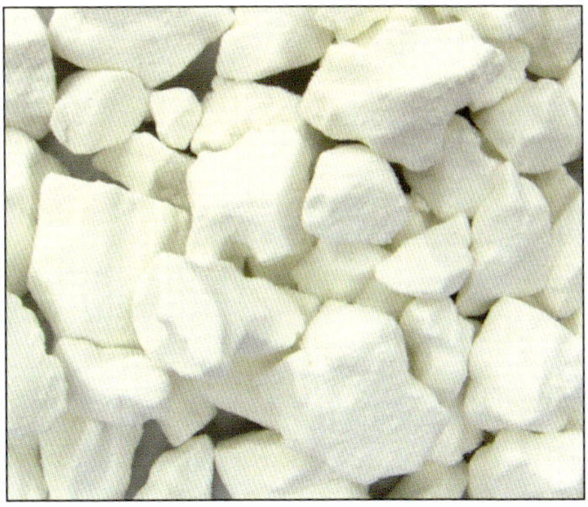

Familie:

Fabaceae

Pflanzenteile:

Knolle

Humorale Qualität:

kühlend 1–2°, wärmend 1°, trocknend 1°, befeuchtend/nährend 1–2°

Geschmack:

süss

TEN-Wirkungen mit Prioritäten und Indikationen

1 **Befeuchten / nähren und wärmen**

Zahnschmerzen, Mundgeruch, Sodbrennen, Magenübersäuerung, Kopfschmerzen, Augenschmerzen, Müdigkeit, Abgeschlagenheit, Energiemangel, Erschöpfung, Darmflorastörungen, Depressionen

1 **Befeuchten / nähren und kühlen**

Heiserkeit, Durst, Halstrockenheit, Säftemangel, Trockenheit

1 **Schärfen ausleiten und kühlen**

Magengeschwür, Darmgeschwür, Diarrhö akut, Durchfall akut, Dysenterie, Ruhr, Cholera, Fieber, Frösteln, Erkältung fiebrig, Bronchitis, Masern Frühstadium, Windpocken, Exanthembildung fördernd, Alkoholabusus, Alkoholkater, Nikotinbelastung, Raucherentwöhnung

Quellen B.A.1994, C.N.1999, F.B.1992, F.C.2003, H.M.2006, J.G.1993, P.P.1993, TSN.2002

Miso

Hatcho Miso (ausschliesslich aus Sojabohne), Sojabohnenpaste dunkel
Glycine max.

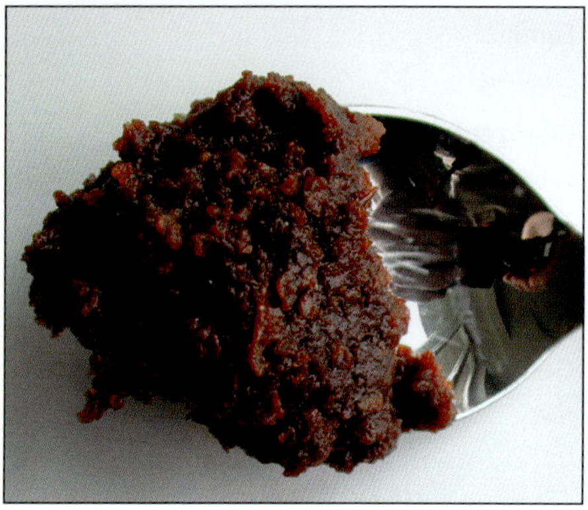

Familie:

Fabacae

Pflanzenteile:

Samen

Humorale Qualität:

kühlend 1°, wärmend 2–3°, trocknend 1°, befeuchtend/nährend 2–3°

Geschmack:

salzig

TEN-Wirkungen mit Prioritäten und Indikationen

1 **Befeuchten / nähren und wärmen**

Bluthochdruck-Prophylaxe, Hypertonie-Prophylaxe, Arteriosklerose-Prophylaxe, Verhärtung, Krebs-Prophylaxe, Perniziöse Anämie, Blutmangel, Appetitlosigkeit (zu Beginn der Mahlzeit essen), Magensäuremangel, Verdauungsschwäche, Abwehrschwäche, Infektanfälligkeit, Immunschwäche, Darmflorastörungen

2 **Befeuchten / nähren und kühlen**

Trockenheit (in kleinen Mengen einnehmen)

1 **Trocknen und wärmen**

Cholesterinwerte erhöht, Adipositas, Übergewicht

1 **Schärfen ausleiten und kühlen**

Toxine, Umweltgiftbelastung, Schwermetallbelastung, radioaktive Belastung, radioaktive Strahlen-Prophylaxe, Alkoholabusus, Alkoholkater, Nikotinbelastung, Übersäuerung des Körpers

Kontraindikationen und sonstige Hinweise

In grossen Mengen verzehrt, schwächt der hohe Salzgehalt Herz und Nervensystem. Hier wurde die dunkle Sojabohnenpaste besprochen, mit langer Reifung, hohem Soja- und Salzanteil. Misosorten: Mugi Miso: Sojapaste mit Gerste, Genmai Miso: Sojapaste mit Vollreis, Shiro Miso: Sojapaste mit geschältem Reis, Akadashi Miso: Kombination aus Hatcho- und Shiro Miso, Awase Miso: Sojapaste mit geschältem Reis und geschälter Gerste, Natto Miso: Würzmittel aus Sojapaste mit Gerstenmalz und Ingwer, Soba Miso: Sojapaste mit Buchweizen.

Quellen B.J.1992, P.P.1993, S.U.2004, TSN.2002, F.S./E-U/47(2000)4, K.S./E-U/50(2003)6, Zz/N&H/3-1998

Olive, grün

Ölbaum, grün
Olea europaea

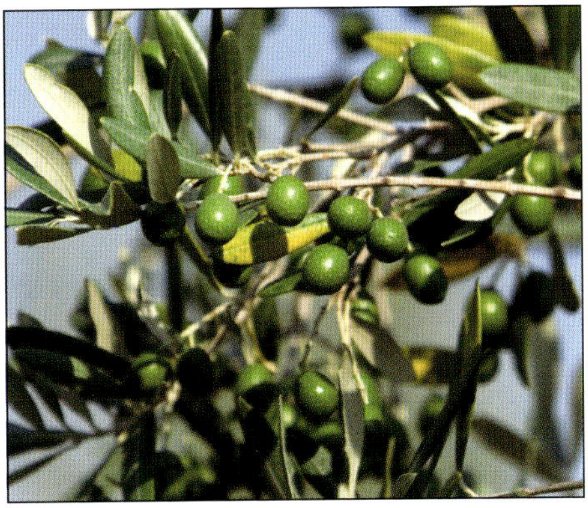

Familie:
Oleaceae

Pflanzenteile:
unreife Frucht

Humorale Qualität:
kühlend 1°, wärmend 1°, trocknend 1°, befeuchtend/nährend 1–2°

Geschmack:
bitter, sauer, süss

TEN-Wirkungen mit Prioritäten und Indikationen

1 **Trocknen und wärmen**
Cholesterinwerte erhöht

1 **Befeuchten / nähren und wärmen**
Gallenflussstau, Gallenblasenträgheit, Gallensteine, Magensäuremangel, Appetitlosigkeit

2 **Befeuchten / nähren und kühlen**
Säftemangel, Trockenheit, Durst, Heiserkeit, Husten trocken, Blut im Sputum, Dickdarmtrockenheit

3 **Schärfen ausleiten und kühlen**
Toxine, Geschwür

Kontraindikationen und sonstige Hinweise

In ihrem natürlichen Zustand sind Oliven hart und bitter. Zur Reduzierung des Bitterstoffgehaltes müssen Oliven vorbehandelt werden. Dazu wurden verschiedene Verfahren entwickelt: Fermentation in Salzlake, in Wasser oder Kochsalzlösung einlegen, Vorbehandlung mit verdünnter Natronlauge, Milchfermentation in Salzlake. Durch diese Verfahren enthalten die Oliven sehr viel Natrium. Je bitterer die Olive ist, desto stärker ist ihre Wirkung in Bezug auf: antioxydative Aktivität, die Hemmung der Thrombozytenaggregation, gefässerweiternd und Blutdruck senkend.

Quellen E.I.2005, F.B.1992, P.R.(N2)2001, S.F.2004, S.U.2004, AG.-D/ZTCM/3-2005b, K.K./NZZ/14-4-2004, Sch.H./E-U/48(2001)12

Olive, schwarz

Ölbaum
Olea europaea

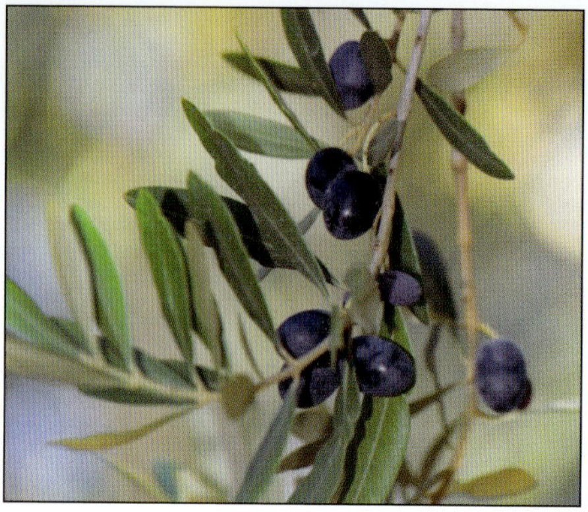

Familie:
Oleaceae

Pflanzenteile:
reife Frucht

Humorale Qualität:
kühlend 1°, wärmend 1°, trocknend 1°, befeuchtend/nährend 1–2°

Geschmack:
bitter, süss, sauer

TEN-Wirkungen mit Prioritäten und Indikationen

1 **Trocknen und wärmen**
Cholesterinwerte erhöht

1 **Befeuchten / nähren und wärmen**
Gallenflussstau, Magensäuremangel, Gallenblasenträgheit, Gallensteine, Appetitlosigkeit

2 **Befeuchten / nähren und kühlen**
Säftemangel, Trockenheit, Durst, Heiserkeit, Husten, Blut im Sputum, Stuhltrockenheit, Obstipation, Verstopfung trocken (durch Öle und Ballaststoffe)

3 **Schärfen ausleiten und kühlen**
Toxine, Geschwür

Kontraindikationen und sonstige Hinweise

In ihrem natürlichen Zustand sind Oliven hart und bitter. Zur Reduzierung des Bitterstoffgehaltes müssen Oliven vorbehandelt werden. Dazu wurden verschiedene Verfahren entwickelt: Fermentation in Salzlake, in Wasser oder Kochsalzlösung einlegen, Vorbehandlung mit verdünnter Natronlauge, Milchfermentation in Salzlake. Durch diese Verfahren enthalten die Oliven sehr viel Natrium. Je bitterer die Olive ist, desto stärker ist ihre Wirkung im Bezug auf: antioxydative Aktivität, die Hemmung der Thrombozytenaggregation, gefässerweiternd und Blutdruck senkend.

Quellen E.I.2005, F.B.1992, P.R.(N2)2001, S.F.2004, S.U.2004, A.G.-D/ZTCM/3-2005b, Sch.H./E-U/48(2001)12

Rotwein

Wein, rot
Vitis vinifera und andere Vitis-Arten

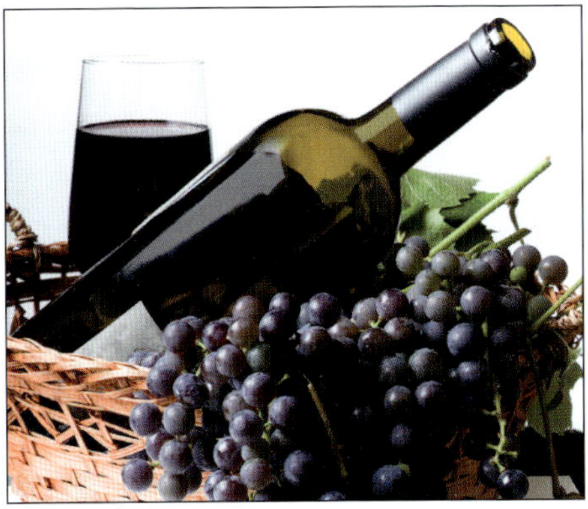

Familie:

Vitaceae

Pflanzenteile:

Früchte

Humorale Qualität:

kühlend 0°, wärmend 3–4°, trocknend 0–1°, befeuchtend/nährend 2°

Geschmack:

bitter, sauer, süss

TEN-Wirkungen mit Prioritäten und Indikationen

1 **Befeuchten / nähren und wärmen**

Lumbago, Rückenschmerzen, Sakrumschmerzen, Knieschmerzen, Kältegefühl, Anämie, Blutmangel (Rotwein mit Dörrbirne), Durchblutungsstörungen, Bauchschmerzen, Dysmenorrhö, Menstruationsblutung schmerzhaft, Thrombose-Prophylaxe, Antriebslosigkeit, Lustlosigkeit, Verdauungsschwäche, Arteriosklerose, Herzerkrankungen, Kreislauferkrankungen, Krebs-Prophylaxe

2 **Trocknen und wärmen**

Cholesterinwerte erhöht

Kontraindikationen und sonstige Hinweise

Bei pathogenem Phlegma und Hitzegefühl. Alkoholische Getränke sind bei Entzündungen, bei Erkrankungen im Verdauungstrakt und bei Krebs ungeeignet.

Quellen E.U.1997, J.B.2000, K.J.2001, P.R.(N1)1999, S.U.2004, Wikipedia, B.H./E-U/47(2000)2, B.H./EU/47(2000)3, Sch.H./E-U/49(2002)9, Sch.H./E-U/50(2003)1, W.B./E-U/48(2001)12, Zz//NHP/10-1998

Salz

Meersalz

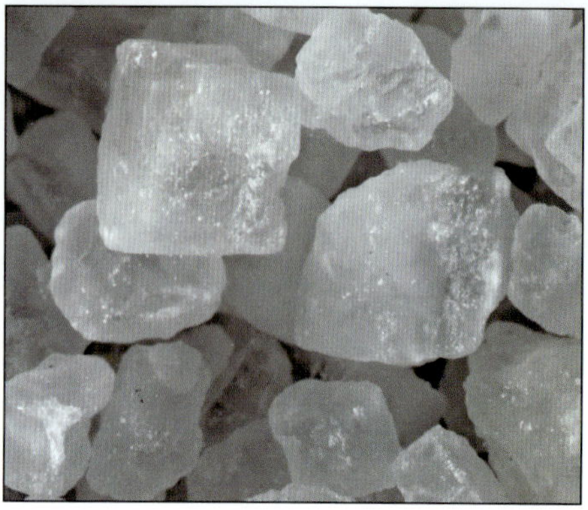

Humorale Qualität:

kühlend 2–3°, wärmend 1–2°, trocknend 2°, befeuchtend/nährend 2°

Geschmack:

salzig

TEN-Wirkungen mit Prioritäten und Indikationen

1 **Befeuchten / nähren und kühlen**

Hautausschlag, Psoriasis, Schuppenflechte, Ekzem, Juckreiz (äusserlich Bäder), Atemwegsverschleimung zähflüssig, Halsschmerzen, Schleim zäh, Rachen verschleimt (Salzwasser gurgeln), Augenrötung, Schleier vor den Augen (Waschungen mit 0.6% NaCl / Salzwasserlösung), Trockenheit, Säftemangel (in geringen Mengen)

1 **Befeuchten / nähren und wärmen**

Niereninsuffizienz, Nierenschwäche (Bad oder Fussbad mit Totem Meer Salz oder mit Basensalz), Lymphknotenverhärtung, Nase verstopft (Nasenspülung), Borkenbildung in der Nase, Wundkruste, Obstipation, Verstopfung, Zahnschmerzen, Geschwür (äusserliche Anwendung), Völlegefühl, Magensäuremangel, Eiweissverdauungsschwäche, Müdigkeit am Morgen, Harnzwang, Verdauungsschwäche

2 **Trocknen und kühlen**

Zahnfleischbluten, Zahnfleischentzündung (mit Meersalz bürsten)

2 **Schärfen ausleiten und kühlen**

Toxine, Eiterung, Pyorrhö, Hautunreinheit (äusserliche Anwendung), Übersäuerung des Körpers, Helicobacter pylori, Fliessschnupfen, Heuschnupfen, Schnupfen, Sinusitis (Nasenspülung; Nasenspray; Emser Salz)

Kontraindikationen und sonstige Hinweise

Bei Ödem, Diabetes insipidus, kochsalzabhängigem Bluthochdruck. Zu hoher Salzkonsum erhöht das Schlaganfallrisiko und das Krebsrisiko. Babies sollen im ersten Lebensjahr keine gesalzenen Speisen bekommen, da es ihre Nieren zu sehr belastet; noch bis zum dritten Lebensjahr sollten die Kleinkinder ausgesprochen salzarm ernährt werden. Salz wirkt innerlich nur in kleinen Mengen therapeutisch, ausser bei Verstopfung. Im Allgmeinen wird zu salzlastig gegessen. Wenn die Speise nach Salz schmeckt, ist bereits unphysiologisch viel Salz darin. Die gesunden Körpersäfte trocknen aus, Bluthochdruck und Ödem können gefördert werden. Weiterhin werden die Nieren belastet. Exzessiver Salzkonsum über längere Zeit führt häufig zur Densensibilisierung der Zellen für Natriumchlorid. Um die Zellen wieder zu sensibilisieren sollte über längere Zeit salzarm gegessen und gleichzeitig mit Schüssler Salz Nr.8 (Natrium chloratum) unterstützt werden. Kritisch muss auch die standardisierte Jodierung und Fluorierung von Kochsalz betrachtet werden.

Quellen C.N.1999, F.B.1992, E.U.1997, J.B.2000, K.J.2001, P.P.1993, S.U.2004, Wikipedia, B.P./NHP/10-97, S.M./G-Med/4-1998, K.H./Nat/6-2002, Zz/H-M/5-1999

Schwarztee

Camellia sinensis (syn. Thea sinensis)

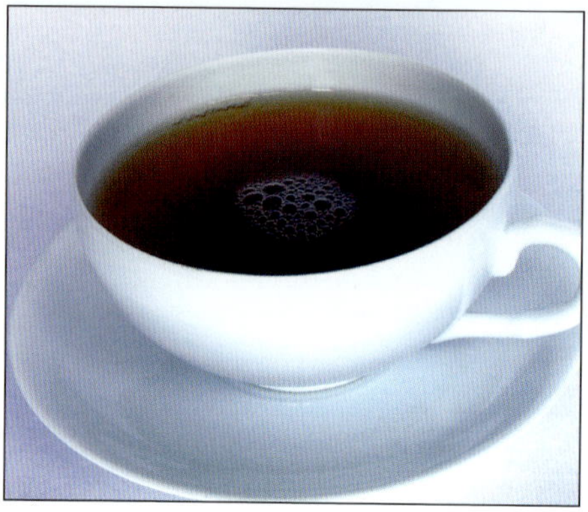

Familie:

Theaceae

Pflanzenteile:

Blätter

Humorale Qualität:

kühlend 1°, wärmend 2°, trocknend 1–2°, befeuchtend/nährend 1°

Geschmack:

bitter

TEN-Wirkungen mit Prioritäten und Indikationen

1 **Schärfen ausleiten und kühlen**

Zystitis, Blasenentzündung, Diarrhö, Durchfall, Dysenterie, Darmentzündung, Stoffwechselschlacken infolge Fleischkonsums, Karzinogenmetaboliten

1 **Befeuchten / nähren und wärmen**

Nephrolithiasis-Prophylaxe, Nierenstein-Prophylaxe, Gallenstein-Prophylaxe, Arteriosklerose-Prophylaxe, Oligurie, Urinieren vermindert, Konzentrationsstörungen, Lernschwäche, Niedergeschlagenheit, Magenschwäche

2 **Trocknen und wärmen**

Cholesterinwerte erhöht

Kontraindikationen und sonstige Hinweise

Bei Trockenheit, Schlafstörungen, Blutmangel. Der kurz gezogene Tee (1–2 Minuten) zeigt vor allem anregende Wirkung auf das Zentralnervensystem und den mentalen Bereich (Koffeinwirkung). Bei dem länger gezogenen Tee (4-8 Minuten) treten die Gerbstoffwirkungen stärker in den Vordergrund.

Quellen E.U.1997, J.B.2000, K.J.2001, O.P.1997, Wikipedia, A.M./N&H/10-1999, C.M./H-M/4-1998, D.S./NHP/71998, F.S./E-U/49(2002)6, H.U./E-U/46(1999)3, S.G./E-U/48(2001)8, Sch.H./E-U/50(2003)1, W.B./EU/48(2001)12, Zz/E-U/50(2003)10, Zz/N&H/10-1997, Zz/NZZ/24-3-04

Sojamilch

Glycine max

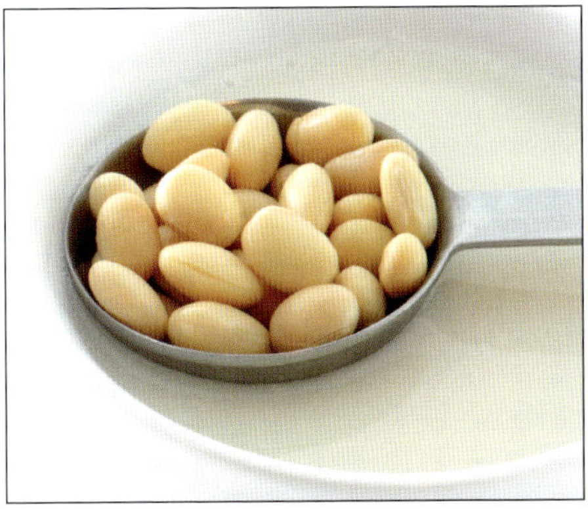

Familie:

Fabaceae

Pflanzenteile:

Sojabohne, Wasser

Humorale Qualität:

kühlend 2°, wärmend 2–3°, trocknend 1–2°, befeuchtend/nährend 2–3°

Geschmack:

süss

TEN-Wirkungen mit Prioritäten und Indikationen

1 Befeuchten / nähren und wärmen

Nachtschweiss, Osteoporose, Knochenschwund, Gewichtsverlust, Untergewicht, Präeklampsie leichte Form, Herzinfarkt-Prophylaxe, Herzkreislauf-Prophylaxe, Tinnitus, Schwindel, Krebs-Prophylaxe, Arteriosklerose, Appetitlosigkeit, Verdauungsschwäche (zu Brei gekocht), Anämie, Blutmangel, Laktationsmangel, Milchbildungsmangel, Haarausfall, Oligurie, Urinieren vermindert, Hormonschwankung, PMS, Prämenstruelles Syndrom, Menstruationsblutung verfrüht, Menstruationszyklusschwankung, Brustkrebs-Prophylaxe, Prostatakrebs-Prophylaxe, Thrombose-Prophylaxe, Schwangerschaftshypertonie (täglich 2 Liter Sojamilch mit 200 g Vollrohrzucker über 2–4 Tage hinweg einnehmen)

1 Befeuchten / nähren und kühlen

Trockenheit, Husten trocken, Kurzatmigkeit, Asthma, Atmung keuchend (Sojamilch mit Malz), Stimmverlust, Heiserkeit, Haut trocken, Haut rissig, Durst, Nachmittagsfieber, Dickdarmtrockenheit, Wechseljahrbeschwerden, Klimakterium, Menopausensyndrom, Hitzewallungen, Schleim zäh

1 Schärfe ausleiten und kühlen

Pertussis, Keuchhusten, Husten mit gelbem Schleim, Infekt nicht ausgeheilt, Entzündung, Zystitis, Blasenentzündung, Nephritis, Nierenentzündung, Pyelitis, Pyelonephritis, Nierenbeckenentzündung, Strangurie, Harndrang schmerzhaft, Dysurie, Urinieren erschwert, Urinieren schmerzhaft, Urin brennend, Magengeschwür, Toxine, Schwefelbelastung, Schwefelempfindlichkeit, Alkoholabusus, Kinderkrankheiten

2 Trocknen und wärmen

Cholesterinwerte erhöht, Cholesterin LDL senkend, Cholesterin HDL erhöhend, Bronchitis chronisch, Husten chronisch, Schwangerschaftsödeme, Gedunsenheit

3 Trocknen und kühlen

Leukorrhö, Ausfluss

▶

◀

Kontraindikationen und sonstige Hinweise

Bei Soja-Allergie. Für Babies und Kleinkindern unter 3 Jahren ist Sojamilch ungeeignet.

Quellen A.L.2005, F.B.1992, E.U.1997, M.F.2004, P.P.1993, P.R.(N1)2001, S.U.2004, Y.S.2003, Wikipedia,, F.S./EU/47(2000)4, F.S./E-U/49(2002)3, K.S./E-U/50(2003)6, M.C./E-U/48(2001)5, S.G./E-U/48(2001)7, Sch.B./E-U/49(2002)7, W.B./E-U/48(2001)6, Zz/ZTCM/4-2005

Tamari

Sojasauce
Glycine max

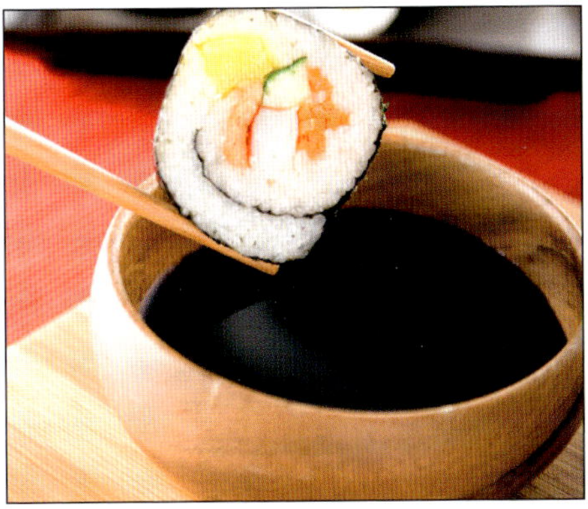

Familie:

Fabaceae

Humorale Qualität:

kühlend 2°, wärmend 2–3°, trocknend 1–2°, befeuchtend/nährend 2–3°

Geschmack:

salzig

TEN-Wirkungen mit Prioritäten und Indikationen

1 **Befeuchten / nähren und wärmen**

Schwellung (in Suppe einnehmen), Appetitlosigkeit, Übelkeit, Verdauungsschwäche, Magensäuremangel, Herzmuskelschwäche, Hypertonie-Prophylaxe, Bluthochdruck-Prophylaxe, Arteriosklerose-Prophylaxe, Abwehrschwäche, Infektanfälligkeit, Immunschwäche, Darmflorastörungen, Perniziöse Anämie, Blutmangel, Verhärtung, Krebs-Prophylaxe (in kleinen Mengen einnehmen)

1 **Trocknen und wärmen**

Cholesterinwerte erhöht, Adipositas, Übergewicht (in kleinen Mengen einnehmen)

2 **Befeuchten / nähren und kühlen**

Hitzegefühle, Unruhe, Trockenheit (in kleinen Mengen einnehmen)

2 **Schärfen ausleiten und kühlen**

Toxine, Fleischvergiftung, Fischvergiftung, Pilzvergiftung leicht, Nikotinbelastung, Umweltgiftbelastung, Schwermetallbelastung, radioaktive Belastung, Alkoholabusus, Alkoholkater, Wunde, Übersäuerung des Körpers

Kontraindikationen und sonstige Hinweise

Die hier besprochene Sojasauce bezieht sich auf mikrobiell fermentierte Sojasaucen, die ausschliesslich auf Sojabohnen basiert. Sie wird in einem mehrmonatigen Verfahren hergestellt. Damit grenzen wir uns deutlich von Sojasaucen ab, die in einem Schnellverfahren chemisch über säurekatalysierte Hydrolyse hergestellt wird. Dabei werden Stoffe zur Beeinflussung von Geschmack, Farbe und zur Konservierung zugesetzt. Diesen Produkten fehlt nicht nur die ernährungsphysiologisch erwünschte Fermentation. Es können darüber hinaus auch hochgiftige Stoffe entstehen. So wurde beispielsweise 2001 in einer Reihe von industriell hergestellten Sojasaucen das gentoxische Karzinogen sowie Leber und Nieren schädigende Propylchloriden gefunden.

Quellen B.J.1992, C.N.1999, E.U.1997, K.J.2001, P.P.1993, P.R.(N1)2001, S.U.2004, TSN.2002, Wikipedia, H.W./Nat/10-2001

Tofu

Soja-Käse
Glycine max

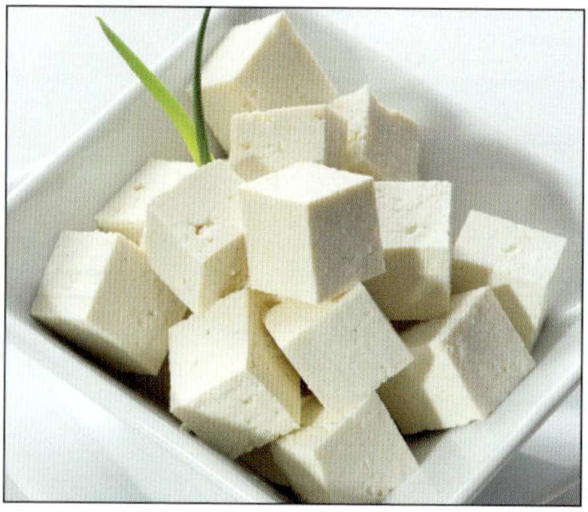

Familie:

Fabaceae

Pflanzenteile:

Sojabohne

Humorale Qualität:

kühlend 2°, wärmend 2°, trocknend 1–2°, befeuchtend/nährend 2–3°

Geschmack:

süss

TEN-Wirkungen mit Prioritäten und Indikationen

1 **Befeuchten / nähren und wärmen**

Untergewicht, Osteoporose, Knochenschwund, Pankreasfunktionsschwäche, Diabetes mellitus, Appetitlosigkeit, Kraftlosigkeit, Brustkrebs-Prophylaxe, Prostatakrebs-Prophylaxe, Dickdarmkrebs-Prophylaxe, Anämie, Blutmangel, Laktationsmangel, Milchbildungsmangel, Arteriosklerose, Herzkranzgefässerkrankungen, Hormonschwankung, PMS, Prämenstruelles Syndrom, Menopause, Zyklusschwankungen, Thrombose-Prophylaxe, Rheuma, Gicht

1 **Befeuchten / nähren und kühlen**

Trockenheit, Kurzatmigkeit, Husten trocken, Asthma, Hitzegefühle, Zunge gerötet, Gesichtsrötung, Bluthochdruck, Hypertonie (Tofu roh)

1 **Trocknen und wärmen**

Cholesterinwerte erhöht, Cholesterin LDL senkend, Cholesterin HDL erhöhend

2 **Schärfe ausleiten und kühlen**

Gastritis, Magenschleimhautentzündung (Tofu mit Petersilie mischen und morgens essen), Konjunktivitis, Bindehautentzündung, Toxine, Schwefelbelastung, Schwefelempfindlichkeit, Alkoholabusus, Amöbenruhr

3 **Trocknen und kühlen**

Darmblutung

Kontraindikationen und sonstige Hinweise

Bei Soja-Allergie. Patienten mit Kälte der Kochung müssen Tofu mit wärmenden Kräutern anreichern und gut kochen. Tofu maximal 2 Mal pro Woche essen. Übermässiger Konsum von Tofu kann die Nieren schädigen (Nieren-Adrenalinschwäche, Ausfallen und Ergrauen der Haare, Impotenz, Frigidität, Verweiblichung von Männern)

Quellen C.N.1999, F.B.1992, E.U.1997, P.P.1993, S.U.2004, Wikipedia, F.S./E-U/47(2000)4, K.S./E-U/50(2003)6)

Wasser

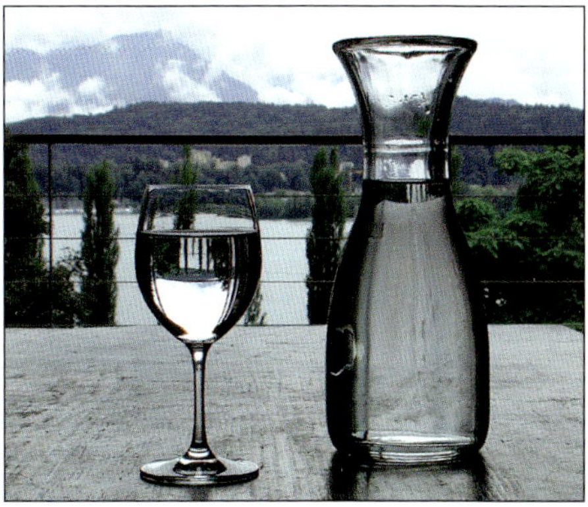

Humorale Qualität:

kühlend 2°, wärmend 1°, trocknend 0–1°, befeuchtend/nährend 2–3°

Geschmack:

neutral

TEN-Wirkungen mit Prioritäten und Indikationen

1 **Befeuchten / nähren und kühlen**

Trockenheit, Säftemangel, Dehydrierung chronisch, Mundtrockenheit, Stuhltrockenheit, Durst, Nervenfunktionsstörungen

1 **Befeuchten / nähren und wärmen**

Verdauungsbeschwerden, Schmerzen, Krankheiten chronisch, Schwangerschaftsübelkeit, Stoffwechselerkrankungen, Verdauungsbeschwerden

2 **Schärfen ausleiten und kühlen**

Sodbrennen, Gastritis, Dyspepsie, Duodenitis, Geschwürneigung, Magengeschwür (Wasserkur), Toxine, Vergiftung

Kontraindikationen und sonstige Hinweise

Bei Kälte der Kochung soll das Wasser abgekocht und warm getrunken werden.

Quellen P.R.(N1)1999, B.F./N&H/3-1998, H.U./H-M/1-1999

Definition von Erkrankungen und Symptomen in der TEN

Fachbegriff	Diagnose	Therapieprinzip
Adipositas	feucht / kalt	trocknen / wärmen
Abgeschlagenheit	siehe Müdigkeit	
Abszess	Schärfen feucht / kalt	Schärfen ausleiten und kühlen trocknen / wärmen
Abwehrschwäche	siehe Immunschwäche	
Agression	trocken / kalt trocken / warm	befeuchten / nähren und wärmen befeuchten / nähren und kühlen
Akne diverse Formen	feucht / warm feucht / kalt Schärfen	trocknen / kühlen trocknen / wärmen Schärfen ausleiten und kühlen
Albuminurie	feucht / warm, z.B. Überproduktion von Albumin in der Leber feucht / kalt, chronischer Zustand Schärfen, bei Nierenentzündung kalt / trocken, bei Niereninsuffizienz	trocknen / kühlen trocknen / wärmen Schärfen ausleiten und kühlen befeuchten / nähren und wärmen
Alkoholabusus	Schärfen	Schärfen ausleiten und kühlen
Altsheimer	trocken / kalt	befeuchten / nähren und wärmen
Amenorrhö	trocken / kalt	befeuchten / nähren und wärmen
Analfissur	Schärfen feucht / warm	Schärfen ausleiten und kühlen trocknen / kühlen
Anämie	trocken / kalt	befeuchten / nähren und wärmen
Angina pectoris	trocken / kalt	befeuchten / nähren und wärmen
Angina tonsillaris	Schärfen trocken / warm	Schärfen ausleiten und kühlen befeuchten / nähren und kühlen
Angiopathie	trocken / kalt	befeuchten / nähren und wärmen
Angst	trocken / warm, Choleriker neigt zu Jobangst trocken / kalt, Melancholiker neigt zu Zukunftsangst	befeuchten / nähren und kühlen befeuchten / nähren und wärmen
Anorexie	trocken / kalt, Verlust von Körper-substanz	befeuchten / nähren und wärmen
Anurie	trocken / kalt	befeuchten / nähren und wärmen
Aphte	trocken / warm trocken / kalt	befeuchten / nähren und kühlen befeuchten / nähren und wärmen
Apoplexie	trocken / kalt	befeuchten / nähren und wärmen
Appetitlosigkeit	siehe Inappetenz	
Ärger	trocken / kalt trocken / warm	befeuchten / nähren und wärmen befeuchten / nähren und kühlen
Arterienverengung	trocken / kalt	befeuchten / nähren und wärmen
Arterienverkalkung	siehe Arteriosklerose	
Arteriosklerose	kalt / trocken	befeuchten / nähren und wärmen
Arteriosklerose-Prophylaxe	trocken / kalt	befeuchten / nähren und wärmen

Fachbegriff	Diagnose	Therapieprinzip
Arthritis akut (2. Stadium)	trocken / warm Schärfen	befeuchten / nähren und kühlen Schärfen ausleiten und kühlen
Arthritis chronisch (3. Stadium)	trocken / kalt	befeuchten / nähren und wärmen
Arthrose (1. Stadium, Zustand vor Arthritis)	kalt / trocken	befeuchten / nähren und wärmen
Askaridiasis	Parasiten	Parasiten eliminieren
Asthma bronchiale	trocken / kalt trocken / warm Schärfen feucht / kalt	befeuchten / nähren und wärmen befeuchten / nähren und kühlen Schärfen ausleiten trocknen / wärmen
Aszites	feucht / kalt	trocknen / wärmen
Atemwegsinfekt	Schärfen	Schärfen ausleiten und kühlen
Atemwegsverschleimung	trocken / warm feucht / kalt	befeuchten / nähren und kühlen trocknen / wärmen
Atmung rasselnd	Schärfen	Schärfen ausleiten und kühlen
atopisches Ekzem	siehe Neurodermitis	
Aufstossen saures	siehe Reflux	
Augen geschwollen	trocken / warm	befeuchten / nähren und kühlen
Augenlinsentrübung	siehe Katarakt	
Augenrötung	trocken / warm	befeuchten / nähren und kühlen
Augentrockenheit	trocken / kalt trocken / warm	befeuchten / nähren und wärmen befeuchten / nähren und kühlen
Ausfluss vermehrt	siehe Leukorrhö	
Auswurf eitrig	Schärfen	Schärfen ausleiten und kühlen
Auszehrung	trocken / kalt	befeuchten / nähren und wärmen
Autismus	trocken / kalt	befeuchten / nähren und wärmen
Autoimmunerkrankung	trocken / kalt	befeuchten / nähren und wärmen
Bandscheibenschwäche	trocken / kalt	befeuchten / nähren und wärmen
Bauchkrämpfe	trocken / kalt, Schwäche der Kochung	befeuchten / nähren und wärmen
Bauchwassersucht	siehe Aszites	
Belastung körperlich	trocken / kalt	befeuchten / nähren und wärmen
Benommenheit	kalt / trocken	befeuchten / nähren und wärmen
Besenreiser	trocken / kalt	befeuchten / nähren und wärmen
Bettnässen	siehe Enuresis	
Bewegungseinschränkung	trocken / kalt	befeuchten / nähren und wärmen
Bewusstseinstrübung	kalt / trocken	befeuchten / nähren und wärmen
Bindegewebeschwäche	trocken / kalt	befeuchten / nähren und wärmen
Bindehautentzündung	siehe Konjunktivitis	
Blähungen mit Windabgang	siehe Flatulenz	

Fachbegriff	Diagnose	Therapieprinzip
Blähungen ohne Windabgang	siehe Meteorismus	
Blasenentzündung akut	siehe Zystitis akut	
Blasenentzündung chronisch	siehe Zystitis chronisch	
Blasenschwäche	siehe Harninkontinenz	
Blässe	trocken / kalt	befeuchten / nähren und wärmen
Blaue Flecken	siehe Hämatom	
Bleibelastung	siehe Schwermetallbelastung	
Blut im Sputum	trocken / warm feucht / warm	befeuchten / nähren und kühlen trocknen / kühlen
Blut im Urin	siehe Hämaturie	
Bluterbrechen	siehe Hämatemesis	
Bluterguss	siehe Hämatom	
Blutfettwerte erhöht	feucht / kalt	trocknen / wärmen
Blutgefässe brüchig	trocken / kalt	befeuchten / nähren und wärmen
Blutgerinnungsneigung	siehe Hämatokritwert erhöht	
Bluthochdruck	siehe Hypertonie	
Blutmangel	siehe Anämie	
Bluttiefdruck	siehe Hypotonie	
Blutungen	siehe Hämorrhagie	
Blutzuckerspiegel erhöht	siehe Hyperglykämie	
Brechreiz	feucht / kalt trocken / kalt	trocknen / wärmen befeuchten / nähren und wärmen
Bronchialkatarrh	feucht / kalt Schärfen	trocknen / wärmen Schärfen ausleiten und kühlen
Bronchitis akut	feucht / warm Schärfen	trocknen / kühlen Schärfen ausleiten und kühlen
Bronchitis chronisch	feucht / kalt trocken / kalt	trocknen / wärmen befeuchten / nähren und wärmen
Brustdrüsenentzündung	trocken / kalt	befeuchten / nähren und wärmen
Brustenge	siehe Angina pectoris	
Brustknoten	feucht / kalt	trocknen / wärmen
BWS-Syndrom	trocken / warm	befeuchten / nährend und kühlen
Candida albicans	Schärfen	Schärfen ausleiten und kühlen
Cellulite	trocken / kalt feucht / warm feucht / kalt	befeuchten / nähren und wärmen trocknen / kühlen trocken / wärmen
Cephalgie	trocken / warm trocken / kalt feucht / warm Schärfen	befeuchten / nähren und kühlen befeuchten / nähren und wärmen trocknen / kühlen Schärfen ausleiten und kühlen

Fachbegriff	Diagnose	Therapieprinzip
Cholelithiasis	trocken / kalt	befeuchten / nähren und wärmen
Cholesterinwerte erhöht	siehe Hyperlipidämie	
Cholezystitis	Schärfen	Schärfen ausleiten und kühlen
Colitis ulcerosa	warm / trocken Schärfen	befeuchten / nähren und kühlen Schärfen ausleiten und kühlen
Colon irritabile	trocken / kalt trocken / warm Schärfen	befeuchten / nähren und wärmen befeuchten / nähren und kühlen Schärfen ausleiten und kühlen
Darmblutung	feucht / warm	trocknen / kühlen
Darmblutung aus Darmentzündung	Schärfen	Schärfen ausleiten und kühlen
Darmentzündung	siehe Colitis	
Darmentzündungs-Prophylaxe	trocken / kalt	befeuchten / nähren und wärmen
Darmerschlaffung	siehe Verdauung verlangsamt	
Darmflorastörungen	trocken / kalt	befeuchten / nähren und wärmen
Darminfekt	siehe Gastroenteritis	
Darmperistaltik verlangsamt	siehe Verdauung verlangsamt	
Darmschleimhautentzündung	Schärfen trocken / warm	Schärfen ausleiten und kühlen befeuchten / nähren und kühlen
Depression	trocken / kalt trocken / warm	befeuchten / nähren und wärmen befeuchten / nähren und kühlen
depressive Verstimmungen	siehe Depression	
Dermatitis	feucht / warm trocken / warm Schärfen	trocknen / kühlen befeuchten / nähren und kühlen Schärfen ausleiten und kühlen
Desorientiertheit	trocken / kalt	befeuchten / nähren und wärmen
Diabetes mellitus	kalt / trocken	befeuchten / nähren und wärmen
Diarrhö	Schärfen feucht / warm feucht / kalt trocken / kalt	Schärfen ausleiten und kühlen trocknen / kühlen trocknen / wärmen befeuchten / nähren und wärmen
Dickdarmentzündung	Schärfen	Schärfen ausleiten und kühlen
Dickdarmkrebs-Prophylaxe	trocken / kalt	befeuchten / nähren und wärmen
Dickdarmtrockenheit	trocken / warm	befeuchten / nähren und kühlen
Drehschwindel	siehe Vertigo	
Drogenentzug	Schärfen	Schärfen ausleiten und kühlen
Drüsenentzündung	Schärfen	Schärfen ausleiten und kühlen
Durchblutungsstörung	trocken / kalt	befeuchten / nähren und wärmen
Durchfall	siehe Diarrhö	
Durst	trocken / warm trocken / kalt	befeuchten / nähren und kühlen befeuchten / nähren und wärmen

Fachbegriff	Diagnose	Therapieprinzip
Dysenterie	trocken / warm Schärfen	befeuchten / nähren und kühlen Schärfen ausleiten und kühlen
Dysmenorrhö	trocken / kalt feucht / kalt	befeuchten / nähren und wärmen trocknen / wärmen
Dyspepsie	Schärfen trocken / kalt	Schärfen ausleiten und kühlen befeuchten / nähren und wärmen
Dysurie	Schärfen trocken / warm trocken / kalt feucht / kalt feucht / warm	Schärfen ausleiten und kühlen befeuchten / nähren und kühlen befeuchten / nähren und wärmen trocknen / wärmen trocknen / kühlen
Eiweiss im Urin	siehe Albuminurie	
Eiweissverdauungsschwäche	feucht / kalt trocken / kalt	trocknen / wärmen befeuchten / nähren und wärmen
Ejakulation vorzeitig	trocken / kalt	befeuchten / nähren und wärmen
Ekzem gerötet	trocken / warm	befeuchten / nähren und kühlen
Ekzem juckend	trocken / warm	befeuchten / nähren und kühlen
Ekzem nässendes	siehe Dermatitis	
Ekzem trocken	trocken / warm	befeuchten / nähren und kühlen
Emesis	Schärfen feucht / warm, durch Überessen feucht / kalt, durch zuviel Phlegma trocken / kalt, wenn Verdauungssäfte fehlen	Schärfen ausleiten und kühlen trocknen / kühlen trocknen / wärmen befeuchten / nähren und wärmen
Endometriose	feucht / kalt	trocknen / wärmen
Energiemangel	siehe Müdigkeit	
Enteritis	siehe Gastroenteritis	
entzündliche Darmerkrankungen	siehe Morbus Crohn und Colitis ulcerosa	
Entzündung	Schärfen	Schärfen ausleiten und kühlen
Enuresis	feucht / warm feucht / kalt trocken / kalt	trocknen / kühlen trocknen / wärmen befeuchten / nähren und wärmen
Epilepsie	trocken / warm trocken / kalt	befeuchten / nähren und kühlen befeuchten / nähren und wärmen
Epistaxis	Schärfen feucht / warm feucht / kalt trocken / warm	Schärfen ausleiten und kühlen trocknen / kühlen trocknen / wärmen befeuchten / nähren und kühlen
Erbrechen	siehe Emesis	
Erkältung	Schärfen feucht / kalt	Schärfen ausleiten und kühlen trocknen / wärmen
Erschöpfung	siehe Kraftlosigkeit	

Fachbegriff	Diagnose	Therapieprinzip
Erysipel	Schärfen	Schärfen ausleiten und kühlen
Exanthembildung fördernd	Schärfen	Schärfen ausleiten und kühlen
Fallsucht	siehe Epilepsie	
Fehlgeburtneigung	trocken / kalt	befeuchten / nähren und wärmen
Fetus unruhig	trocken / warm	befeuchten / nähren und kühlen
Fieber	Schärfen trocken / warm	Schärfen ausleiten und kühlen befeuchten / nähren und kühlen
Fisteln	Schärfen	Schärfen ausleiten und kühlen
Flatulenz	kalt / trocken feucht / kalt	befeuchten / nähren und wärmen trocknen / wärmen
Frostbeulen	trocken / kalt	befeuchten / nähren und wärmen
Furunkel	Schärfen	Schärfen ausleiten und kühlen
Gallenblasenentzündung	siehe Cholezystitis	
Gallenflussstau	trocken / kalt	befeuchten / nähren und wärmen
Gallenkolik	trocken / kalt	befeuchten / nähren und wärmen
Gallensteine	siehe Cholelithiasis	
Gallenstein-Prophylaxe	trocken / kalt	befeuchten / nähren und wärmen
Gastralgie	trocken / kalt trocken / warm Schärfen	befeuchten / nähren und wärmen befeuchten / nähren und kühlen Schärfen ausleiten und kühlen
Gastritis	Schärfen trocken / warm trocken / kalt	Schärfen ausleiten und kühlen befeuchten / nähren und kühlen befeuchten / nähren und wärmen
Gastroenteritis	Schärfen	Schärfen ausleiten und kühlen
Gastroptose	trocken / kalt	befeuchten / nähren und wärmen
Gedächtnisschwäche	trocken / kalt, das Hirn ist das Kardinalorgan vom Phlegma, bei schlechter Kochung entsteht kein gutes Phlegma	befeuchten / nähren und wärmen
Gedunsenheit	trocken / kalt feucht / kalt	befeuchten / nähren und wärmen trocknen / wärmen
Gelbsucht	siehe Ikterus	
Gelenkentzündung	trocken / warm trocken / kalt Schärfen feucht / warm	befeuchten / nähren und kühlen befeuchten / nähren und wärmen Schärfen ausleiten und kühlen trocknen / kühlen
Gelenkrheumatismus	siehe Arthrose, Arthritis akut und chronisch	
Gelenkschmerzen	trocken / kalt	befeuchten / nähren und wärmen
Geschwulst	trocken / kalt	befeuchten / nähren und wärmen
Geschwür (allg.)	Schärfen trocken / kalt	Schärfen ausleiten und kühlen befeuchten / nähren und wärmen

Fachbegriff	Diagnose	Therapieprinzip
Gesichtsschmerz	siehe Trigeminusneuralgie	
Gicht	siehe Urikopathie akut und chronisch	
Gingivitis	trocken / warm	befeuchten / nähren und kühlen
Glaukom	trocken / kalt	befeuchten / nähren und wärmen
Gliederschwäche	trocken / kalt	befeuchten / nähren und wärmen
Glomerulonephritis	trocken / kalt	befeuchten / nähren und wärmen
Grüner Star	siehe Glaukom	
Gürtelrose	siehe Herpes zoster	
Haarausfall	trocken / kalt	befeuchten / nähren und wärmen
Haare brüchig	trocken / kalt	befeuchten / nähren und wärmen
Haare glanzlos	trocken / kalt	befeuchten / nähren und wärmen
Haare spröde	trocken / kalt	befeuchten / nähren und wärmen
Haare trocken	trocken / kalt	befeuchten / nähren und kühlen
Haarschuppen	trocken / kalt	befeuchten / nähren und wärmen
Halsentzündung akut	trocken / warm Schärfen	befeuchten / nähren und kühlen Schärfen ausleiten und kühlen
Halsentzündung chronisch	trocken / kalt	befeuchten / nähren und wärmen
Halsschmerzen	trocken / warm	befeuchten / nähren und kühlen
Halstrockenheit	trocken / warm trocken / kalt	befeuchten / nähren und kühlen befeuchten / nähren und wärmen
Hämatemesis	trocken / warm feucht / warm feucht / kalt Schärfen	befeuchten / nährend und kühlen trocknen / kühlen trocknen / wärmen Schärfen
Hämatokritwert erhöht	trocken / kalt	befeuchten / nähren und wärmen
Hämatom	trocken / kalt	befeuchten / nähren und wärmen
Hämaturie durch Zystitis	Schärfen feucht / warm	Schärfen ausleiten und kühlen trocknen / kühlen
Hämorrhagie	feucht / kalt feucht / warm	trocknen / wärmen trocknen / kühlen
Hämorrhoiden blutende	feucht / kalt feucht / warm	trocknen / wärmen trocknen / kühlen
Hämorrhoiden nicht blutende	trocken / kalt feucht / warm	befeuchten / nähren und wärmen trocknen / kühlen
Harninkontinenz	kalt / trocken feucht / warm	befeuchten / nähren und wärmen trocknen / kühlen
Harnsäurewerte erhöht	trocken / warm Schärfen feucht / warm feucht / kalt	befeuchten / nähren und kühlen Schärfen ausleiten und kühlen trocknen / kühlen trocknen / wärmen
Harnverhalten	siehe Anurie	

Fachbegriff	Diagnose	Therapieprinzip
Harnwegsinfekt	Schärfen	Schärfen ausleiten und kühlen
Haut faltig	trocken / warm	befeuchten / nähren und kühlen
Haut rau	trocken / kalt trocken / warm	befeuchten / nähren und wärmen befeuchten / nähren und kühlen
Haut rissig	trocken / warm trocken / kalt	befeuchten / nähren und kühlen befeuchten / nähren und wärmen
Haut schuppig	trocken / warm	befeuchten / nähren und kühlen
Haut trocken	trocken / kalt trocken / warm	befeuchten / nähren und wärmen befeuchten / nähren und kühlen
Haut welk	trocken / kalt trocken / warm	befeuchten / nähren und wärmen befeuchten / nähren und kühlen
Hautalterung vorzeitig	trocken / kalt trocken / warm	befeuchten / nähren und wärmen befeuchten / nähren und kühlen
Hautgeschwür	Schärfen	Schärfen ausleiten und kühlen
Heiserkeit	trocken / warm Schärfen	befeuchten / nähren und kühlen Schärfen ausleiten und kühlen
Hepatitis akut	Schärfen	Schärfen ausleiten und kühlen
Hepatitis chronisch	Schärfen	Schärfen ausleiten und kühlen
Herpes zoster	Schärfen	Schärfen ausleiten und kühlen
Herzerkrankungs-Prophylaxe	trocken / kalt	befeuchten / nähren und wärmen
Herzinsuffizienz	kalt / trocken	befeuchten / nähren und wärmen
Herzklopfen	siehe Palpitationen	
Herzrhythmusstörungen	trocken / warm trocken / kalt	befeuchten / nähren und kühlen befeuchten / nähren und wärmen
Heuschnupfen	feucht / kalt Schärfen trocken / warm	trocknen / wärmen Schärfen ausleiten und kühlen befeuchten / nähren und kühlen
Hexenschuss	siehe Lumbago	
Hodenschwellung	feucht / kalt	trocknen / wärmen
Hornhauttrübung	trocken / kalt	befeuchten / nähren und wärmen
Hüftschmerzen	trocken / kalt	befeuchten / nähren und wärmen
Husten chronisch	feucht / kalt	trocknen / wärmen
Husten kraftlos	trocken / kalt	befeuchten / nähren und wärmen
Husten mit gelbem Schleim	Schärfen	Schärfen ausleiten und kühlen
Husten mit grün-blutigem Schleim	Schärfen	Schärfen ausleiten und kühlen
Husten mit Schleim	feucht / kalt Schärfen	trocknen / wärmen Schärfen ausleiten und kühlen
Husten mit weissem Schleim	feucht / kalt	trocknen / wärmen
Husten mit zähem Schleim	trocken / warm feucht / kalt	befeuchten / nähren und kühlen trocknen / wärmen

Fachbegriff	Diagnose	Therapieprinzip
Husten trocken	trocken / warm trocken / kalt	befeuchten / nähren und kühlen befeuchten / nähren und wärmen
Husten unproduktiv	trocken / warm	befeuchten / nähren und kühlen
Hustenkrampf	trocken / kalt	befeuchten / nähren und wärmen
Hustenreiz	trocken / warm trocken / kalt	befeuchten / nähren und kühlen befeuchten / nähren und wärmen
HWS-Syndrom	trocken / warm	befeuchten / nährend und kühlen
Hydrops	feucht / kalt trocken / kalt	trocknen / wärmen befeuchten / nähren und wärmen
Hyperacidität	trocken / warm	befeuchten / nähren und kühlen
Hyperaktivität	trocken / warm	befeuchten / nähren und kühlen
Hyperglyämie	trocken / kalt	befeuchten / nähren und wärmen
Hyperhidrosis	feucht / warm	trocknen / kühlen
Hyperlipidämie	feucht / kalt	trocknen / wärmen
Hypermenorrhö	feucht / kalt feucht / warm	trocknen / wärmen trocknen / kühlen
Hyperthyreose	trocken / warm trocken / kalt	befeuchten / nähren und kühlen befeuchten / nähren und wärmen
Hypertonie	Schärfen, gelbgallig feucht / kalt, zu viel Phlegma, Blutgefässe können sich nicht ausdehnen feucht / warm, Plethora – zu viel Sanguis und zu viel Hitze durch z.B. starke Emotionen, Folge davon wäre dann kalt-trocken trocken / kalt, schwarzgallig trocken / warm	Schärfen ausleiten und kühlen trocknen / wärmen trocknen / kühlen befeuchten / nähren und wärmen befeuchten / nähren und kühlen
Hypoacidität	trocken / kalt	befeuchten / nähren und wärmen
Hypochondriumschmerzen	trocken / kalt	befeuchten / nähren und wärmen
Hypoglykämie	trocken / kalt	befeuchten / nähren und wärmen
Hypothyreose	trocken / kalt	befeuchten / nähren und wärmen
Hypotonie	trocken / kalt	befeuchten / nähren und wärmen
Ikterus mit Hepatitis	Schärfen	Schärfen ausleiten und kühlen
Ikterus ohne Hepatitis	trocken / warm trocken / kalt, schwarzgallig durch verbrannte Gelbgalle Schärfen	befeuchten / nähren und kühlen befeuchten / nähren und wärmen Schärfen ausleiten und kühlen
Immunschwäche	trocken / kalt	befeuchten / nähren und wärmen
Impotenz	trocken / kalt	befeuchten / nähren und wärmen

Fachbegriff	Diagnose	Therapieprinzip
Inappetenz	trocken / kalt, fehlende Wärme der 2. Kochung	befeuchten / nähren und wärmen
	trocken / warm, Appetitlosigkeit durch Hitze der Leber (Choleraentwicklung)	befeuchten / nähren und kühlen
	feucht / kalt, Appetitlosigkeit durch Eiweissverdauungsschwäche	trocknen / wärmen
Infekt chronisch	trocken / kalt	befeuchten / nähren und wärmen
	Schärfen	Schärfen ausleiten und kühlen
Infektanfälligkeit	siehe Immunschwäche	
Infertilität	trocken / kalt	befeuchten / nähren und wärmen
Insomnia	trocken / kalt	befeuchten / nähren und wärmen
	trocken / warm	befeuchten /nähren und kühlen
Ischialgie	trocken / kalt	befeuchten / nähren und wärmen
Ischiasschmerzen	siehe Ischialgie	
Kaffeeunverträglichkeit	trocken / warm, zeigt sich mit Nervosität, Unruhe, leichter Übelkeit, Überdrehtheit, bis hin zu zittern	befeuchten / nähren und kühlen
Karbunkel	Schärfen	Schärfen ausleiten und kühlen
Katarakt	trocken / kalt	befeuchten / nähren und wärmen
Keuchhusten	siehe Pertussis	
Klimakterische Beschwerden	siehe Klimakterium	
Klimakterium	trocken / kalt	befeuchten / nähren und kühlen
	trocken / warm	befeuchten / nähren und wärmen
Knieschmerzen	trocken / kalt	befeuchten / nähren und wärmen
Knochendichte vermindert	siehe Osteoporose	
Knochenfistel	siehe Osteomyelitis	
Knochenschwäche	siehe Osteoporose	
Knotenbildung	trocken / kalt	befeuchten / nähren und wärmen
Konjunktivitis	Schärfen	Schärfen ausleiten und kühlen
Konzentrationsschwäche	trocken / kalt, das Hirn ist das Kardinalorgan vom Phlegma, bei schlechter Kochung entsteht kein gutes Phlegma	befeuchten / nähren und wärmen
Konzentrationsstörung	siehe Konzentrationsschwäche	
Kopfschmerzen	siehe Cephalgie	
Kraftlosigkeit	trocken / kalt	befeuchten / nähren und wärmen
Krampf / Krämpfe / Verkrampfung	siehe Spasmen	
Krampfadern	siehe Varizen	
Krampfhusten	siehe Pertussis	
Krätze	Schärfen	Schärfen ausleiten und kühlen

Fachbegriff	Diagnose	Therapieprinzip
Krebs	trocken / kalt feucht / kalt	befeuchten / nähren und wärmen trocknen / wärmen
Krebs-Prophylaxe	trocken / kalt	befeuchten / nähren und wärmen
Krebstherapie-Unterstützung	trocken / kalt	befeuchten / nähren und wärmen
Kreislauferkrankungs-Prophylaxe	trocken / kalt	befeuchten / nähren und wärmen
Kreislaufschwäche	trocken / kalt	befeuchten / nähren und wärmen
Kurzatmigkeit	trocken / kalt trocken / warm	befeuchten / nähren und wärmen befeuchten / nähren und kühlen
Lähmung der Extremitäten	siehe Paralyse	
Laktationsmangel	trocken / kalt	befeuchten / nähren und wärmen
Laryngitis	Schärfen	Schärfen ausleiten und kühlen
Lebensmittelvergiftung	Schärfen	Schärfen ausleiten und kühlen
Leberentzündung	siehe Hepatitis akut und chronisch	
Leberschwäche	trocken / kalt	befeuchten / nähren und wärmen
Leberzirrhose	trocken / kalt Schärfen	befeuchten / nähren und wärmen Schärfen ausleiten und kühlen
Leukorrhö	feucht /warm feucht / kalt	trocknen / kühlen trocknen / wärmen
Libidomangel	trocken / kalt	befeuchten / nähren und wärmen
Lichtempfindlichkeit	trocken / kalt	befeuchten / nähren und wärmen
Lumbago	trocken / kalt trocken / warm	befeuchten / nähren und wärmen befeuchten / nähren und kühlen
Lungenentzündung	siehe Pneumonie	
Lungentrockenheit	trocken / warm trocken / kalt	befeuchten / nähren und kühlen befeuchten / nähren und wärmen
LWS-Beschwerden	trocken / warm	befeuchten / nährend und kühlen
Lymphfluss vermindert	siehe Lymphflussstau	
Lymphflussstau	feucht / kalt	trocknen / wärmen
Madenwürmer	Parasiten	Parasiten eliminieren
Magen nervöser	trocken / kalt	befeuchten / nähren und wärmen
Magenatonie	trocken / kalt	befeuchten / nähren und wärmen
Magenbrennen	siehe Reflux	
Magengeschwür	trocken / warm Schärfen	befeuchten / nähren und kühlen Schärfen ausleiten und kühlen
Magenkrebs-Prophylaxe	trocken / kalt	befeuchten / nähren und wärmen
Magensäuremangel	siehe Hypoacidität	
Magenschleimhautentzündung	siehe Gastritis	
Magenschleimhautreizung	trocken / warm Schärfen	befeuchten / nähren und kühlen Schärfen ausleiten und kühlen
Magenschmerzen	siehe Gastralgie	

Fachbegriff	Diagnose	Therapieprinzip
Magensenkung	siehe Gastroptose	
Magentrockenheit	trocken / warm	befeuchten / nähren und kühlen
Magenübersäuerung	siehe Hyperacidität	
Magersucht	siehe Anorexie	
Makuladegeneration	trocken / kalt	befeuchten / nähren und wärmen
Mandelentzündung	siehe Angina tonsillaris	
Masern	Schärfen	Schärfen ausleiten und kühlen
Menopausensyndrom	siehe Klimakterium	
Menstruationsblutung ausbleibend	siehe Amenorrhö	
Menstruationsblutung stark und lang	siehe Hypermenorrhö	
Menstruationsblutung unregelmässig	trocken / kalt feucht / kalt	befeuchten / nähren und wärmen trocknen / wärmen
Menstruationsblutung verfrüht	trocken / warm feucht / warm	befeuchten / nähren und kühlen trocknen / kühlen
Menstruationsblutung verspätet	trocken / kalt	befeuchten / nähren und wärmen
Menstruationsschmerzen	siehe Dysmenorrhö	
Metastasenbildung	feucht / kalt	trocknen / wärmen
Meteorismus	kalt / trocken	befeuchten / nähren und wärmen
Metrorrhagie	feucht / kalt	trocknen / wärmen
Migräne	trocken / kalt trocken / warm	befeuchten / nähren und wärmen befeuchten / nähren und kühlen
Milchbildungsmangel	siehe Laktationsmangel	
Mittelohrenentzündung chronisch	siehe Otitis media chronisch	
Morbus Crohn	feucht / warm trocken / warm Schärfen	trocknen / kühlen befeuchten / nähren und kühlen Schärfen ausleiten und kühlen
Morbus Ménière	trocken / kalt	befeuchten / nähren und wärmen
Morbus Raynaud	trocken / kalt	befeuchten / nähren und wärmen
Müdigkeit	trocken / kalt	befeuchten / nähren und wärmen
Multiple Sklerose	trocken / kalt	befeuchten / nähren und wärmen
Mumps	Schärfen	Schärfen ausleiten und kühlen
Mundgeruch	trocken / warm	befeuchten / nähren und kühlen
Mundgeschmack bitter	trocken / warm	befeuchten / nähren und kühlen
Mundgeschmack schal	trocken / kalt	befeuchten / nähren und wärmen
Mundgeschwür	Schärfen trocken / warm trocken / kalt	Schärfen ausleiten und kühlen befeuchten / nähren und kühlen befeuchten / nähren und wärmen
Mundschleimhautentzündung	siehe Stomatitis	
Mundtrockenheit	trocken / warm	befeuchten / nähren und kühlen

Fachbegriff	Diagnose	Therapieprinzip
Muskelschmerzen	siehe Myalgie	
Muskelschwäche	trocken / kalt	befeuchten / nähren und wärmen
Myalgie	trocken / kalt	befeuchten / nähren und wärmen
Mykosen	Schärfen	Schärfen ausleiten und kühlen
Mykosen chronisch	feucht / kalt	trocknen / wärmen
Nachtblindheit	trocken / kalt	befeuchten / nähren und wärmen
Nachtschweiss	siehe Hyperhidrosis	
Nägel brüchig	trocken / kalt	befeuchten / nähren und wärmen
Nägel spröde	siehe Nägel brüchig	
Nahrungsstau	trocken / kalt	befeuchten / nähren und wärmen
Nasenbluten	siehe Epistaxis	
Nasenentzündung chronisch	trocken / kalt	befeuchten / nähren und wärmen
Nausea	trocken / kalt Schärfen feucht / kalt	befeuchten / nähren und wärmen Schärfen ausleiten und kühlen trocknen / wärmen
Nephritis	Schärfen trocken / warm	Schärfen ausleiten und kühlen befeuchten / nähren und kühlen
Nephrolithiasis	kalt / trocken	befeuchten / nähren und wärmen
Nervenschmerz	siehe Neuralgie	
Nervenschwäche	siehe Neurasthenie	
Nervosität	trocken / warm trocken / kalt	befeuchten / nähren und kühlen befeuchten / nähren und wärmen
Nesselfieber	siehe Urtikaria	
Nesselsucht	siehe Urtikaria	
Netzhauterkrankung	siehe Makuladegeneration	
Neuralgie	trocken / kalt	befeuchten / nähren und wärmen
Neurasthenie	trocken / kalt	befeuchten / nähren und wärmen
Neurodermitis	trocken / warm	befeuchten / nähren und kühlen
Niereninsuffizienz	feucht / kalt trocken / kalt	trocknen / wärmen befeuchten / nähren und wärmen
Nierenschwäche	siehe Niereninsuffizienz	
Nierensteine	siehe Nephrolithiasis	
Nycturie	feucht / warm feucht / kalt trocken / kalt	trocknen / kühlen trocknen / wärmen befeuchten / nähren und wärmen
Obstipation	feucht / kalt trocken / kalt trocken / warm	trocknen / wärmen befeuchten / nähren und wärmen befeuchten / nähren und kühlen
Ödem	feucht / kalt	trocknen / wärmen
Ohrensausen	siehe Tinnitus	

Fachbegriff	Diagnose	Therapieprinzip
Ohrgeräusch	siehe Tinnitus	
Oligurie	trocken / kalt trocken / warm Schärfen	befeuchten / nähren und wärmen befeuchten / nähren und kühlen Schärfen ausleiten und kühlen
Organsenkungen	siehe Prolaps	
Osteomyelitis	Schärfen	Schärfen ausleiten und kühlen
Osteoporose	trocken / kalt feucht / kalt	befeuchten / nähren und wärmen trocknen / wärmen
Otitis media chronisch	Schärfen	Schärfen ausleiten und kühlen
Palpitationen	trocken / warm trocken / kalt	befeuchten / nähren und kühlen befeuchten / nähren und wärmen
Pankreasentzündung akut	Schärfen	Schärfen ausleiten und kühlen
Pankreasentzündung chronisch	trocken / kalt	befeuchten / nähren und wärmen
Paralyse	trocken / kalt	befeuchten / nähren und wärmen
Paratyphus	Schärfen	Schärfen ausleiten und kühlen
Parkinson	trocken / kalt	befeuchten / nähren und wärmen
Parodontose	trocken / kalt	befeuchten / nähren und wärmen
pernizöse Anämie	trocken / kalt	befeuchten / nähren und wärmen
Pertussis	trocken / kalt Schärfen	befeuchten / nähren und wärmen Schärfen ausleiten und kühlen
Pharyngitis	trocken / warm Schärfen	befeuchten / nähren und kühlen Schärfen ausleiten und kühlen
Phlebitis	trocken / warm Schärfen	befeuchten / nähren und kühlen Schärfen ausleiten und kühlen
Pilzbefall	siehe Mykosen	
PMS / Prämenstruelles Syndrom	trocken / kalt feucht / kalt	befeuchten / nähren und wärmen trocknen / wärmen
Pneumonie	Schärfen	Schärfen ausleiten und kühlen
Prellung	trocken / kalt	befeuchten / nähren und wärmen
Prolaps	feucht / kalt trocken / kalt	trocknen / wärmen befeuchten / nähren und wärmen (bei Fleisch)
Psoriasis	trocken / warm, z.B. durch eine verbrannte Gelbgalle im Anfangsstadium Schärfen	befeuchten / nähren und kühlen Schärfen ausleiten und kühlen
Psychosen	trocken / kalt	befeuchten / nähren und wärmen
Quecksilberbelastung	siehe Schwermetallbelastung	
Quetschung	trocken / kalt	befeuchten / nähren und wärmen
Rachenentzündung	siehe Pharyngitis	
Rachentrockenheit	siehe Halstrockenheit	

Fachbegriff	Diagnose	Therapieprinzip
Rachitis	trocken / kalt	befeuchten / nähren und wärmen
Radioaktive Belastung	siehe Schwermetallbelastung	
Raucherhusten	trocken / warm	befeuchten / nähren und kühlen
Räusperzwang	trocken / kalt	befeuchten / nähren und wärmen
Reflux	trocken / kalt trocken / warm	befeuchten / nähren und wärmen befeuchten / nähren und kühlen
Reiseübelkeit	trocken / kalt	befeuchten / nähren und wärmen
Reizbarkeit	trocken / kalt trocken / warm	befeuchten / nähren und wärmen befeuchten / nähren und kühlen
Reizblase	trocken / kalt Schärfen	befeuchten / nähren und wärmen Schärfen ausleiten und kühlen
Reizdarmsyndrom	siehe Colon irritabile	
Reizhusten	trocken / warm	befeuchten / nähren und kühlen
Rekonvaleszenz	trocken / kalt	befeuchten / nähren und wärmen
Rheuma	trocken / kalt feucht / kalt feucht / warm Schärfen	befeuchten / nähren und wärmen trocknen / wärmen trocknen / kühlen Schärfen ausleiten und kühlen
rheumatisches Fieber	Schärfen	Schärfen ausleiten und kühlen
Rhinitis	Schärfen und Hitze feucht / kalt	Schärfen ausleiten und kühlen trocknen / wärmen
Rückenschmerzen	trocken / kalt	befeuchten / nähren und wärmen
Ruhr	Schärfen	Schärfen ausleiten und kühlen
Säftemangel	trocken / kalt trocken / warm	befeuchten / nähren und wärmen befeuchten / nähren und kühlen
Schilddrüsenüberfunktion	siehe Hyperthyreose	
Schilddrüsenunterfunktion	siehe Hypothyreose	
Schlafstörungen	siehe Insomnia	
Schlaganfall	siehe Apoplexie	
Schleimhautentzündung allg.	Schärfen trocken / warm	Schärfen ausleiten und kühlen befeuchten / nähren und kühlen
Schleimhautreizung	trocken / warm Schärfen	befeuchten / nähren und kühlen Schärfen ausleiten und kühlen
Schleimhauttrockenheit (allg.)	trocken / warm trocken / kalt	befeuchten / nähren und kühlen befeuchten / nähren und wärmen
Schmerzen im Epigastrium	trocken / kalt	befeuchten / nähren und wärmen
Schnupfen	siehe Rhinitis	
Schuppenflechte	siehe Psoriasis	
Schwäche	siehe Kraftlosigkeit	
Schwangerschaft	trocken / kalt	befeuchten / nähren und wärmen
Schwangerschaftsübelkeit	trocken / kalt	befeuchten / nähren und wärmen

Fachbegriff	Diagnose	Therapieprinzip
Schwermetallbelastung	Schärfen	Schärfen ausleiten und kühlen
Schwindel	siehe Vertigo	
Schwindsucht	siehe Tuberkulose	
Schwitzen profus	feucht / warm feucht / kalt	trocknen / kühlen trocknen / wärmen
Schwitzen spontan	feucht / kalt	trocknen / wärmen
Schwitzen übermässig	siehe Hyperhidrosis	
Seekrankheit	siehe Reiseübelkeit	
Sehnenschwäche	trocken / kalt	befeuchten / nähren und wärmen
Sehschwäche	trocken / kalt	befeuchten / nähren und wärmen
Sicht verschwommen	trocken / kalt	befeuchten / nähren und wärmen
Sinusitis	feucht / kalt Schärfen	trocknen / wärmen Schärfen ausleiten und kühlen
Skorbut	trocken / kalt	befeuchten / nähren und wärmen
Sodbrennen	siehe Reflux	
Sonnenbrand	trocken / warm Schärfen	befeuchten / nähren und kühlen Schärfen ausleiten und kühlen
Sonnenstich	trocken / warm	befeuchten / nähren und kühlen
Sorgen	trocken / kalt	befeuchten / nähren und wärmen
Spannungsgefühl	trocken / kalt	befeuchten / nähren und wärmen
Spasmen	trocken / warm trocken / kalt	befeuchten / nähren und kühlen befeuchten / nähren und wärmen
Spermatorrhö	trocken / kalt	befeuchten / nähren und wärmen
Sprue	siehe Zöliakie	
Spulwürmer	siehe Askaridiasis	
Star grauer	siehe Katarakt	
Stillzeit	trocken / kalt	befeuchten / nähren und wärmen
Stimmverlust	trocken / warm	befeuchten / nähren und kühlen
Stirn-Kieferhöhlenentzündung	siehe Sinusitis	
Stoffwechselschwäche	trocken / kalt	befeuchten / nähren und wärmen
Stomatitis	trocken / warm Schärfen	befeuchten / nähren und kühlen Schärfen ausleiten und kühlen
Stottern	trocken / warm trocken / kalt	befeuchten / nähren und kühlen befeuchten / nähren und wärmen
Strangurie	siehe Dysurie	
Stress	trocken / warm	befeuchten / nähren und kühlen
Struma / Kropf	trocken / kalt	befeuchten / nähren und wärmen
Stuhl hart	siehe Obstipation	
Taubheitsgefühl in den Extremitäten	trocken / kalt	befeuchten / nähren und wärmen

Fachbegriff	Diagnose	Therapieprinzip
Thrombose	trocken / kalt	befeuchten / nähren und wärmen
Thrombose-Phrophylaxe	trocken / kalt	befeuchten / nähren und wärmen
Tinnitus	trocken / warm, hoher Ton, cholerisches Prinzip trocken / kalt, tiefer Ton, melancholisches Prinzip	befeuchten / nähren und kühlen befeuchten / nähren und wärmen
Tonsillitis akut	siehe Angina tonsillaris	
Toxine	Schärfen	Schärfen ausleiten und kühlen
Tremor	trocken / kalt	befeuchten / nähren und wärmen
Triebhaftigkeit	trocken / kalt	befeuchten / nähren und wärmen
Trigeminusneuralgie	trocken / warm trocken / kalt	befeuchten / nähren und kühlen befeuchten / nähren und wärmen
Trockenheit	trocken / warm trocken / kalt	befeuchten / nähren und kühlen befeuchten / nähren und wärmen
Tuberkulose / Tb	Schärfen	Schärfen ausleiten und kühlen
Tumor	feucht / kalt	trocknen / wärmen
Tumor-Prophylaxe	trocken / kalt	befeuchten / nähren und wärmen
Übelkeit	siehe Nausea	
Übergewicht	siehe Adipositas	
Übersäuerung	trocken / kalt Schärfen	befeuchten / nähren und wärmen Schärfen ausleiten und kühlen
Ulkus cruris	trocken / warm Schärfen	befeuchten / nähren und kühlen Schärfen ausleiten und kühlen
Unfruchtbarkeit	siehe Infertilität	
Unruhe	trocken / warm trocken / kalt	befeuchten / nähren und kühlen befeuchten / nähren und wärmen
Untergewicht	trocken / kalt	befeuchten / nähren und wärmen
Urikopathie	trocken / warm, durch Auskristallisierung wird es trocken / kalt, ist aber im akuten Stadium trocken / warm trocken / kalt Schärfen	befeuchten / nähren und kühlen befeuchten / nähren und wärmen Schärfen ausleiten und kühlen
Urin dunkel	trocken / kalt feucht / kalt	befeuchten / nähren und wärmen trocknen / wärmen
Urin trüb	feucht / kalt Schärfen	trocknen / wärmen Schärfen ausleiten und kühlen
Urinieren exzessiv	siehe Urinieren häufig	
Urinieren häufig	feucht / kalt	trocknen / wärmen
Urinieren schmerzhaft	siehe Dysurie	
Urinieren vermindert	siehe Oligurie	
Urtikaria	Schärfen	Schärfen ausleiten und kühlen

Fachbegriff	Diagnose	Therapieprinzip
Uterusblutungen	feucht / warm	trocknen / kühlen
Varizen	trocken / kalt Schärfen	befeuchten / nähren und wärmen Schärfen ausleiten und kühlen
Venenbeschwerden	siehe Varizen	
Venenentzündung	siehe Phlebitis	
Verbrennung	trocken / warm	befeuchten / nähren und kühlen
Verdauung verlangsamt	feucht / kalt trocken / kalt	trocknen / wärmen befeuchten / nähren und wärmen
Verdauungssäftemangel	trocken / kalt	befeuchten / nähren und wärmen
Verdauungsschwäche	trocken / kalt	befeuchten / nähren und wärmen
Vergesslichkeit	trocken / kalt	befeuchten / nähren und wärmen
Verhärtung (allg.)	trocken / kalt feucht / kalt	befeuchten / nähren und wärmen trocknen / wärmen
Verletzung	trocken / kalt	befeuchten / nähren und wärmen
Verspannung	trocken / kalt	befeuchten / nähren und wärmen
Verstopfung	siehe Obstipation	
Vertigo	trocken / kalt trocken / warm	befeuchten / nähren und wärmen befeuchten / nähren und kühlen
Völlegefühl	trocken / kalt	befeuchten / nähren und wärmen
Wachstumsschmerzen	trocken / kalt	befeuchten / nähren und wärmen
Wahnvorstellung	trocken / kalt, versteiftes Denken, auch körperlich, Trockenheit steht im Vordergrund	befeuchten / nähren und wärmen
Warzen	Schärfen	Schärfen ausleiten und kühlen
Wechseljahrbeschwerden	siehe Klimakterium	
Wehen schwach	trocken / kalt	befeuchten / nähren und wärmen
Wehen Verzögerung	trocken / kalt	befeuchten / nähren und wärmen
Windpocken	Schärfen	Schärfen ausleiten und kühlen
Wundheilung schlecht	trocken / kalt	befeuchten / nähren und wärmen
Wundrose	siehe Erysipel	
Wutausbruch	trocken / kalt trocken / warm	befeuchten / nähren und wärmen befeuchten / nähren und kühlen
Zahnfleischentzündung	siehe Gingivitis	
Zahnschmelzrückgang	trocken / kalt	befeuchten / nähren und wärmen
Zahnzerfall	trocken / kalt	befeuchten / nähren und wärmen
Zervixdysplasie	feucht / kalt	trocknen / wärmen
Zöliakie	trocken / warm trocken / kalt	befeuchten / nähren und kühlen befeuchten / nähren und wärmen
Zorn	trocken / kalt trocken / warm	befeuchten / nähren und wärmen befeuchten / nähren und kühlen

Fachbegriff	Diagnose	Therapieprinzip
Zungengeschwulst	trocken / warm	befeuchten / nähren und wärmen
Zungentrockenheit	trocken / warm	befeuchten / nähren und kühlen
Zwischenblutung	siehe Metrorrhagie	
Zwölffingerdarmgeschwür	trocken / warm trocken / kalt Schärfen	befeuchten / nähren und kühlen befeuchten / nähren und wärmen Schärfen ausleiten und kühlen
Zystitis	trocken / warm Schärfen	befeuchten / nähren und kühlen Schärfen ausleiten und kühlen

Indices

Nahrungsmittel alphabetisch

Index Symptome

Literaturliste Bücher

Kürzel	Autor	Titel	Jahr, Auflage	Verlag	ISBN
ASA1997	American Soybean Association	Lust auf Soja	1997	Südwest-Verlag	
B.A.1994	Bohmert Annegret	Lebendige Ernährung	1994	Novalis Verlag AG	3-7214-0565-X
B.E.2001	Bänziger E.	Das Goldene Buch vom Olivenöl	2001	Fona	3-907108-41-8
B.H.1999	Biesalski H.K.	Ernährungsmedizin	1999	Thieme	
B.J.1992	Belleme John und Jan	Schätze der Japanischen Naturküche	1992	Edition Lebenszeichen	3-901-725-01-6
B.K.2000	Bedrik Karin	Westliche Heilpflanzen in der TCM	2000	Medizinisch Literarische Verlagsgesellschaft Uelzen	3-88136-204-5
B.L.2000	Burgerstein Lothar	Burgersteins Handbuch Nährstoffe	2000	Haug Verlag	3-8304-2017-X
B.L.2002	Burgerstein Lothar	Burgersteins Handbuch Nährstoffe	2002/3.	Haug Verlag	3-8304-2065-X
B.P.1979	Brohmer Paul	Fauna von Deutschland	1979	Quelle und Meyer	3-494-000-43-3
B.P.2001	Bradford Peter und Montse	Das Makrobiotische Algenkochbuch	2001/3.	Mahajiva Verlag	3-924845-17-4
B.S.2001	Bickel-Sandkötter S.	Nutzpflanzen und ihre Inhaltsstoffe	2001	UTB	
C.J.1997	Carper J.	Wundermedizin	1997	Econ	
C.E.2004	Coisel Eric	Algenküche	2004	Fona Verlag	3-03780-176-X
C.N.1999	Châu Nguyenthi, Berendt Frank	Kategorisierung von Nahrungsmitteln entsprechend der Traditionellen Chinesischen Medizin	1999	Medizinische Literatur Verlagsgesellschaft Uelzen	3-88136-197-9
D.G. 1997	Dalla Via Gudrun	Gesund und Schön durch Algen	1999	VGS Verlagsgesellschaft Köln	3-8025-1331-2
E.I.2001	Elmada I. u.a.	Die grosse GU Nährwert Kalorien Tabelle	2001	GU – Gräfe und Unzer Verlag GmbH	3-7742-3231-8
E.I.2005	Elmadfa I.	Die grosse GU Nährwert Kalorien Tabelle, Neuausgabe 2006/07	2005	GU – Gräfe und Unzer Verlag GmbH	3-7742-7107-0
E.J.2003	Engel Jeannette	Das Tofu-Kochbuch	2003	Fona Verlag	3-03780-134-4
E.U.1997	Engelhardt Ute, Hempen Carl-Hermann	Chinesische Diätetik	1997/1.	Urban & Schwarzenberg	3-541-11671-7
E.U.2003	Engelhardt Ute, Hempen Carl-Hermann	Chinesische Diätetik	2003/2.	Urban & Schwarzenberg	3541118717
E.S.2003	Englert Stefan	Grosses Handbuch der Chinesischen Phytotherapie, Akupunktur und Diätetik	2003	Verlag für Ganzheitliche Medizin	978-3-927344-32-7
F.A.1994	Fryer Anne-Marie und Wil	Das kleine Buch über… Meeresgemüse	1994	Ost-West-Bund	3-924724-54-7
F.B.1991/1.	Flaws Bob	Something Old Something New	1991/1.	Blue Poppy Press	0-936185-21-X
F.B.1992	Flaws Bob	Das Yin und Yang in der Ernährung	1992/1.	Otto Wilhelm Barth	
F.B.1995	Flaws Bob	Das Yin und Yang in der Ernährung	1995/2.	Otto Wilhelm Barth	
F.B.1997	Flaws Bob	The Tao of Healthy Eating	1997	Blue Poppy Press	0-936185-92-9
F.C.2003	Focks Claudia	Leitfaden Chinesische Medizin	2003	Urban & Fischer	3-437-56481-1
F.C.2006	Focks Claudia	Leitfaden Chinesische Medizin	2006	Urban & Fischer	3-437-56482-6
F.G.1983	Fisch Guido	Chinesische Heilkunde in unserer Ernährung / Kosmo-Medizin Bd.2	1983	Synthesis	3-922026-21-4
F.W.1997	Franke Wolfgang	Nutzpflanzenkunde	1997/5.	Thieme	3-13-530406-X

Fr.B.2000	Frohn Birgit	Natürlich Heilen mit Olivenöl	2000	Midena	3-310-00494-5
G.E.1988	Graf Emma	Getreide im Rhythmus der Wochentage	1988/7.	Hermetika Verlag	3-925051-04-X
G.E.1989	Graf Emma	Bewusst ernähren	1989/1.	Michaels Verlag	3-925051-36-8
G.E.1996	Graf Emma	Gedanken und Rezepte zur Getreideküche, Bd.3	1996	Michael Verlag	3-89539-443-2
H.C.2001	Hempen Carl-Hermann, Fischer Toni	Leitfaden Chinesische Phytotherapie	2001	Urban und Fischer	3-437-55990-7
H.G.1993	Hertzka Gottfried, Strehlow Wighard	Grosse Hildegard-Apotheke	1993/3.	Hermann Bauer KG	3-7626-0369-3
H.M.1998	Hellmiss Margot, Scheithauer Falk	Heilmittel der Natur, Öl aus Sesam, Olive und co	1998	Südwestverlag	3-517-07610-4
H.M.2004	Heinen Marta P.	Kochen und leben mit den Fünf Elementen	2004/5.	Windpferd	3-89385-132-1
H.R.2006	Hartmann Ros, Stehle Madeleine, Walker Ulrich Mirjam	Energetisches Kochen	2006	Eigenverlag	-
I.E.2005	Infanger Esther SGE	Schweizer Nährwerttabelle für Konsumentinnnen und Konsumenten	2005/2	Graf-Lehmann AG Bern	3-9522930-0-8
J.B.2000	Jakoby Bengt	Die fünf Elemente für gesundes Leben	2000	Herder	3-451-05507-4
J.G.1994	Junying Geng	Klassische und bewährte Rezepturen der Chinesischen Arzneimitteltherapie	1994	Verlag für TCM, Dr. E. Wühr, Kötzting	3-927344-06-0
J.G.1993/2	Junying Geng	Materia medica der Chinesischen Arzneimitteltherapie	1993	Verlag für TCM, Dr. E. Wühr, Kötzting	3-927344-04-4
J.P.1993	Jörimann Peter, Scheidegger Werner	Amaranth, Dinkel & Co	1993	Midena	3-310-00144-X
J.S.1998	Jung S., Witasek A., Jutz G.P.	Rheuma, Arthrose, Arthritis	1998	Panscientia	
K.B.1997	Klingel Brigitta	Gesund und Schlank mit der Algenküche	1997	Südwest	3-517-07516-6
K.E.1994	Kofranyi Ernst, Wirths Willi	Einführung in die Ernährungslehre	1994/11.	Umschau	3-524-71020-4
K.H.1996	Kasper Heinrich	Ernährungsmedizin und Diätetik	1996/7.	Urban & Schwarzenberg	3-541-06078-6
K.J.2001	Kastner Jörg	Propädeutik in der Chinesischen Diätetik	2001	Hippokrates	3-7773-1343-2
K.J.2003	Kastner Jörg	Propädeutik in der Chinesischen Diätetik	2003/2.	Hippokrates	3-8304-5282-9
K.L.1996	Kaholokai L.Mae	Ginger – The universal Medicine (dt.Kurzfassg.)	1996	In: Hale Pai Pacific American-News-Journal 10/96	
K.V.1984	Krieger Verena	Die Tofu Küche	1984	Tanner + Staehelin Verlag	3-85931-095-X
L.C.1996	Leitzmann Claus, Dittrich Kathi	Bioaktive Substanzen	1996	TRIAS	3-89373-358-2
L.K.1985	Lünig Klaus	Meeresbotanik	1985	Thieme	
L.U.1996/3	Lorenzen Udo, Noll Andreas	Die Wandlungsphasen der traditionellen Chin. Medizin	1996	Müller & Steinicke	3-87569-114-8
M.B.2000	Mäder Be	Vitalstoff-Kompendium	2000	Midena und Fona Verlag	3-907108-31-0
M.B.2001	Mäder Bé	Vitalstoff-Kompendium	2001	Midena und Fona Verlag	2-9700192-9-9

M.G.1994	Maciocia Giovanni	Die Grundlagen der Chinesischen Medizin	1994	Verlag für Traditionelle Chinesische Medizin Dr.Erich Wühr	3-927344-07-9
M.G.1997	Maciocia Giovanni	Die Praxis der Chinesische Medizin	1997	Verlag für Traditionelle Ganzheitliche Medizin Dr.Erich Wühr	3-927344-17-6
M.I.1999	Niestroj Irmgard	Praxis der Orthomolekularen Medizin	1999	Hippokrates Verlag GmbH	3-7773-1226-6
M.J.2000	Mair Jörg	Dtv-Atlas Ernährung	2000	dtv	3-423-03237-5
M.M.1996	Martin Michael	Umweltmedizin für Heilpraktiker	1996	Urban & Schwarzenberg	3-541-50361-0
M.R.1986	Mansfeld Rudolf	Verzeichnis landwirtschaftlicher und gärtnerischer Kulturpflanzen	1986	Springer	3540159665
N.R.1987	Nöcker Rose-Marie	Das grosse Buch der Sprossen und Keime	1987/2.	Heyne Verlag	3-453-05422-9
P.M.1997	Poulin Miriam	Die 50 besten Lebensmittel für Ihre Gesundheit	1997/1.	Mosaik	3-576-11051-8
P.P.1993	Pitchford Paul	Healing with Whole Foods	1993	North Atlantic Books	0-938190-64-4
P.P.2002	Pitchford Paul	Healing with Whole Foods	2002/3.	North Atlantic Books	1-55643-471-5
P.R.(N1)1999	Pamplona Roger	Die grosse Saatkorn Gesundheits-Bibliothek / Bd. I	1999	Saatkornverlag	3-8150-1706-8
P.R.(N2)1999	Pamplona Roger	Die grosse Saatkorn Gesundheits-Bibliothek / Bd. II		Saatkornverlag	3-8150-1707-6
P.R.(N1)2001	Pamplona Roger	Die grosse Saatkorn Gesundheits-Bibliothek / Bd. I	2001/2.	Saatkornverlag	3-8150-1706-8
P.R.(N2)2001	Pamplona Roger	Die grosse Saatkorn Gesundheits-Bibliothek / Bd. II	2001/2.	Saatkornverlag	3-8150-1707-6
P.R.(N3)2001	Pamplona Roger	Die grosse Saatkorn Gesundheits-Bibliothek / Bd.III	2001/2.	Saatkornverlag	3-8150-1722-X
P.W.1988	Pelikan Walter	Heilpflanzen Band I-III	1988		
R.C.1998	Rätsch Ch.	Enzyklopädie der psychoaktiven Pflanzen	1998	AT-Verlag	3-85502-570-3
R.H.2003	Rhyner Hans H., Rosenberg Kerstin	Das grosse Ayurveda Ernährungsbuch	2003	Urania	3908652162
S.C.1970	Scott C.	Das schwarze Wunder – rohe schwarze Zuckerrohrmelasse eine natürliche Wundernahrung	1970/6.		
S.F.1991	Dt. Forschungsgesellschaft für Lebensmittelchemie	Der kleine „Souci-Fachmann-Kraut" – Lebensmitteltabelle für die Praxis	1991/2.	Wissenschaftliche Verlagsgesellschaft mbH	3-8047-1142-1
S.F.2004	Dt. Forschungsgesellschaft für Lebensmittelchemie	Der kleine „Souci-Fachmann-Kraut" – Lebensmitteltabelle für die Praxis	2004/3.	Wissenschaftliche Verlagsgesellschaft mbH	3-8047-2037-4
S.H.1991	Scholz Heinz, Henog Felix	Schlank und Gesund mit Gemüse– Botanik – Heilwirkung – Rezepte	1991	Imidena	7100100747
S.R.1992	Schneebeli-Graf Ruth	Nutz- und Heilpflanzen aus China	1992	Umschau	3-7643-5188-8
S.U.2004	Siedentopp Uwe, Hecker Hans-Ulrich	Praxishandbuch Chinesische Diätetik	2004	Siedentopp & Hecker	3-9808730-1-3
S.W.1992	Schuster W.	Ölpflanzen in Europa	1992	DLG	3769005015
T.B.1992	Temelie Barbara	Ernährung nach den fünf Elementen	1992	Joy-Verlag	3-928554-03-4
T.B.1993	Temelie Barabara,	Das Fünf Elemente Kochbuch	1993/1.	Joy-Verlag	3-928554-05-0
T.B.1994	Temelie Barbara, Trebuth Beatrice	Die Fünf Elemente Ernährung für Mutter und Kind	1994/1.	Joy-Verlag	3-928554-09-3
T.M.2001	Tierra Michael	Westliche Heilkräuter in TCM und Ayurveda	2001	Uraban & Fischer	3-437-55890-0

V.A.1952	Vogel Alfred	Der kleine Doktor	1952	Heyne	3-453-00948-7
W.K.2002	Werthmann K.	Schaf- und Ziegenmilch – Hilfsmittel im Heilungsprozess	ca. 2002		
Y.S.2003	Yeager Selene	Das Ärztebuch der Heilkraft unserer Lebensmittel	2003	Weltbild	3-8289-1950-2
Z.M.1998	Zerbst Marion, Jochum-Guillou Mireille	Algen, natürliche Quelle der Vitalität	1998	Trias Verlag	3-89373-432-5

Literaturliste Zeitschriften

Registratur der Artikel aus Zeitschriften und Broschüren

Allos	Firma allos, Walter Lang Imkerhof, D-494557 Mariendrebber	N&H	Natur & Heilen
CMA	Centrale Marketing Gesellschaft der Deutschen Agrarwirtschaft mbH	NHP	Naturheilpraxis
DrSt	Drogistenstern	NL	Newsletter SBO-TCM
dtBW	Deutsche Bierwerbung e.V.	NZZ	Neue Zürcher Zeitung
ebi	ebi forum	PULS	PULStipp
Ern-R	Ernährungsrundbrief	S&K	Schroth & Korn
E-U	Ernährungs-Umschau	Sch-Nat	Schweizer Naturschutz
FAM	FAM-Information, Forschungsanstalt für Milchwirtschaft, Liebefeld/Bern	test	Stiftung Warentest
G-Tipp	Gesundheitstipp	UniKA	Seminarvorträge Universität Karlsruhe
H-M	Heilpraxis Magazin	VFED	Verein zur Förderung der gesunden Ernährung und Diätetik
Jour	Journal für Pharmakologie und Therapie	WOZ	Die Wochenzeitung
Med-Z	Medizin-Zeitung	ZTCM	Zeitschrift für Traditionelle Chinesische Medizin
Nat	Natürlich		

Zeichen und Abkürzungen

*S = Sonderheft --2004 = vor 2004 Zz = Artikel ohne Autorenangabe

Artikel aus Zeitschriften und Broschüren

alphabethisch nach Autorkürzel, Erscheinungsjahr

Kürzel	Autor	Titel
AG-D/NL/4-2004a	AG-Diätetik SBO-TCM	Nahrungsmittelportraits – Kichererbse
AG-D/NL/4-2004b	AG-Diätetik SBO-TCM	Nahrungsmittelportraits – Quinoa
AG-D/ZTCM/2-2004a	AG-Diätetik SBO-TCM	Nahrungsmittelportraits – Dinkel
AG-D/ZTCM/2-2004b	AG-Diätetik SBO-TCM	Nahrungsmittelportraits – Zucchini (Sommerkürbis)
AG-D/NL/1-2005a	AG-Diätetik SBO-TCM	Nahrungsmittelportraits – Karotte
AG-D/NL/1-2005b	AG-Diätetik SBO-TCM	Nahrungsmittelportraits – Linse
AG-D/NL/2-2005a	AG-Diätetik SBO-TCM	Nahrungsmittelportraits – Buchweizen
AG-D/NL/2-2005b	AG-Diätetik SBO-TCM	Nahrungsmittelportraits – Salat, Chicorée
AG-D/NL/3-2005a	AG-Diätetik SBO-TCM	Nahrungsmittelportraits – Melasse, schwarz
AG-D/NL/3-2005b	AG-Diätetik SBO-TCM	Nahrungsmittelportraits – Zucker, weiss
AG-D/NL/4-2005a	AG-Diätetik SBO-TCM	Nahrungsmittelportraits – Hafer
AG-D/NL/4-2005b	AG-Diätetik SBO-TCM	Nahrungsmittelportraits – Haselnuss
AG-D/NL/5-2005a	AG-Diätetik SBO-TCM	Nahrungsmittelportraits – Tomate
AG-D/NL/5-2005b	AG-Diätetik SBO-TCM	Nahrungsmittelportraits – Weizen
AG-D/NL/6-2005	AG-Diätetik SBO-TCM	Nahrungsmittelportraits – Marroni
AG-D/NL/7-2005	AG-Diätetik SBO-TCM	Nahrungsmittelportraits – Gerste

AG-D/ZTCM/1-2005a	AG-Diätetik SBO-TCM	Nahrungsmittelportraits – Kohl, weiss
AG-D/ZTCM/1-2005b	AG-Diätetik SBO-TCM	Nahrungsmittelportraits – Sauerkraut, roh
AG-D/ZTCM/2-2005a	AG-Diätetik SBO-TCM	Nahrungsmittelportraits – Hijiki
AG-D/ZTCM/2-2005b	AG-Diätetik SBO-TCM	Nahrungsmittelportraits – Mais, Getreide
AG-D/ZTCM/3-2005a	AG-Diätetik SBO-TCM	Nahrungsmittelportraits – Aubergine
AG-D/ZTCM/3-2005b	AG-Diätetik SBO-TCM	Nahrungsmittelportraits – Olive, schwarz
AG-D/ZTCM/4-2005	AG-Diätetik SBO-TCM	Nahrungsmittelportraits – Baumnuss / Walnuss
AG-D/NL/1-2006	AG-Diätetik SBO-TCM	Nahrungsmittelportraits – Olivenöl, natives
AG-D/NL/2-2006	AG-Diätetik SBO-TCM	Nahrungsmittelportraits – Spargel, weiss
AG-DNL/3-2006	AG-Diätetik SBO-TCM	Nahrungsmittelportraits – Kopfsalat
AG-D/NL/4-2006	AG-Diätetik SBO-TCM	Nahrungsmittelportraits – Wild (Reh, Hirsch, Gämse)
AG-D/NL/5-2006a	AG-Diätetik SBO-TCM	Nahrungsmittelportraits – Butter
AG-D/NL/5-2006b	AG-Diätetik SBO-TCM	Nahrungsmittelportraits – Kokosfett
AG-D/ZTCM/1-2006	AG-Diätetik SBO-TCM	Nahrungsmittelportraits – Lauch
AG-D/ZTCM/2-2006	AG-Diätetik SBO-TCM	Nahrungsmittelportraits – Forelle (Bachforelle, Regenbogenforelle)
AG-D/ZTCM/3-2006	AG-Diätetik SBO-TCM	Nahrungsmittelportraits – Adzukibohne
AG-D/ZTCM/4-2006	AG-Diätetik SBO-TCM	Nahrungsmittelportraits – Lachs
AG-D/NL/1-2007	AG-Diätetik SBO-TCM	Nahrungsmittelportraits – Rosenkohl
AG-D/NL/2-2007	AG-Diätetik SBO-TCM	Nahrungsmittelportraits – Löwenzahn
AG-D/ZTCM/1-2007	AG-Diätetik SBO-TCM	Nahrungsmittelportraits – Sesam
A.J./N&H/11-1997	Auerswald Ilse	Krebsschutz ... Möhren sind wirksamer als Karotinkapseln
A.M./N&H/4-1997	Albrecht Mirko	Südfrüchte – Geheimwaffe gegen viele Krankheiten
A.M./N&H/10-1999	Albrecht Mirko	Abwarten und Tee trinken
A.O./E-U/50(2003)9	Adam Olaf	Notwendigkeit von Nahrungsergänzungsmitteln am Beispiel Jod
B.E.DrSt/3-2001	Bänziger E.	Löwenzahn und Ziegenkäse
B.F./N&H/3-1998	Batmangheliaj F.	Medizin Wasser
B.H./E-U/47(2000)2	Böhm Hartmut	Das Französische Paradoxon – Gesundheit durch Phenole des Weins? Teil 1
B.H./E-U/47(2000)3	Böhm Hartmut	Das Französische Paradoxon – Gesundheit durch Phenole des Weins? Teil 2
B.J./E-U/47(2000)11	Bitsch Irmgard u.a.	Hochwertige Fruchtsäfte aus speziellen Apfelsorten – Beitrag zu einer gesunden Ernährung im Rahmen der „5 am Tag"-Kampagne
B.M./Nat/11-1997	Buser Marianna	Kochen mit Wurzelgemüse
B.M./E-U/46(1999)7	Besler Matthias	Allergien gegen Ei und Eiprodukte
B.P./NHP/10-1997	Boruszczak Peter Klaus u.a.	Erfahrungen und wissenschaftliche Betrachtungen zur Verwendung von natürlichen Steinsalzen
B.U./E-U/49(2002)2	Brehme Ute	Stellenwert von Nüssen in der Ernährung für die Prävention von Herz-Kreislauf-Erkrankungen
C.M./H-M/4-1998	Caluori Marcus	Grüntee – das wiederentdeckte Lebenselexier
C.M./H-M/2-1999	Caluori Marcus	Die steirische Kernkraft
C.M./E-U/50(2003)2	Croghan Mike	Resistente Stärke als funktioneller Bestandteil von Lebensmitteln
D.E/PULS/3-2005	Diener Morscher Esther	Bioforellen gegen den Herzinfarkt
D.E./G-Tipp/3-2007	Esther Diener Morscher	Grünes Futter – Gesunde Milch
D.R./NHP/10-1996	Darmstädter Rudolf	Shiitake
D.S./NHP/7-1998	Dürrfeld-Flügel Susanne	Faszination grüner Tee
D.S./ZTCM/3-2004	Dharmananda Subhuti	Kaffee in China und die Analyse des Kaffees gemäss der Traditionellen Chinesischen Medizin
D.W./N&H/7-2003	Dommer Willi	Heilen mit Bier – Auf die Dosis kommt es an ...
E.S./-/1-2006	Ehlers Susanne (Ges.f.Heilpilze)	Heilpilze
F.S./E-U/47(2000)4	Fankhänel Sabine	Soja und Gesundheit
F.S./E-U/48(2001)10	Fankhänel Sabine	Hafererzeugnisse
F.S./E-U/49(2002)3	Fankhänel Sabine	Soja und Gesundheit
F.S./E-U/49(2002)4	Fankhänel Sabine	Vom Korn zum Knäckebrot

F.S./E-U/49(2002)6	Fankhänel Sabine	Tee – mehr als ein Genussmittel
F.S./E-U/49(2002)10	Fankhänel Sabine	Lachs
F.S./E-U/49(2002)11	Fankhänel Sabine	Rapsöl
F.S.?/E-U/50(2003)11	Fankhänel Sabine	Warenkunde Geflügel
G.B./E-U/50(2003)4	Gassmann Berthold	Dietary Reference Intake (DRI), Report 6 – Übersicht, Kommentar und Vergleich mit den D-A-CH-Referenzwerten für die Nährstoffzufuhr
G.R./NZZ/28-6-2006	Gerste Ronald D.	Kaffee schützt Trinker vor Leberzirrhose
H.C./ebi/2003	Haaf Christine	Stellungnahme zur konsumentenbroschüre der Schweizer Milchproduzenten SMP: „Ohne Milch geht's nicht. Wir sagen Ihnen warum."
H.H./E-U/46(1999)2	Heseker Helmut	Jod – Funktionen, Physiologie, Stoffwechsel, Empfehlungen und Versorgung in der Bundesrepublik Deutschland
H.H./E-U/47(2000)10	Heseker Helmut	Kalium - Funktionen, Physiologie, Stoffwechsel, Empfehlungen und Versorgung in der Bundesrepublik Deutschland
H.H./H-M/4-2001b	Hosch Harald	Multitalent Artischocke
H.H./E-U/49(2002)2	Heseker Helmut	Silizium – Vorkommen, Funktionen, physiologische und gesundheitliche Aspekte
H.S./E-U/47(2000)2	Halbach Stefan u.a.	Trotz Warnung: Schwangere sollen weiter Fisch essen
H.U./E-U/46(1999)3	Heins Ulrike u.a.	Eisenversorgung bei vegetarischer Ernährung
H.U./H-M/1-1999	Honauer Urs	Der Puls des Lebens – Wasser
H.W./Nat/10-2001	Hess Walter	Verunstaltete Sojasaucen
J.G./E-U/49(2002)1	Jacobasch Gisela u.a.	Die Bedeutung resistenter Stärken für eine gesundheitsorientierte Ernährung
J.K./H-M/2-1999	Jung Klaus	Heilessig (3) – Weinessig in der Therapie
K.C./E-U/48(2001)3	Koebnick Corinna u.a.	Vitamin B12 in der Schwangerschaft
K.H./N&H/11-1995	Krautstein Hans	Getreidekaffee – Es geht auch ohne Bohne
K.H./NHP/8-1997	Körner Helmut	Zur Problematik der kindlichen Ernährung mit Kuhmilch
K.H./E-U/46(1999)8	Karl Horst u.a.	Jod in marinen Lebensmitteln
K.H./Nat/1-2001	Knieriemen Heinz	Folsäure und das Wonderbread
K.H./Nat/4-2001	Knieriemen Heinz	Jod ...und der Mensch kann verblöden
K.H./Nat/11-2001	Knieriemen Heinz	Folsäure als Nutraceutical
K.H./Nat/4-2002	Knieriemen Heinz	Sprossen und Keimlinge – Lebenskraft der Natur
K.H./Nat/6-2002	Knieriemen Heinz	Salz des Lebens
K.H./Nat/10-2002	Knieriemen Heinz	Was ist Silizium?
K.H./Nat/1-2003	Knieriemen Heinz u.a.	Yftah, ya Simsim! – Sesam
K.H./Nat/10-2003	Knieriemen Heinz u.a.	Quitte – Frucht der Unsterblichkeit
K.H./Nat/11-2005	Knieriemen Heinz	Brauner Türkentrunk – Kaffee
K.J./NHP/11-1997	Karl Josef	Vom therapeutischen Wert des Honigs
K.J./E-U/48(2001)9	Kraft Jana u.a.	Konjugierte Linolsäuren: Genese und metabolische Wirkungen
K.K./Jour/5-1996 S	Kraft Karin	Artischockenblätterextrakt – Neue Erkenntnisse über Wirkungen auf Fettstoffwechsel, Leber und Gastrointstinum
K.K./NZZ/14-4-2004	Käppler-Hanno Karin	Das Krebsrisiko mit Essen senken – Obst und Gemüse wirken in unterschiedlichen Organen
K.M./Nat/9-2005	Kaden Marion	Wenn der Hafer sticht ...
K.P./UniKA/4-1986	Kamb Petra	Seminarvorträge Lebensmittelchemie Universität Karlsruhe / Seminarskript und Mitschrift von Petra Kamb, unveröffentlicht
K.P./N&H/2-1998	Kölln Peter	Todtmoos-Studie beweist: Haferkleie drosselt LDL-Strom
K.P./BC/2002	Kamb Petra	Biochemie für HeipraktikerInnen, Vorlesungsskript für die Heilpraktikerschule Luzern, unveröffentlicht
K.R./NHP/12-1998	Kloppenburg Ralf u.a.	Phytoonkologie – Pflanzen in der naturheilkundlichen Krebsbehandlung
K.S./E-U/50(2003)6	Kulling Sabine E. u.a.	Phytoöstrogene
K.W./H-M/1-1999	Kramb Wolfgang	Entstehung und Sorten – Heilessig (2)
L.N./NHP/1-1997	Langlotz Norbert	Die Heilkraft asiatischer Pilze (Shiitake, Reishi, Maitake)
L.S./N&H/12-1999	Luetjohann Sylvia	Sanddorn – Die Roten Beeren mit dem heilkräftigen Öl
L.U./H-M/12-1998	Lamek Udo	Renaissance einer alten Medizin – Heilessig

M.C./E-U/48(2001)5	Metzner Christine u.a.	Arginin und Taurin – präventive Nahrungsfaktoren bei kardiovaskulären Erkrankungen?
M.D./E-U/48(2001)1	Meyer Diederick P.	In-vitro- und In-vivo-Effekte von Inulin auf das Immunsystem
M.K./Ern-R/3-2003	Müller Karl-Josef	Entstehung und Verbreitung der Gertse
M.N./N&H/8-2000	Messing Norbert	Ziegenmilch – Eine wertvolle Alternative für die Kleinkind-Ernährung bei Kuhmilchallergie
M.N./N&H/11-2000	Messing Norbert	Keimlinge
N.T./NHP/4-1998	Niederauer Theo	Ballaststoffe und Ballaststoffanreicherung von Lebensmitteln
O.U./E-U/48(2001)3	Ostermeyer Ute u.a.	Vitamine in Fischen
P.M./E-U/9(1999)S	Pfeuffer Maria u.a.	Das aktuelle Interview: Milch
R.J./N&H/2-2006	Reckin Jürgen	Die Kraft des schwarzen Sesams
R.W./E-U/47(2000)11	Rafflenbeul Wolf	Fisch für ein gesundes Herz
S.B./N&H/2-1998	Simonsohn Barbara	Papaya
S.B./N&H/9-1998	Simonsohn Barbara	Ananas – Königin der Früchte
S.B./N&H/5-1999	Simonsohn Barbara	Gersten-Grassaft – Energie-Getränk und Verjüngungselexier
S.B./N&H/1-2000	Simonsohn Barbara	Die Mango – Götterspeise und Heilfrucht
S.B./N&H/8-2003	Simonsohn Barbara	Kokosnuss – Die „Paradiesfrucht"
S.G./E-U/46(1999)1	Stangl Gabriele I.	Zur Wirkung des Nahrungsfettes aus das Krebsgeschehen
S.G./E-U/48(2001)7	Stangl Gabriele I.	Krebserkrankungen und präventives Potential der Ernährung, Teil 1
S.G./E-U/48(2001)8	Stangl Gabriele I.	Krebserkrankungen und präventives Potential der Ernährung, Teil 2
S.M./G-Med/4-1998	Seppey Michel	Meerwasser als Therapeutikum
S.W./E-U/49(2002)7	Seiler Walter O.	Zinkmangel, ein oft verkanntes Problem im Alter
Sch.A./E-U/46(1999)S	Schek Alexandra	Butter zur Arteriosklerose- und Krebsprophylaxe? – Die Rolle der CLA
Sch.B./E-U/49(2002)7	Schmitt Birgit u.a.	Wirkstoffe funktioneller Lebensmittel in der Prävention der Arteriosklerose, Teil 3: Phytosterole
Sch.F./-/--2005	Schmaus Franz	1000jährige Erfahrlung traditioneller Heilpilze
Sch.H./Nat/10-1991	Scholz Heinz	Birnen entschlacken und machen schlank
Sch.H./Nat/2-1992	Scholz Heinz	Kiwi stärken unsere Abwehr
Sch.H./Nat/3-1993	Scholz Heinz	Erbsen und Kefen sind gut fürs Herz
Sch.H./Nat/5-1993	Scholz Heinz	Die Kirsche – harntreibend und entzündungshemmend
Sch.H./Nat/10-1991	Scholz Heinz	Birnen entschlacken und machen schlank
Sch.H./Nat/5-1994	Scholz Heinz	Himbeeren – Durststiller und Darmanreger
Sch.H./Nat/10-1994	Scholz Heinz	Feigen – stärkend und verdauungsfördernd
Sch.H./Nat/4-1995	Scholz Heinz	Apfel: Gesundheit aus dem Paradies
Sch.H./Nat/5-1995	Scholz Heinz	Brombeeren gegen Entzündungen und Durchfall
Sch.H./Nat/7-8-1995	Scholz Heinz	Heidelbeeren gegen Durchfall und Akne
Sch.H./Nat/1-1996	Scholz Heinz	Dattel – mineralstoffreiches, süsses Früchtchen
Sch.H./Nat/5-1996	Scholz Heinz	Melone – mehr als ein kalorienarmer Durstlöscher
Sch.H./Nat/2-1997	Scholz Heinz	Die belebende Nahrungsmittelpalette – Früchte und Gemüse als Arznei
Sch.H./E-U/48(2001)5	Schmandke Horst	Zwei neue D-Tocotrienole mit antioxidativen, antikanzerogenen und hypocholesterinämischen Eigenschaften
Sch.H./E-U/48(2001)12	Schmandke Horst	Phenolische Inhaltsstoffe der Olive mit antioxidativen Eigenschaften
Sch.H./E-U/49(2002)9	Schmandke Horst	Resveratrol und Piceid in Weintrauben und Erdnüssen sowie daraus hergestellte Produkte
Sch.H./E-U/50(2003)1	Schmandke Horst	Oligomere Procyanidine und ihre Monomere in pflanzlichen Lebensmitteln
Sch.R./E-U/48(2001)2	Schumacher Rainer	Lebererkrankungen und Ernährung
Sch.S./Nat/2-2003	Schwarz Sarah	Im Land des Ahornsirups
V.B./Nat/5-1995	Vonarburg Bruno	Apfel: Gesundheit aus dem Paradies
V.B./Nat/7-8-1996	Vonarburg Bruno	Himbeerblätter erleichtern die Geburt
V.B./Nat/12-1996	Vonarburg Bruno	Spargel – Delikatesse mit entwässernder Wirkung
V.B./Nat/12-2001	Vonarburg Bruno	Olivenöl – Flüssiges für die Gesundheit

V.B./Nat/1-2002	Vonarburg Bruno	Krumme Frucht mir Reisverschluss <Banane>
V.B./Nat/10-2002	Vonarburg Bruno	Preiselbeere wehrt Bakterien ab
V.B./Nat/11-2002	Vonarburg Bruno	Vitaminpaket für den Winter <Sanddorn>
V.B./Nat/9-2003	Vonarburg Bruno	Gesundheit aus dem Kürbis
V.B./Nat/10-2003	Vonarburg Bruno	Dinkel bringt die Kranken auf die Beine
V.S./NHP/4-1998	Vullgraf Silke	Das Phospholipid Phosphatidylserin (PS) – die Schlüsselsubstanz für Denken und Gedächtnis?
W.A./Nat/4-2006	Weinzierl Annette	Götterstrauch für die Gesundheit <Holunder>
W.B./E-U/48(2001)2	Watzl Bernhard u.a.	Carotinoide
W.B./E-U/48(2001)6	Watzl Bernhard	Saponine
W.B./E-U/48(2001)8	Watzl Bernhard	Glucosinolate
W.B./E-U/48(2001)10	Watzl Bernhard u.a.	Phenolsäuren
W.B./E-U/48(2001)12	Watzl Bernhard u.a.	Flavonoide
W.B./E-U/49(2002)4	Watzl Bernhard u.a.	Anthocyane
W.B./E-U/49(2002)8	Watzl Bernhard	Monoterpene
W.E./E-U/46(1999)3	Wisker Elisabeth u.a.	Zur Wirksamkeit von Leinsamen
W.E./E-U/47(2000)1	Wisker Elisabeth u.a.	Ernährungsphysiologische Wirkungen von resistenter Stärke
W.E./E-U/49(2002)12	Wisker Elisabeth	Präbiotika: Überblick über die Ergebnisse von Studien am Menschen
W.H./N&H/9-1995	Willms-Beyard Hildegard	Ein Apfel am Tag ...
W.H./N&H/11-1999	Willms-Beyard Hildegard	Die Zitronen-Kur
W.K./ebi/ca.2002	Werthmann K.	Schaf- und Ziegenmilch – Hilfsmittel im Heilungsprozess
W.R./WOZ/29-1-2004	Wolff Reinhard	Vorsicht vor dem Müllfisch – Lachszucht
W.S./NZZ/24-9-2003	Wehner-von Segesser Sibylle	Mit kulinarischer Souplesse gegen vorzeitigen Herztod – Paradigmenwechsel bei den Nahrungsfetten – auf die Mischung kommt es an

Artikel aus Zeitschriften und Broschüren ohne Autorenangabe (www) (Zz)

alphabethisch nach Zeitschriften- bzw. Herausgeberkürzel, Erscheinungsjahr

www.acibas.ch/ca.2001	acibas	Fakten: Gesundheit, Ernährung und Prävention <Omega-3-FS>
www.uni-jena.de/4.1.2006	Universität Jena / Biologie	Weitere Gesundheitsaspekte zu Inhaltsstoffen der Milch
www.wikipedia.org	Die freie Enzyklopädie	diverse Suchbegriffe
Zz/allos/1995	allos	Amaranth – Neue Aussichten für eine Wunderpflanze
Zz/CMA/--2004a	Centrale Marketing Gesellschaft der Deutschen Agrarwirtschaft mbH	Feines deutsches Rapsöl
Zz/CMA/--2004b	Centrale Marketing Gesellschaft der Deutschen Agrarwirtschaft mbH	Raps und Rapsöl – Eine Warenkunde
Zz/dtBW/ca.1985	Deutsche Bierwerbung e.V.	Vom Halm zum Glas – unser deutsches Bier
Zz/E-U/49/2002)S	Ernährungs-Umschau	Jodanreicherung von Lebensmitteln in Deutschland
Zz/Ern-R/4-2003	Ernährungs-Umschau	Ananas
Zz/E-U/50(2003)10	Ernährungs-Umschau	Kariesprävention durch Tee
Zz/FAM/89(1998)S	FAM-Information	Beitrag zur Kenntnis der Zusammensetzung von schweizerischer Butter
Zz/G-tipp/3-2007	Gesundheitstipp	Hohes Cholesterin wegen Eiern?
Zz/H-Apo/8-15(ca-2000)	Hausapotheke der Natur (Sammelkarten), IMP BV/Meister Verlag GmbH	Olivenöl

Zz/H-Apo/8-1(ca-2001)	Hausapotheke der Natur (Sammelkarten), IMP BV/Meister Verlag GmbH	Honig
Zz/H-M/2-1998	Heilpraxis Magazin	Tomatensauce und Pizza
Zz/H-M/4-1999	Heilpraxis Magazin	(kein Titel); Artikel über Kirschen - Anthocyane
Zz/H-M/5-1999	Heilpraxis Magazin	Freie Atemwege mit der Kraft der Natur – Emser Salz – wohltuende Pflege der Schleimhäute
Zz/H-M/4-2000	Heilpraxis Magazin	Sanddorn – geballte Heilkraft
Zz/H-M/5-2001	Heilpraxis Magazin	Die blaue Apotheke – Medizin der Zukunft (Heilmittel aus dem Meer)
Zz/H-M/6-2002	Heilpraxis Magazin	Brokkoli gegen Magengeschwüre
Zz/Med-Z/3-2003	Medizin-Zeitung	Erdnüsse gegen Tuberkulose
Zz/Nat/5-2003	Natürlich	Arginin: Ehre für Erdnüsschen
Zz/Nat/3-2005	Natürlich	Muttermilch: maximal zwei Tage lagern
Zz/Nat/9-2005	Natürlich	Honig hilft bei Lippenbläschen
Zz/N&H/10-1997	Natur & Heilen	Genuss mit grosser Heilkraft: Grüner Tee
Zz/N&H/1-1998	Natur & Heilen	Heilmittel Apfel – Die diätische Verwendung von Apfelprodukten
Zz/N&H/3-1998	Natur & Heilen	Miso – ein Mittel gegen radioaktive Strahlung?
Zz/NHP/8-1995	Naturheilpraxis	Pflanzensteckbrief – Cichorium intybus – Wegwarte
Zz/NHP/6-1996b	Naturheilpraxis	Kaffee hemmt Krebszellen – zwei bis drei Tassen können nutzen, aber nicht schaden
Zz/NHP/8-1996	Naturheilpraxis	Pflanzensteckbrief – Raphanus sativus – Rettich
Zz/NHP/1-1997	Naturheilpraxis	Pflanzensteckbrief – Linum usitatissimum – Lein
Zz/NHP/6-1998	Naturheilpraxis	Mit der Kraft der Tomate: Effektiver Zellschutz durch Lycopin
Zz/NHP/10-1998	Naturheilpraxis	(kein Titel); Rotwein – Inhaltsstoffe
Zz/NZZ/25-2-2004	Neue Zürcher Zeitung	Honig – vom Hausmittelchen zur Arznei
Zz/NZZ/24-3-2004	Neue Zürcher Zeitung	Wie grüner Tee das Krebswachstum hemmt – Andockstelle für Antioxidans-Molekül
Zz/NZZ/15-2-2006	Neue Zürcher Zeitung	Koffein senkt Herzdurchblutung während Sport
Zz/PULS/12-2003a	PULStipp	Herzschlag – Fischöle stabilisieren den Puls
Zz/PULS/12-2003b	PULStipp	Prostatakrebs – Tomatensauce schützt besser
Zz/Sch-Nat/4-1991	Schweizer Naturschutz	Die süsse Versuchung ist tödlich
Zz/test/9-1991	Stiftung Warentest	Test Ölsardinen – Preiswert, schmackhaft, schadstoffarm
Zz/VFED/ca.1995	Verein zur Förderung der gesunden Ernährung und Diätetik	Milchzucker und seine ernährungsphysiologische Bedeutung
Zz/ZTCM/4-2005	Zeitschrft.für Trad.Chin. Med.	Macht Soja infertil?

Fotoquellen:

iStock (www.istockphoto.com), FotoLia (de.fotolia.com), Peter von Blarer (www.heilpraktikerschule.ch), Wikipedia (www.wikipedia.org).

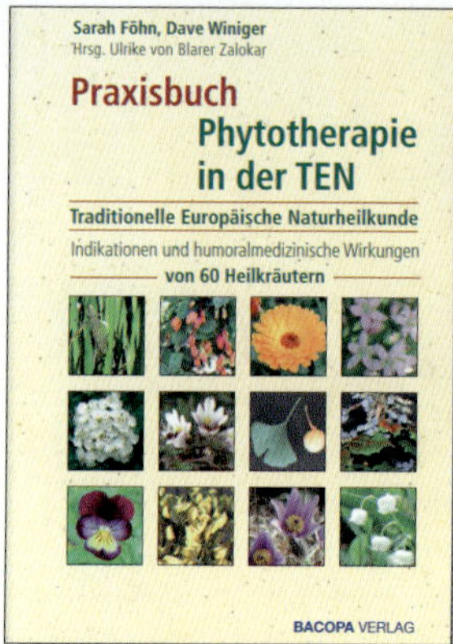

Föhn Sarah / Winiger Dave / Blarer-Zalokar von Ulrike, Hrsg.

Praxisbuch – Phytotherapie in der TEN
Indikationen und humoralmedizinische Wirkungen
der im Westen gebräuchlichen Phytotherapeutika

Zum Lernen, zum Nachschlagen und zur Anwendung in der täglichen Praxis finden Sie die 60 Heilkräuter, die in der TEN hauptsächlich Verwendung finden, in einem Band gesammelt. Dabei handelt es sich um genau diejenigen Kräuter, die auch auf der Prüfungsliste zum eidgenössischen Diplom stehen, so wie sie im Mai 2016 aktuell ist. Ziel war ein pragmatisches, hilfreiches Buch, und so haben wir auf Ausschweifungen und Nebengeschichten, überhaupt auf Historisches komplett verzichtet. Im Zentrum stehen vielmehr die TEN-Wirkungen gemäss der Humoralmedizin von heute, übersichtlich angeordnet, so wie sie uns in unserer täglichen Praxis für unsere PatientInnen nützlich sind.

140 Seiten, 62 Abb., mit Lesebändchen, Flexopack

ISBN 9783903071292 **€ 24,00**

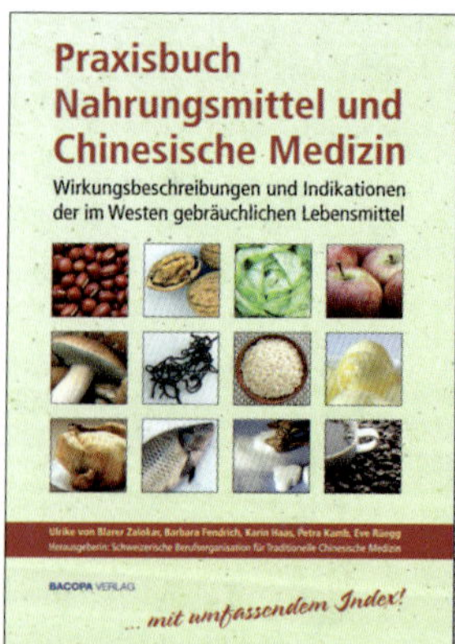

von Blarer Zalokar Ulrike / Ruüegg Eve / Fendrich Barbara / Kamb Petra / Haas Karin

Praxisbuch – Nahrungsmittel und Chinesische Medizin.
Wirkungsbeschreibungen und Indikationen
der im Westen gebräuchlichen Lebensmittel

Nach fünf Jahren und 58 ganztägigen Arbeitsgruppen-Sitzungen und ganz viel Einzelarbeit hat die Arbeitsgruppe SBO-TCM Diätetik einen Meilenstein erreicht und die Monographien von 215 Nahrungsmitteln fertig gestellt. In diese Nahrungsmittel-Basisliste finden vor allem im Westen gebräuchliche Nahrungsmittel Eingang, ergänzt durch einzelne Nahrungsmittel mit besonderer therapeutischer Bedeutung.

4. Auflage, 376 Seiten, farbige Fotos, inkl. umfangreichen Index,
2 Lesebändchen, geb.

ISBN 9783901618598 **€ 69,00**

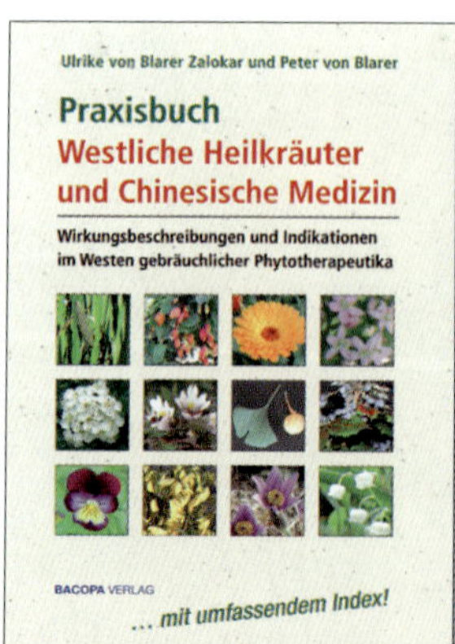

von Blarer Zalokar Ulrike / von Blarer Peter

Praxisbuch – Westliche Heilkräuter und Chinesische Medizin.
Wirkungsbeschreibungen und Indikationen
der im Westen gebräuchlichen Phytotherapeutika

Phyto-West-TCM ist immer mehr im Kommen. TCM-Diagnose und TCM-Therapieprinzip mit dem klassisch westlichen Heilkräutersortiment umgesetzt wird schon von zahlreichen TherapeutInnen tagtäglich angewandt. Dieses neue Praxisbuch ist gleich aufgebaut wie das erfolgreiche Praxisbuch Nahrungsmittel und Chinesische Medizin. Es wird mit dem ausführlichen, nach TCM-Wirkungen und Indikationen aufgebauten Index für die Erstellung von individuellen Rezepturen in mancher Phyto-West-TCM-Praxis einen festen Platz auf dem Schreibtisch erhalten.

351 Seiten, ca. 180 Monografien mit ausführlichem Index,
vierfarbig, drei farbige Lesebändchen, geb.

ISBN 9783901618840 **€ 69,00**